Td $\frac{52}{1}$
A

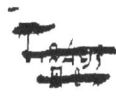

HISTOIRE MÉDICALE

GÉNÉRALE ET PARTICULIÈRE

DES MALADIES

ÉPIDÉMIQUES,

CONTAGIEUSES ET ÉPIZOOTIQUES,

QUI ONT RÉGNÉ EN EUROPE DEPUIS LES TEMPS LES PLUS RECULÉS
JUSQU'A NOS JOURS,

PAR

J. A. F. Ozanam,

EX-DOYEN DES MÉDECINS DE L'HOTEL-DIEU DE LYON, CHEVALIER DE L'ORDRE DE LA
COURONNE DE FER, ET MEMBRE DES SOCIÉTÉS DE MÉDECINE DE LYON,
IENA, BRUXELLES, PALERME, ETC.

SECONDE ÉDITION,

REVUE, CORRIGÉE ET CONSIDÉRABLEMENT AUGMENTÉE.

*Certè non aliud utilius consilium est, quàm epidemias,
morborum nempè vitas, quasi scribere.*
HALLER, *Hist morb Wratisl*

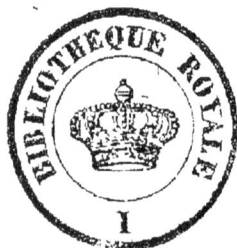

TOME SECOND.

A PARIS,

CHEZ TOUS LES LIBRAIRES POUR LA MÉDECINE.

A LYON,

CHEZ L'AUTEUR, RUE PIZAY, N° 5.

1835.

www.ingramcontent.com/pod-product-compliance
Lightning Source LLC
Chambersburg PA
CBHW070254200326
41518CB00010B/1784

HISTOIRE MÉDICALE

GÉNÉRALE ET PARTICULIÈRE

DES MALADIES ÉPIDÉMIQUES.

SUITE DE LA PREMIÈRE CLASSE.

Maladies épidémiques propres.

FIÈVRE ANGÉIOTÉNIQUE.

SYNONYMIE : *Synochus; synocha simplex; febris ardens, continens, inflammatoria;* fièvre ardente, angéioténique.

Nous n'écrivons l'histoire des épidémies que pour les médecins observateurs, et notre intention n'est point de nous engager dans de longues et inutiles discussions sur la nature des fièvres : on a déjà trop écrit à cet égard. L'illustre Pinel a remis les jeunes médecins sur les voies de la doctrine hippocratique dans cette étude.

Les fièvres ardentes ou angéioténiques simples sont assez fréquentes comme sporadiques, et surtout dans les pays chauds ; mais elles règnent rarement d'une manière épidémique, et nous en aurons peu à citer.

Philippe Ingrassia, médecin de Palerme, dans son ouvrage intitulé : *Informazione sul pestifero e contagioso morbo che afflige Palermo*, rapporte qu'en 1557, il régna en Sicile une maladie épidémique, caractérisée par un frisson, suivi d'une chaleur universelle et ardente, rougeur du visage, violente céphalalgie, vertiges, fièvre très-forte, pouls plein, dur et vibré ; symptômes qui duraient quatre jours et qui n'étaient pas mortels, quoiqu'ils parussent menaçans. Le seul remède était de saigner et de faire boire de l'eau à la glace; les purgatifs et les potions étaient au moins inutiles; mais ceux qui avaient un cautère souffraient à peine pendant douze heures : l'action morbide paraissait se porter sur cet émonctoire, qui s'enflammait vivement pendant quatre jours, mais dès le second, les malades étaient soulagés.

Dans le fort de l'été de l'année 1700, Hoyer observa à Mulhausen, des fièvres ardentes, marquées par des symptômes alarmans. Elles attaquaient surtout les jeunes gens et les adultes des deux sexes. Elles se déclaraient par un frisson, suivi d'une chaleur brûlante, soif, veilles, céphalalgie atroce, et souvent des douleurs articulaires qui retenaient les malades immobiles et comme paralytiques dans leur lit. Ces symptômes étaient souvent suivis de délire, d'excrétions involontaires des urines, de vomissemens bilieux ou d'une diarrhée de même nature; le flux hémorroïdal ou les hémorragies des narines étaient des crises heureuses. La méthode de traitement consistait à faire d'abord une ou plusieurs saignées, à appliquer des vésicatoires à la nuque, s'il y avait menaces de délire; on prescrivait des poudres absorbantes, l'eau de coing, l'élixir thériacal et les poudres tempérantes, avec le cinabre et la corne de cerf brûlée.

L'observation suivante, rapportée par Heister dans ses Observations de médecine, de chirurgie et d'anatomie, et que Vanswietten n'a fait qu'extraire en abrégé de cet auteur, offre une particularité vraiment extraordinaire, en ce qu'elle n'attaqua que les professeurs, les élèves et les employés de l'université d'Altorff, en 1711.

Heister était à peine depuis six mois professeur de cette université, qu'il s'y déclara une fièvre inflammatoire continue, qui n'était ni violente, ni de mauvais caractère. D'abord douze étudians, l'inspecteur, les professeurs de physique et de théologie, et le supérieur qui était allé prêcher à Nuremberg, en furent attaqués tous en même temps; le relieur de l'université, ses enfans et ses ouvriers la contractèrent bientôt après, et elle gagna successivement les étudians, les autres professeurs et les employés : les magistrats, les bourgeois et les enfans de la ville qui fréquentaient les élèves n'en furent point attaqués; c'est pourquoi on la nomma : *Universitate fieber* (*Fièvre de l'université*). Les étudians qui étaient logés chez les habitans ne la communiquèrent point à leurs hôtes, ni les professeurs à leur famille.

Dans l'espace de deux mois, c'est-à-dire en avril et mai, plus de 100 personnes de l'université tombèrent malades.

Ce qu'il y eut de singulier, c'est que le relieur des écoles, nommé Robles, qui habitait dans un quartier éloigné des bâtimens de l'université, fut attaqué de l'épidémie, tandis que le relieur Mager, qui logeait tout près de-là, en fut exempt.

Les parens des enfans de Nuremberg qui étudiaient à Altorff ayant appris cette nouvelle, se hâtèrent de les faire revenir; mais ceux-ci contractèrent la maladie en route, ou à leur arrivée chez eux, en ayant sans doute emporté le germe, mais ils ne la transmirent à personne.

Le professeur Maurice Hoffmann était alors absent, ayant été nommé médecin du margrave d'Anspach. Heister et J. Bayer eurent à soigner tous les malades; mais ce dernier ayant été lui-même atteint de l'épidémie, Heister fut seul chargé de ces soins.

La maladie débutait par un frisson modéré, suivi d'une chaleur plus ou moins forte, avec oppression précordiale et pouls vibré et fréquent; ces symptômes étaient plus véhémens chez les sujets d'un tempérament sanguin, ou adonnés au vin et à la bonne chère. Le traitement était simple et consistait à prescrire des poudres tempérantes et des boissons acidulées, telles que l'eau d'orge avec le suc de limons ou de groseilles, une diète végétale et rafraîchissante.

Les professeurs, Bayer qui enseignait la médecine, Hildebrandt le droit, Schwartz l'éloquence, la morale et la poésie, et Rohler la philosophie, se rétablirent assez promptement, ainsi que les autres malades; il n'y eut qu'un seul étudiant d'un tempérament mélancolique, dont la maladie présenta des phénomènes plus sévères; outre une grande anxiété précordiale, il avait des vomissemens énormes : il mourut dans le délire.

On faisait vomir les malades adonnés à la table et qui se

plaignaient de pesanteur à l'estomac; quelques-uns, tels-que le fils de Hildebrandt, eurent un délire poussé jusqu'à la frénésie. Dans ce cas on appliquait les vésicatoires aux jambes et les sinapismes à la plante des pieds, on administrait les poudres tempérantes camphrées, on entretenait un air frais dans la chambre des malades et on avait soin de ne pas trop les couvrir.

Ordinairement une sueur modérée qui survenait du neuvième au quatorzième jour, jugeait la maladie. On ne saigna point malgré l'indication que présentaient les symptômes, parce que généralement on regarde en Allemagne la saignée préjudiciable aux jeunes gens; cependant les malades à qui il survint des hémorragies nasales abondantes furent plus promptement guéris, et le fils de Hildebrandt fut de ce nombre; il lui survint une épistaxis si énorme qu'on le crut près de mourir : on fut obligé de l'arrêter par des applications et des injections du vinaigre rosat aluné.

Il régna une épidémie de la même fièvre, durant les mois de septembre, octobre et novembre de l'année 1802, dans un petit village près de Mantes. M. le docteur Navière, qui traita cent cinquante malades, nous en a donné quelques observations détaillées, parfaitement bien rédigées; nous en avons pris une qui fera connaître le caractère de cette épidémie.

Une fille de vingt-quatre ans, d'un tempérament sanguin, mais délicate et sensible, éprouva une vive frayeur au moment de l'éruption des menstrues qui furent supprimées. Deux jours après, hémorragie du nez abondante, et ensuite santé chancelante pendant quelques jours; course d'une lieue durant la chaleur du jour, et dès le soir lassitude dans tous les membres, céphalalgie intense, battement des artères temporales. Les premiers jours, face animée, toux sans expectoration, diarrhée, yeux larmoyants, douleurs des lombes, urines rouges, alternatives de chaleur et de moiteur, pouls plein, fort et développé, insomnie, point de paroxysme sensible. Le dixième jour, légère surdité, soubresauts des tendons. Quatorzième jour, somnolence, délire plus intense, face bouffie avec erysipèle. Quinzième jour, hémorragie copieuse du nez. Seizième jour, sueur générale, sommeil paisible. Dix-septième jour, léger frisson avec tremblement, chaleur sans sueur. Dix-neuvième jour, rétablissement des fonctions des sens. Vingt-unième jour, hémorroïdes et terminaison de la fièvre.

La saignée et la méthode rafraîchissante fut le traitement le plus convenable; les évacuans et les échauffans provoquaient une irritation extrême d . système vasculaire et des symptômes d'adynamie.

Le docteur Burroughs, anglais, rapporte qu'au commencement de 1813, l'armée anglaise en Portugal fut attaquée d'une maladie épidémique qui présentait le type inflammatoire d'une manière tellement claire, qu'on la regarda comme la vraie synoque de Cullen. Les infirmiers, les soldats de service auprès des malades, et les femmes qui blanchissaient le linge de l'hôpital, la contractèrent. La moitié du 24e régiment en fut atteinte. La maladie exigeait le traitement antiphlogistique dans toute la rigueur du terme.

Les émétiques augmentaient le mal et provoquaient le délire; les purgatifs à petites doses, et surtout le calomélas et l'extrait de coloquinte étaient plus utiles. Mais par-dessus tout, de larges saignées étaient indispensables; elles apaisaient le tumulte de la circulation. Le sang extrait était rarement couenneux, mais il était moins séreux que dans l'état naturel.

Le deuxième jour il était nécessaire de répéter la saignée, et même jusqu'à trois fois dans les vingt-quatre heures.

On soutenait l'effet des purgatifs par des lavemens. Sur 165 malades traités par cette méthode, il n'en mourut que six, et tous au début de la maladie.

L'ouverture des cadavres confirma l'idée que s'étaient faite les médecins de la nature du mal.

On observa que les piqûres faites avec la lancette guérissaient lentement, tant que durait la diathèse inflammatoire; les bords de ces petites plaies devenaient durs et enflammés, et souvent les glandes axillaires participaient à cet état.

Dans les constitutions robustes, l'évacuation des urines était douloureuse.

La mortalité fut très-grande dans les hôpitaux isolés où l'on négligeait la saignée qui devait au contraire être pratiquée avec énergie dès le début.

Cette épidémie ressembla beaucoup à celle décrite par Pringle, en 1745. Elle se repandit par toute l'armée qui occupait le Portugal, et y causa plus de ravages que la bataille de Salamanque et le siége de Burgos.

COROLLAIRES.

La fièvre angéioténique ou ardente est une fièvre inflammatoire, simple et sans complication de gastricisme ou d'affection bilieuse; et s'il existe quelquefois, dans ces cas, des vomissemens bilieux, il nous semble qu'on ne doit les regarder que comme une suite de l'irritation générale que produit celle du système sanguin dont le nerveux est inséparable; c'est une réaction opérée sur le ventricule, et un épiphénomène que l'on observe en général dans toutes les fièvres et même dans les intermittentes simples.

L'épidémie rapportée par Ingrassia, celles de Heister et de Navière, nous présentent cette maladie dans son état simple et primitif, et rien ne nous semble plus facile que d'en établir le diagnostic.

SYMPTOMATOLOGIE.

Invasion brusque par un frisson, suivi d'une chaleur vive et ardente: rarement survient-il d'autres paroxysmes en froid. La caractère de la fièvre est celui d'une continue rémittente, dont les exacerbations sont marquées par une accession en chaud avec sécheresse de la peau, et les rémittences s'annoncent par une légère moiteur du système dermoïde. A ces symptômes, se joignent une violente céphalalgie, battement des artères temporales et des carotides, pouls plein et vibré, rougeur et bouffissure du visage, vertiges, éblouissemens, intolérance de la lumière, rèveries fatigantes d'incendies, de combats, de querelles; le peau chaude, sèche et parfois assez moite ; la respiration fréquente et chaude, les urines rouges, flammées et sédimenteuses ; augmentation des facultés sensitives, odorat émoussé, pesanteur et engourdissement des membres , délire ou somnolence, hémorragies par le nez, l'utérus ou les veines hémorroïdales ; quelquefois un peu de toux sèche provenant de l'irritation des organes pulmonaires, ou vomituritions bilieuses sans nausées, provoquées par la réaction du système sanguin sur le nerveux ; constipation qui se termine par une diarrhée modérée.

PRONOSTIC.

La terminaison de cette fièvre est rarement funeste. Elle peut le devenir par une exaltation excessive de l'état inflammatoire du sang, qui produirait une congestion et une effusion dans l'organe pulmonaire ou dans le système cérébral ; mais il est rare de trouver des tempéramens doués d'une constitution assez sanguine et assez forte, pour opérer une semblable action dans le système sanguin : il faudrait que des remèdes violens, ou quelque cause traumatique, ou des excès considérables dans le régime de vie, provocassent artificiellement cette exaspération funeste, pour qu'elle eût lieu.

Ordinairement la maladie se juge par des hémorragies actives, abondantes, comme on l'a vu chez le fils de Hildebrandt et chez la fille dont parle Navière ; par des urines sédimenteuses, par des sueurs abondantes et quelquefois par des phlegmons ou des éruptions cutanées. Les vomissemens et la diarrhée ne sont point judicatoires ni critiques.

TRAITEMENT.

Si l'art médical et toutes les ressources thérapeutiques échouent si souvent dans les affections où la machine humaine a perdu ses forces, et où les systèmes sont dans un état d'ataxie ou d'adynamie qui menace la vie d'une prompte extinction ; leur succès est plus assuré dans ces maladies où il ne s'agit que de modérer ou de tronquer cette exaltation non naturelle du système vasculaire, sanguin ; et autant est compliquée la pharmacopée excitante, autant est simple celle tempérante ou antiphlogistique.

L'indication que présente la fièvre angéioténique n'est ni douteuse ni embarrassante, pourvu qu'on la saisisse bien; en effet, l'observation exacte des symptômes dirige la marche à suivre. Ainsi, la maladie est-elle modérée? observons les efforts de la nature pour se délivrer de cet état morbifique, et laissons-la agir, puisque dans ce cas elle peut se suffire à elle-même; modérons seulement la diathèse inflammatoire par une diète sévère, des boissons délayantes, nitrées ou acidules.

Les symptômes sont-ils intenses? le délire, la toux sèche menacent-ils d'une congestion au cerveau ou au poumon? le battement des artères est-il violent? le sujet est-il jeune, pléthorique et sanguin? La saignée ordinaire, même répétée, est nécessaire : si le malade est sujet aux hémorroïdes, les sangsues à l'anus sont convenables; y a-t-il suppression des menstrues, occasionnelle et non par suite de grossesse, comme chez la fille dont Navière nous a transmis l'histoire ? les sangsues à la vulve ou aux cuisses, opèrent une évacuation sanguine, salutaire.

Soyons attentifs vers le quatrième, le septième, neuvième et onzième jour, qui sont judicatoires, aux crises que provoque la nature, et gardons-nous de troubler les préparatifs qu'elle fait pour cela; ainsi l'épistaxis s'annonce par la rougeur des yeux, les larmes involontaires, une douleur obtuse aux tempes ou à la région frontale, le prurit des narines et par le pouls large, ondulé et bondissant, qu'on nomme dicrote.

La sueur est précédée par une diminution dans la sécrétion des urines, la peau devient plus souple et prurigineuse, le pouls est mou et ondoyant, et bientôt la chaleur ardente diminue au moment où une moiteur transpire par tous les pores.

Les urines critiques ont toujours pour signes précurseurs un sentiment de pesanteur dans les lombes, et une ardeur non ordinaire aux parties génitales.

Observons avec attention les phénomènes que présente une maladie, saisissons-en bien les nuances, et apportons-y les secours qu'ils indiquent : de cette sorte nous la guérirons d'une manière plus simple et plus assurée.

FIÈVRE PUERPÉRALE.

SYNONYMIE : *The Puerperal fever* (Ed. Strother) ; *febris maligna puerperarum* (Villis , Leroi) ; *the lochial fever* (Cowper) ; *wachen fieber* (les Allemands) ; *Péritonite puerpérale* (les Français).

Le nom de Peritonite puerpérale donné par l'école française à cette maladie n'est point exact ; car le système utérin y est plus compromis encore que le péritoine, cette membrane ne l'étant qu'indirectement et par ses connexions avec ce système, et souvent elle n'offre aucune trace de lésions morbides de nature à les regarder comme causes de la maladie et de la mort.

L'histoire de la fièvre puerpérale nous prouve les tristes résultats des systèmes en médecine. La confusion des sentimens sur la fièvre puerpérale ne provient que de ses symptômes, de ses complications ou de ses terminaisons par métastases. La médecine flottera dans ce chaos d'erreurs, tant qu'une sévère analyse n'isolera point les maladies primitives, des épi-phénomènes qui viennent les compliquer.

Il est certain qu'une maladie particulière affecte souvent les femmes en couche. Hippocrate, dans le premier et le troisième livre de ses épidémies, rapporte huit exemples de fièvre puerpérale aiguë. Celse, Avicène, Sennert, Riverius, Willis, Mercurialis, Bartholin, Fred. Hoffmann et Forestus en ont recueilli des observations. Edouard Strother, de Londres, fut le premier qui en 1718 décrivit cette maladie sous le nom de fièvre puerpérale. Après lui, Clarke, Bradley, Leack, Francken, Denman, Kirkland, Cooper et Hunter en Angleterre, Stoll, Huffeland et Osiander en Alle-

magne, De Jussieu, Doulcet, Raulin, Leroi en France, et
Cerri en Italie, ont confirmé les observations de leurs prédé-
cesseurs. Devons-nous, d'après tant d'autorités respectables,
ne point admettre l'existence de la fièvre puerpérale primitive? Et faut-il, à l'exemple d'un docte nosologiste moderne,
fonder notre jugement à cet égard sur une thèse inaugurale
soutenue en 1804 par un étudiant de l'école de Paris, distingué sans doute par ses talens, mais qui n'avait encore
acquis que le pur enseignement scholastique? Exposons donc
les histoires suivantes, et nous tâcherons d'établir la vraie
doctrine de cette maladie.

Une maladie inconnue jusqu'alors à Leipsick, s'y déclara
en 1652, et y régnait encore en 1665. Elle attaquait les
femmes en couche, et elle était si meurtrière, qu'à peine en
échappait-il une sur dix. Elle se déclarait souvent dès le lendemain de l'accouchement, quelquefois seulement le quatrième jour, et principalement à l'époque de la sécrétion du
lait, plus rarement enfin après le septième jour. Elle s'annonçait par un frisson suivi d'une grande chaleur par tout le
corps, avec anxiété précordiale, inquiétude, céphalalgie récurrente, rougeur des yeux, légère sueur au front, à la
poitrine et au dos, les lochies diminuaient ou se supprimaient, les urines étaient claires, naturelles et légères, le
ventre constipé. Ces symptômes étaient bientôt suivis d'une
chaleur brûlante, et d'une rougeur qui commençait à la région précordiale, au cou, au dos, et s'étendait ensuite par
tout le corps; la peau devenait âpre et prurigineuse, le
pouls était grand et fort; dès-lors l'appétit se perdait, la soif
était plus ou moins grande, le sommeil nul ou inquiet et
troublé, les lochies se supprimaient tout-à-fait, une éruption miliaire couvrait tout le corps, les urines troubles déposaient un sédiment copieux, et souvent elles étaient involontaires, les sueurs étaient spontanées et quelquefois profuses,
le pouls devenait faible et inégal, la respiration difficile, avec
prostration des forces, délire, épistaxis, tremblemens des
membres, mouvemens convulsifs et même épileptiques; les
yeux devenaient fuligineux, et un catarrhe suffocant amenait

une prompte mort. Mais si la maladie devait tourner à bien , elle se mitigeait vers le neuvième jour ; les symptômes diminuaient de leur intensité , les forces revenaient , une moiteur et une sueur générale survenaient , accompagnées d'une diarrhée bilieuse et muqueuse , la rougeur et l'aspérité de la peau disparaissaient , l'épiderme tombait en desquamation , et les malades revenaient à leur état de santé.

Toute l'attention des médecins se portait sur les premières voies. On excitait l'action du canal intestinal par des suppositoires , et des clystères purgatifs et nitrés. On administrait des boissons acidulées , de l'eau d'orge , des émulsions avec les quatre semences froides. Dans l'état de la maladie , on cherchait à provoquer la transpiration avec les infusions de véronique , de chardon bénit ; de fleurs de sureau , animées avec l'esprit thériacal camphré ou avec celui de corne de cerf. S'il y avait prostration des forces , on avait recours aux cordiaux , et l'on aidait les évacuations critiques dès qu'elles se présentaient , ce qui arrivait du neuvième au onzième jour. Enfin on prescrivait une diète appropriée à l'état et au degré de la maladie.

Thomas Bartholin n'a fait que donner dans les Actes de Copenhague , la notice d'une épidémie puerpérale qui régna dans cette capitale en 1672 , et dont il attribua la cause au froid et à l'humidité qui régnèrent constamment cette année-là. Il ne nous a laissé aucun autre détail sur cette maladie.

La même épidémie qui avait régné si long-temps à Léipsick s'y montra de nouveau , ainsi qu'à Francfort-sur-le-Mein , en 1723 ; elle attaquait les femmes en couche vers le second ou le troisième jour de leur délivrance. Elle débutait par des frissons suivis de chaleur et d'une grande oppression , les lochies se supprimaient ; quelques jours après , paraissaient des pustules miliaires , principalement sur la poitrine. Cette éruption était accompagnée de délire , de convulsions , et la plupart des malades succombaient du cinquième au neuvième jour.

Le traitement stimulant , les vésicatoires et les ventouses sèches furent non-seulement inutiles , mais même nuisibles.

Hoffmann purgeait d'abord ses malades avec ses pilules balsamiques ou avec la crême de tartre, la manne et la rhubarbe, afin de rappeler les lochies, et l'on répétait les purgatifs à un jour d'intervalle, jusqu'à ce que le cours de cette évacuation fut rétabli. Le troisième jour, si la fièvre était véhémente, on donnait deux fois par jour les poudres bézoardiques nitrées ou quelques poudres absorbantes; on prescrivait les pédiluves et la saignée du pied. Lorsque l'éruption exanthématique paraissait, on évitait soigneusement le régime échauffant et celui trop rafraîchissant, on donnait seulement quelques gouttes de liqueur anodine ou des poudres tempérantes, avec le cinabre; la décoction de rapure de corne de cerf, de racines de scorsonère ou de salsepareille formaient la boisson des malades, et si le ventre était resserré, on donnait des lavemens avec l'infusion de camomille nitrée, ou aiguisée avec le sel commun.

Les Mémoires de l'académie royale des sciences de Paris, pour l'année 1746, contiennent des observations faites par MM. De Jussieu, Col de Villars et Fontaine, sur une épidémie de fièvre puerpérale qui avait attaqué à différentes époques les femmes en couche de l'Hôtel-Dieu de Paris. En voici un extrait :

L'état des femmes ne présentait rien pendant la grossesse, ni même aussitôt après l'accouchement, qui pût faire soupçonner la maladie qui les menaçait, et tout allait régulièrement jusqu'au troisième jour, époque fatale où se déclaraient les symptômes les plus alarmans; quelquefois même ces symptômes se déclaraient quelques heures après l'accouchement. Il survenait tout-à-coup une attaque fébrile sensible, mais modérée; le pouls était petit, concentré et un peu accéléré, les seins se flétrissaient aussitôt; le ventre se météorisait et devenait extrêmement douloureux, sans qu'il y eût diminution ni suppression des lochies. A ces symptômes se joignaient quelquefois un frisson plus ou moins violent, des vomissemens de matières vertes ou jaunâtres, et plus fréquemment encore des nausées sans vomissement, un dévoiement laiteux et fétide; les yeux s'éteignaient, le visage se décolorait ; la langue, ordinairement humide, se chargeait d'un limon blanc ou jaune assez épais.

La maladie augmentait d'intensité au bout de quelques heures, le pouls devenait de plus en plus concentré et petit, les seins restaient flasques, la sécrétion du lait n'avait pas lieu et les douleurs abdominales devenaient intolérables, la tension du ventre s'augmentait de plus en plus ; mais vers la fin du second jour ou dans le troisième ; ces douleurs cessaient subitement. Calme perfide ! Il survenait une petite sueur froide et gluante ; les évacuations alvines et les lochies donnaient une odeur insupportable, le pouls était tremblottant et misérable, la tête se perdait, et les malades ne tardaient pas à succomber.

L'ouverture des cadavres offrait la matrice dans son état naturel, mais les parties solides du bas-ventre très-altérées, avec un épanchement séreux considérable dans sa cavité.

On fit maintes et maintes tentatives infructueuses de divers remèdes; l'ipécacuanha fut prescrit sans succès. Les remèdes internes administrés avec la plus grande exactitude ; ceux externes, tels que les bains, les vésicatoires, les ventouses, la saignée du bras et du pied, les sangsues, les cataplasmes anodins, toniques, vulnéraires, anti-septiques, l'alaitement, la succion des mamelons par de jeunes chiens, dans la vue d'exciter la sécrétion du lait, les douches d'eau froide sur le ventre, et même enfin l'abandon de la maladie à elle-même sans aucun remède : tout était également inutile.

Plusieurs médecins prirent les épanchemens séreux pour être de nature laiteuse, et MM. Puzos et Molin soutenaient qu'il n'y avait aucun remède humain capable de prévenir un épanchement aussi subit, et moins encore de dissoudre une masse laiteuse et déviée des routes de sa circulation.

Enfin le docteur Doulcet, présent au moment où une femme nouvellement accouchée ressentit les premières atteintes de cette maladie, qui débuta chez elle par des vomissemens, saisit promptement cette indication et lui administra aussitôt 15 grains d'ipécacuanha en deux doses, et le lendemain il répéta le même remède. Ayant remarqué une rémission notable dans les symptômes, il soutint les déjections que cette seconde dose procura, par une potion huileuse avec addition de 2 grains de kermès minéral, et il sauva par ce moyen la malade.

Le succès de ce même traitement, qu'on appliqua à d'autres malades, ne dépendait plus que de saisir le moment de l'invasion de la maladie, marquée par des nausées et des vomituritions, et sans retard administrer l'ipécacuanha.

Après avoir donné 15 grains de cette poudre en deux prises, à une heure et demie d'intervalle, et après que ce remède avait opéré, on passait de suite à la potion suivante.

Prenez : huile d'amandes douces, deux gros ; sirop de guimauve, un gros ; kermès minéral, deux grains, à prendre par cuillerée.

Le lendemain, malgré la diminution des symptômes, on recommençait l'usage de l'ipécacuanha, et ensuite la potion huileuse. Souvent il fallait réitérer trois et quatre fois ces deux remèdes, lorsque le ventre restait météorisé et douloureux, et que le pouls ne se relevait pas.

La boisson ordinaire se composait d'une décoction de graines de lin ou de racines de scorsonère, édulcorée avec le sirop de guimauve. Le septième ou huitième jour de la maladie, on purgeait avec la manne et le sel duobus, et l'on répétait plusieurs fois ce laxatif selon le besoin.

On préférait l'ipécacuanha à tout autre émétique, parce que ce végétal, par sa qualité secondaire tonique sub-astringente, empêche les vaisseaux lymphatiques de verser dans la cavité abdominale l'humeur séreuse qu'ils contiennent, en les resserrant convenablement.

M. Lepecq de la Cloture, dans ses Epidémies de la Normandie, dit que dans le cours de l'année 1767 il régna à Heugon, juridiction de Lisieux, une épidémie mortelle chez les femmes en couche, dont le nombre fut considérable cette année-là. Toutes périrent misérablement. D'abord l'accouchement était naturel ; mais le second ou le troisième jour, les lochies se supprimaient, le délire survenait, une éruption miliaire se déclarait, accompagnée d'exanthèmes symptoma-tiques, et dans cinq à six jours ces infortunées terminaient leur carrière.

Le docteur Favken observa en 1770 une épidémie de fiè-vres puerpérales dans l'hôpital de St-Marx, à Vienne en Autriche. Après l'accouchement, la matrice demeurait dure, elle se tuméfiait et devenait douloureuse; les lochies se sup-primaient, la diarrhée se manifestait avec chaleur interne; soif ardente, douleur de tête intense, et la peau visqueuse. Le troisième ou quatrième jour, l'abdomen se tendait davan-tage, et les mamelles devenaient flasques; ces symptômes allaient croissant jusqu'au sixième ou septième jour, époque où ils amenaient la mort.

On observa, dans l'ouverture des cadavres, une fausse membrane qui recouvrait les viscères abdominaux et l'épi-ploon, avec effusion séreuse dans les cavités du bas-ventre, et quelquefois de la poitrine. Les viscères portaient des si-gnes d'inflammation, et la matrice était assez souvent spha-célée.

Dans le début de l'épidémie, on regardait la maladie comme inflammatoire, et l'on employa la saignée, mais sans avantage. Le docteur Storck la supprima et employa le cam-phre à grande dose avec le quinquina, et des clystères que l'on composait d'après la formule suivante:

Camphre, un grain; gomme arabique, deux grains; et huit gros de bouillon faible, que l'on répétait autant que pos-sible. Par cette méthode, on parvint à sauver plus de qua-rante femmes.

Une fièvre puerpérale épidémique régnait depuis 1769 dans Londres; le docteur Leacke l'observa à l'hôpital de Westmin-ster. Dès le second ou le troisième jour des couches, la mala-die débutait par un frisson plus ou moins marqué, suivi de nausées et de vomituritions bilieuses; le pouls était fréquent, petit et concentré, l'abdomen se tuméfiait, la sécrétion lai-teuse n'avait point lieu ou s'arrêtait, ainsi que l'écoulement des lochies; dès-lors, survenait un flux de ventre fétide avec ténesme vésical, et la région utérine devenait douloureuse.

A ces symptômes, se joignaient la céphalalgie, des douleurs dans les lombes, et une espèce de crampe dans les extrémités inférieures, l'oppression précordiale, les anxiétés et la prostration des forces. Dans le progrès de la maladie, on voyait se developper tous les signes de l'adynamie ; ainsi la langue, d'abord recouverte d'un mucus jaunâtre, devenait noire, les dents fuligineuses, les yeux ternes et larmoyans, et si les douleurs abdominales cessaient subitement, les déjections alvines devenaient involontaires et très-fétides ; il s'écoulait par le vagin une sérosité noire et d'une odeur cadavéreuse, l'abdomen se ballonnait, les sueurs colliquatives, le hoquet, le délire, et enfin les convulsions étaient l'annonce d'une mort prochaine.

Lorsque la maladie tournait à bien, les selles étaient abondantes, jaunes et bilieuses, et elles procuraient une détente de l'abdomen et un grand soulagement ; les lochies reparaissaient quoique peu copieuses, et semblables à des lavures de chair ; une moiteur chaude se répandait sur le corps, le pouls devenait plein et libre, la respiration plus facile, les vomissemens et les nausées n'avaient plus lieu. La maladie se jugeait ordinairement en bien ou en mal du septième au onzième jour.

L'ipécacuanha comme émétique, les boissons acidules et mucilagineuses, les lavemens émolliens et les fomentations de même nature furent les remèdes qui réussirent le mieux.

L'ouverture des cadavres présentait l'épiploon détruit ou portant des traces d'inflammation et de suppuration ; les intestins participaient à cet état ; la cavité abdominale contenait des épanchemens séreux semblables à du petit-lait.

Stoll, dans sa Constitution épidémique de 1777 à Vienne, et Fincke, dans celle de 1776 à 1780, ont décrit plusieurs fièvres puerpérales, mais qui étaient compliquées avec l'épidémie bilieuse dominante, dont le traitement était aussi le seul convenable à ces fièvres.

La faculté de médecine de Paris, assemblée le 16 septembre 1782, entendit la lecture d'un mémoire rédigé par les médecins de l'Hôtel-Dieu, sur une épidémie qui at-

taquait les femmes en couche dans cet hôpital, où elle
avait fait de terribles ravages en 1774, au rapport de
M. Doulcet.

Cette maladie n'était précédée d'aucun symptôme précurseur, ni pendant la gestation, ni durant l'accouchement,
ni même ordinairement les deux premiers jours des couches.
Le troisième jour, et quelquefois plutôt, une fièvre modérée
se déclarait avec le pouls petit, concentré et un peu accéléré ; les seins se flétrissaient au lieu de se remplir, le ventre
se météorisait et devenait excessivement douloureux, sans
qu'il y eût diminution ou cessation des lochies : c'étaient là
les symptômes communs et essentiels ; les accessoires étaient
un frisson plus ou moins violent dans le principe, des vomissemens de matières vertes et jaunes ou simplement des
nausées, un dévoiement très-fétide ; les yeux s'éteignaient,
le visage se décolorait, et la langue humide se chargeait
d'un limon blanc assez épais, et d'un jaune verdâtre à sa
base.

Vers le second ou troisième jour, elle présentait une diminution perfide d'intensité ; mais bientôt tous les symptômes
empiraient, et la mort survenait à la fin du troisième jour ou
au commencement du quatrième.

Dès la première apparition des signes pathognomoniques,
il fallait administrer 15 grains d'ipécacuanha en deux doses,
à une heure de distance. Après l'effet de ce remède, on
passait de suite à l'usage d'une potion huileuse avec 2 onces
d'huile d'amandes douces, une once de sirop de guimauve, et
2 grains de kermès minéral, que l'on faisait prendre par cuillerées. Le lendemain, malgré la diminution des symptômes,
il fallait recommencer à donner l'ipécacuanha, et ensuite la
potion, de la même manière que la veille. On fut obligé de
répéter trois à quatre fois ces remèdes, lorsque le ventre
restait météorisé et douloureux, et que le pouls ne se relevait pas.

Pour boisson, on donnait l'eau de graines de lin ou de
scorsonère, édulcorée avec le sirop de guimauve. Le septième
ou huitième jour de la maladie, on purgeait avec deux onces

de manne et un gros de sel de duobus, que l'on réitérait trois à quatre fois selon le besoin, suivant la méthode de Doulcet.

La guérison de la maladie s'opérait par les selles, les urines et la transpiration.

L'épidémie de 1774 sévit avec fureur dans l'Hôtel-Dieu pendant plus de quatre mois ; elle attaqua plus de deux cents femmes, mais il n'en périt que cinq ou six.

Le docteur milanais Cerri, dont le savoir profond est le fruit d'une expérience longue et éclairée, dans un mémoire intitulé : *Observationes quœdam de puerperarum morbis, deque ipsarum epidemicâ constitutione*, a donné une excellente dissertation-pratique sur la maladie dont nous traitons. En voici le résumé :

Sur la fin de l'année 1786, et au commencement de 1787, une épidémie se déclara à Arzago en Lombardie parmi les femmes en couche, sans en épargner aucune. La maladie commençait le deuxième ou le troisième jour de l'accouchement, rarement plus tard, simulant la fièvre de lait ; mais bientôt une chaleur se développait à l'extérieur comme à l'intérieur, avec langueur, prostration des forces, le pouls fréquent et serré ; la région précordiale se distendait, il survenait des coliques abdominales, le ventre se tuméfiait, le visage devenait pâle, la respiration était oppressée, les lochies se supprimaient et étaient suivies d'une diarrhée colliquative, et de déjections involontaires.

La fièvre qui se déclarait en même temps était ordinairement quotidienne rémittente, et parfois intermittente ; elle était si obstinée, qu'elle ne cédait à aucun remède. Les extrémités inférieures se tuméfiaient, tandis que les parties supérieures tombaient dans l'atrophie ; ce qui arrivait lorsque la maladie dégénérait en chronique ; et une phthisie consomptive amenait la mort, le second ou le troisième mois. Toutes les femmes qui échappaient à cette terminaison fatale, étaient disposées à l'hydropisie.

M. Cerri ne remarqua aucune crise notable, dans cette maladie, qui était une fièvre lente puerpérale. Les selles étaient des matières crues et bilieuses, les urines étaient tantôt aqueuses, et tantôt épaisses et safranées, avec ou sans sédiment, et peu abondantes.

. Cette epidémie disparut vers le milieu du mois de juillet; elle fut remplacée par une dyssenterie, qui, sur sept cents habitans, en attaqua près de six cents. On la traita avec succès par la méthode de Zimmermann.

Le traitement le plus convenable à l'épidémie puerpérale fut celui indiqué par le précepte d'Hippocrate : *Quò natura vergit eò conducendum.*

On favorisait les excrétions alvines par des boissons délayantes abondantes; les vomitifs étaient pernicieux en arrêtant les évacuations.

La sécrétion laiteuse n'avait point lieu; en vain présentait-on au sein des enfans robustes, ils tiraient plutôt du sang que du lait.

La nature de la maladie n'exigeait point la saignée; cependant elle fut nécessaire dans quelques cas, où il y avait complication avec la constitution épidémique inflammatoire dominante.

On prescrivait une diète sévère, ce qui était difficile : car le peuple croit qu'il faut réparer les grandes évacuations par une quantité d'alimens. On avait soin de tenir les malades dans des chambres aérées; les boissons étaient l'infusion de tamarins, ou la limonade aiguisée avec la crême de tartre; on donnait la rhubarbe et le tartre vitriolé. On prescrivait le fébrifuge de Riverius et les clystères avec la mauve. Les purgatifs drastiques étaient dangereux. On donnait aussi aux malades l'eau d'orge, d'avoine, de seigle, d'oseille ou de gramen, avec l'oxymel simple ou l'oxicrat, ou l'eau simple aiguisée avec le limon, pour les malades qui avaient le faux préjugé que les boissons douces nuisent dans le temps du puerperium. Quelques-unes buvaient jusqu'à cent onces de décoction en vingt-quatre heures, et guérissaient facilement; d'autres ne pouvaient pas en supporter plus de quarante onces.

Dans la prostration des forces, on avait recours aux vésicatoires et aux cardiaques, tels que le vin, le camphre, la liqueur anodine, l'esprit de corne de cerf succiné, et les eaux aromatiques.

L'observation suivante nous instruira plus encore sur la nature de cette épidémie.

Maddalena Pincina, âgée de 24 ans, douée d'une bonne constitution, à peine accouchée le 1er février, fut attaquée d'une fièvre continue. On lui donna beaucoup à manger, suivant l'habitude du peuple; mais des douleurs abdominales atroces survinrent, et la fièvre augmenta. Le médecin fut appelé le cinquième jour, et trouva le ventre météorisé, les selles fétides et accompagnées de ténesme; la fièvre était ardente, les forces abattues, le pouls faible, mais accéléré, les mamelles vides et flasques, et les lochies supprimées. On prescrivit un électuaire lénitif avec le tamarin, la rhubarbe, et la terre folliée de tartre; et pour boisson, la décoction d'orge. Le neuvième jour, les selles étaient abondantes et moins fétides, les forces revenaient, les urines étaient naturelles et la fièvre avait diminué; mais la malade indocile ayant commis de graves erreurs dans le régime, en mangeant de la viande, du lard et des haricots, la fièvre reprit, avec le caractère de lente nerveuse consomptive, les extrémités supérieures s'émacièrent, tandis que les inférieures devinrent œdémateuses, et le seizième jour les douleurs de ventre devinrent très-aiguës, le siége de la douleur était autour du nombril, où l'on apercevait en effet une tumeur de la circonférence de quatre pouces. Les jours suivans, on administra des clystères avec l'eau de camomille, et l'on fit des fomentations sur l'abdomen; le vingt-troisième jour la tumeur s'ouvrit, et il en sortit douze onces environ d'une matière épaisse et cendrée. Le lendemain il s'en écoula soixante-dix onces, et les jours suivans jusqu'au 30, il en sortit environ trente onces; le ventre s'abaissa, la tumeur disparut, et la malade paraissait être mieux. Mais comme elle continuait ses écarts de régime, il survint une fièvre consomptive qui termina sa vie le trente-huitième jour.

Vers la fin de l'année 1787, et au commencement de 1788,

il régna à Londres, parmi les femmes en couche, une épidémie qui en enleva un très-grand nombre. On la distinguait
des autres maladies qui sont communes aux femmes en cet
état, par une multitude de symptômes, et surtout par la
marche particulière qu'elle affectait.

Ce fut au mois de juillet qu'elle se déclara. Son invasion
avait lieu le 2ᵉ ou 3ᵉ jour, quelquefois cependant elle débutait aussitôt après la délivrance, mais rarement au 8ᵉ jour
des couches. S'il survenait à l'invasion un frisson, il était à
peine sensible. Il y avait, durant tout le cours de la maladie,
un tel affaissement des facultés sensibles et irritables, que
lors même qu'il survenait de ces frissons, les malades n'en
conservaient aucun souvenir.

Une particularité remarquable fut la répugnance générale
que les femmes avaient à allaiter leurs enfans, ce qui pro-
venait sans doute d'un léger délire qui se manifestait dès le
commencement de la maladie.

Dès le début, la physionomie s'altérait singulièrement, les
traits changeaient, le visage devenait pâle et d'un mauvais
aspect, les muscles semblaient engourdis et privés de leur
énergie, les lèvres et les angles des yeux étaient décolorés et
d'une teinte cadavérique; on apercevait sur la face une sorte
de moiteur visqueuse, les pupilles étaient fort dilatées, les
yeux devenaient bientôt ternes, et le regard égaré.

La langue, au commencement, était presque toujours
blanche et humide, souvent elle restait en cet état pendant
tout le cours de la maladie; quelquefois elle se desséchait,
devenait rude, noire ou brune, et parcheminée, s'il y avait
de la malignité.

La chaleur de la peau était presque naturelle, et celle-ci
était visqueuse; le pouls, d'abord accéléré et fort, surtout
chez les femmes pléthoriques et sanguines, s'affaiblissait
bientôt.

Dans le principe, il donnait de 110 à 130 pulsations par
minute; il devenait irrégulier aux approches de la mort.

Le bas-ventre devenait sensible et douloureux; bientôt il
se tuméfiait considérablement; la respiration devenait très-

courte et pénible, les fonctions naturelles se désordonnaient, il survenait une diarrhée qui dégénérait en flux involontaire.

Les urines, mêlées avec les lochies, ne fournissaient aucun indice. Dans certains cas, les malades éprouvaient des vomissemens parfois si considérables, qu'elles ne pouvaient retenir aucun médicament.

Les lochies se supprimaient vers le troisième ou quatrième jour, ou elles diminuaient notablement et donnaient une odeur fétide.

L'épidémie attaqua indistinctement les femmes en couche de toutes les conditions, mais spécialement les misérables.

Les affections morales influaient beaucoup sur le caractère plus ou moins sérieux de la maladie, laquelle emporta plus de la moitié des femmes qui en furent atteintes.

La rapidité extrême avec laquelle cette maladie parcourait ses périodes, était réellement effrayante. On vit des malades mourir dans une prostration totale des forces au bout de trente-six heures. Plusieurs mouraient le troisième jour, et un grand nombre vers le neuvième jour, après avoir été long-temps dans un anéantissement stupide. La mort n'était précédée de convulsions ou d'autres violens symptômes, que dans le cas où le météorisme rendait la respiration laborieuse. Le froid aux extrémités, le pouls faible et irrégulier, et une sueur visqueuse répandue par tout le corps, étaient les tristes précurseurs d'une mort prochaine.

Cette maladie n'était point d'une nature contagieuse.

L'ouverture des cadavres présenta un certain degré d'inflammation qui occupait tantôt une partie des intestins ou l'estomac, tantôt le foie, et dans quelques cas les tégumens de l'abdomen, mais cet état inflammatoire était borné. La matrice et les ovaires en donnèrent aussi quelques traces, mais seulement à l'extérieur. Le cerveau et les viscères de la poitrine étaient dans leur état naturel.

Quoique l'inflammation du bas-ventre ne fût ni étendue, ni considérable, il se formait néanmoins dans ses cavités des épanchemens d'un fluide jaunâtre ressemblant à une matière puriforme, mêlée de sérosité, dans laquelle nageaient de petits flocons de lymphe coagulée.

Les remèdes que l'on essaya n'obtinrent pas un succès bien marqué. Communément on prescrivait au début un émétique, et on le faisait suivre d'un laxatif, dans le dessein de nettoyer le canal intestinal.

La saignée, qui paraissait indiquée par les symptômes inflammatoires, fut toujours contraire : car elle abattait subitement les forces et accélérait la mort.

L'application des sangsues à l'abdomen ne faisait que calmer momentanément les douleurs de cette partie ; les vésicatoires n'y produisaient aucun effet.

L'usage répété des émétiques, d'après la méthode de M. Dernet, augmentait souvent les douleurs abdominales.

Les poudres de James et les autres remèdes antimoniaux sédatifs, seuls ou unis à l'opium ou aux cordiaux, n'eurent aucun succès. Il était également dangereux d'exciter les vomissemens et la diarrhée, ou de les réprimer ; l'anti-émétique de Riverius excitait ou augmentait le météorisme.

L'opium à très-fortes doses, le quinquina, le vin, le camphre et les autres cordiaux, étaient tout aussi inefficaces.

Les fomentations sur l'abdomen calmaient passagèrement les douleurs. La seule méthode qui parut réussir, fut d'administrer, dès l'invasion de la maladie, un émétique uni à un peu de rhubarbe, et ensuite le quinquina à la dose la plus forte que pouvait le supporter l'estomac.

Il fallait surtout avoir grand soin d'inspirer aux malades du courage, et d'éloigner d'elles toute espèce d'inquiétude et de chagrin.

Il régna en 1811, dans la partie de l'ouest du comté de Sommerset en Angleterre, une fièvre puerpérale épidémique qui fut si fatale à plusieurs femmes en couche, que pendant plusieurs mois, depuis son apparition, pas une seule malade n'échappa à la mort. Une histoire sommaire de la maladie observée chez une femme, servira à faire connaître cette affection dangereuse.

Madame Vood, âgée de 32 ans, d'un tempérament sanguin et assez replète, fut attaquée le 6 décembre ; dix-huit heures après avoir été délivrée de son premier enfant, d'un violent frisson suivi de nausées, de chaleur et de douleurs violentes dans la région hypogastrique, surtout vers le côté gauche. Onze heures après cette attaque, elle se plaignit d'une douleur très-sensible, et de tension à la partie inférieure du ventre, au point de ne pouvoir y souffrir le moindre attouchement. Le pouls battait 122 fois par minute, il était petit et irrégulier, et la malade avait grande soif ; la langue était très-chargée, presque jaune, et le ventre resserré ; les urines coulaient assez bien, mais les lochies étaient en petite quantité et coulaient irrégulièrement. Il n'y avait aucune apparence de sécrétion laiteuse, la malade ne pouvait se tenir que sur le dos et un peu penchée sur le flanc droit ; la respiration était un peu gênée, sans toux ni douleur pectorale, mais la céphalalgie était forte.

On lui avait fait une saignée de 18 onces qui soulagea la douleur, le sang était un peu couenneux ; on avait ensuite administré un purgatif, qui n'avait eu aucun effet. On lui prescrivit 15 grains de calomélas à prendre sur-le-champ en un bol, et ensuite un scrupule de jalap et 8 grains de nitre dans une potion. On lui injecta des clystères avec l'eau d'orge, le sucre brut et l'huile de riccin. On lui fit prendre abondamment de l'eau d'orge, du thé et du bouillon de poulet. En six heures de temps elle eut cinq selles, le pouls était un peu moins irrégulier, la langue dans le même état, et la malade dit que chaque évacuation alvine l'avait soulagée de plus en plus. On redonna 6 grains de calomélas et autant de jalap, en faisant prendre par-dessus une dissolution de sulfate de magnésie ; le purgatif fut répété toutes les quatre heures, en réduisant le jalap et le calomélas à 5 grains. Ces remèdes, aidés par des lavemens, procurèrent environ dix selles copieuses. Le soir le pouls était au même type que le matin, mais moins irrégulier et plus distinct ; la soif avait diminué, la langue était moins chargée et moins jaune, la douleur et la sensibilité du bas-ventre étaient aussi bien moindres, et la malade ne la ressentait que sous une pression modérée.

Cependant une dureté considérable et circonscrite occupait la région hypogastrique, la malade avait le visage rouge. Le soir elle dormit deux heures.

Le 7 au matin le pouls était petit, et donnait 120 pulsations par minute, mais il était plus mou et moins irrégulier ; la malade avait dormi environ le tiers de la nuit en plusieurs reprises. La langue était encore chargée, mais un peu plus blanche, et la soif moins intense ; la chaleur avait été grande pendant la nuit, et le visage était encore très-rouge ; le ventre continuait à être moins douloureux et moins tuméfié, la dureté avait un peu diminué, les lochies coulaient, mais en petite quantité, et d'une manière intermittente. Le soir, le pouls était mou, plus régulier et élevé, il ne donnait que 108 pulsations ; la langue plus nette, la soif plus modérée, l'urine plus pâle, la peau plus moite et moins chaude. Dans ces dernières 24 heures, la malade avait pris 36 grains de calomélas, 31 grains de jalap et une demi-once de sulfate de magnésie en trois doses égales, à six heures de distance les unes des autres ; il en résulta neuf à dix selles liquides, dont la plupart étaient glaireuses ou abondantes. On prescrivit le liniment ammoniacal camphré, pour en frotter doucement l'abdomen deux à trois fois par jour.

Le 8, exacerbation des symptômes qui dura deux heures, ensuite diminution notable après une selle copieuse, évacuation qui n'avait pas eu lieu depuis six heures, et le retour des lochies. Le pouls avait 106 pulsations, il était mou et petit ; la langue se nettoyait de plus en plus, la soif diminuait, la peau était plus vaporeuse, la malade eut quelques heures d'un bon sommeil ; les seins étaient distendus par le lait, on y fit mettre l'enfant.

Le 9, le malade se plaignit d'avoir mal à la bouche. Le soir le pouls était à 104, le ventre était moins tendu et moins douloureux, la douleur paraissait en grande partie fixée à la région épigastrique. On répéta trois fois le purgatif ordinaire, qui provoqua huit selles claires lesquelles soulagèrent la malade sans l'affaiblir.

Le 10, le pouls à 100 pulsations, nuit assez bonne, peau

moite, chaleur naturelle, abdomen mou et peu élevé, sans douleur, sinon sous une pression assez forte, le lait montait bien, les lochies coulaient instantanément et en petite quantité. On donna 8 grains de calomélas et autant de jalap, qui produisirent quatre selles muqueuses. La malade demandait de la nourriture ; on lui prescrivit des bouillons plus forts.

Le 11, assez bonne nuit, même état que la veille, sécrétion de lait suffisante. Dans les vingt-quatre heures la malade ne prit que 6 grains de calomélas, et autant de jalap ; on ne réitéra le purgatif qu'une fois au bout de huit heures. On obtint huit évacuations alvines dans la journée. La malade se plaignit de douleurs dans les intestins et de sensibilité, avec tension de l'abdomen ; cependant le pouls etait mou et ne donnait que 96 pulsations, et la langue était nette, mais les lochies s'étaient arrêtées. On substitua au purgatif, demi-drachme de sulfate de magnésie de deux en deux heures, et des lavemens.

Le 12, la nuit fut bonne, les douleurs avaient disparu, la malade fut levée presque toute la journée, et mangea d'assez bon appétit. Elle continua d'aller mieux jusqu'au 15 matin, qu'elle fut saisie d'un violent frisson suivi de chaleur, de soif et d'une légère phlogose à la mamelle droite, que des fomentations, l'application des sangsues et quelques purgatifs firent bientôt disparaître.

Le 16 au matin, douleur à l'improviste aux vertèbres dorsales s'étendant au travers de la poitrine jusqu'au cartilage xiphoïde, et par momens dans le sein droit.

Le 18, la douleur était si aiguë, que la malade ne pouvait ni respirer, ni rester couchée ; le pouls était à 104, petit, mais régulier, la langue un peu chargée et jaunâtre, la soif modérée, l'urine colorée, la peau moite, les intestins assez relâchés, légère expectoration de mucosités puriformes ; saignée de 8 onces, et le vomitif suivant :

Pulv. rad. ipecacuanh. 1 grain, vin antimon. 1 gros ; eau de font. 3 gros ; ce qui produisit des évacuations salutaires par le haut.

On donna ensuite 3 grains de poudre d'antimoine dans de la conserve de roses, à prendre par heure, en buvant par-dessus trois cuillerées de la mixture suivante :

Acétate ammoniacal 2 gros, éther nitrique 1 gros, eau de menthe 1 gros et demi, eau commune 5 gros, sirop d'œillet 2 gros.

Le soir la douleur avait presque entièrement disparu, le pouls était à 94, la respiration plus libre, la toux moins incommode. A la nuit la douleur revint, et occupa le côté droit vers la sixième et septième côte ; on y appliqua un vésicatoire.

Le 19 la nuit avait été assez paisible, mais la toux était fatigante et accompagnée d'une expectoration abondante et rouillée ; on différa la poudre antimoniale.

20. Le pouls à 98, la langue moins jaune, la soif presque nulle, le sein gauche plein de lait, le droit vide, depuis que l'inflammation locale avait cessé ; la douleur latérale diminuée.

21. Etat stationnaire, un peu de constipation. On prescrivit quelques lavemens.

22. Exacerbation des symptômes, la toux seule était moins forte.

23. La malade passa une mauvaise nuit, une transpiration abondante la soulagea beaucoup. Le matin le pouls était à 90, la douleur avait considérablement diminué, la respiration était plus libre, l'expectoration copieuse, les urines pâles et très-sédimenteuses.

24. Diminution générale des symptômes, la toux et l'expectoration continuèrent encore pendant huit jours et disparurent ; la malade se rétablit promptement.

COROLLAIRES.

Ce n'est que dans les hospices destinés aux accouchemens des femmes, comme nous l'avons dit, que le médecin peut observer les maladies qui accompagnent cet état. La pratique particulière exige un grand nombre d'années pour pouvoir recueillir une masse de faits et les comparer ensemble, afin d'en obtenir des lumières utiles. Ce n'est donc pas sans raison que nous sommes étonnés de voir de jeunes étudians en médecine soutenir hardiment dans des thèses compilées , qu'il n'existe pas de maladie puerpérale ; et nous le sommes bien plus encore , en lisant les écrits de personnes doctes et jouissant d'une certaine réputation , dans lesquels nous voyons répéter ces mêmes erreurs.

Quant à nous, d'après les faits que nous avons observés pendant plusieurs années, notamment dans l'hôpital de Ste-Catherine de Milan , destiné aux femmes en couche , et l'un des plus grands et des mieux disciplinés de l'Europe , nous ne pouvons nous refuser à admettre l'existence d'une maladie puerpérale , dont la métrite , la péritonite , la miliaire , la gangrène , et autres accidens qui l'accompagnent souvent , ne sont que des symptômes consécutifs ou épigénoméniques , et non point essentiels. Cette maladie est susceptible , comme toutes les maladies aiguës , de se compliquer avec les épidémies dominantes des saisons , et même celles intercurrentes ou éventuelles ; elle est particulière aux femmes en couche , c'est pourquoi on la nomme puerpérale. Nous la regardons comme une inflammation érysipélateuse de tout le système utérin et de ses dépendances , mis en action par le travail de la parturition , compliquée d'une lésion plus ou moins profonde des systèmes nerveux et de l'appareil sécrétoire du lait. Ces désordres sont ordinairement provoqués par un accouchement laborieux ou forcé ; mais assez souvent aussi par de vives affections de l'ame , telles que le chagrin d'avoir mis au monde un enfant d'un sexe différent de celui qu'on désirait , la nouvelle d'une mort inattendue , une frayeur subite , des chagrins domestiques , etc. etc.

Les symptômes particuliers qui la caractérisent sont évidens et absolument distincts de ceux de toute autre maladie , et sa marche est souvent si rapide , que dans l'espace de seize heures nous l'avons vue terminer par un sphacèle épouvantable. Examinons-la en effet dans son état simple , et prenons l'exemple suivant pour sujet d'observation.

Une paysanne âgée de 25 à 26 ans est prise , au mois de

février 1810, des douleurs de l'enfantement. On l'amène à l'hôpital sur une charrette découverte, par un temps nébuleux et froid, après avoir été explorée par une sage-femme ignorante, qui avait tenté, mais vainement, de retourner l'enfant qui présentait un bras.

La version est opérée heureusement à son arrivée. Cette femme était misérable, mal nourrie, et avait éprouvé quelques convulsions d'apparence épileptique durant sa grossesse. La délivrance a lieu sans accident. Le premier jour les choses vont régulièrement; les lochies coulent et l'utérus se contracte.

2e *jour*. — La nuit a été peu tranquille, la malade se plaint de douleur à la région hypogastrique, la langue est un peu blanche et sèche; les lochies moins abondantes, aucune évacuation alvine. On prescrit une saignée, le tartre émétique en lavage, et un clystère émollient. Les seins sont pleins de lait. Le soir, frisson léger suivi de sueurs partielles.

3e *jour*. — Nuit inquiète, augmentation des douleurs à la région utérine, qui s'exaspèrent sous la plus légère pression; les lochies coulent très-peu et d'une manière intermittente, elles sont brunes et fétides; renouvellement de l'accès fébrile vers le midi, suivi de nausées et vomituritions bilieuses, exacerbation des douleurs, violente céphalalgie, langue blanche et aride, soif intense, peau sèche, pouls accéléré sans être dur, la respiration oppressée, et augmentant les douleurs à chaque inspiration.

4e *jour*. — La malade a été toute la nuit dans une inquiétude continuelle, toujours plaignante, le pouls est petit et serré, la peau sèche, la langue jaune et parcheminée, le visage jaunâtre et terreux, vomituritions fréquentes, les seins flasques et absolument vides, l'abdomen si douloureux, qu'il ne peut supporter même les couvertures; les lochies supprimées tout-à-fait, quelques selles claires, brunes et très-fétides; le frisson fébrile s'est renouvelé vers les deux heures après midi.

5e *jour*. — Les symptômes ont été en augmentant d'intensité. La nuit a été très-mauvaise, il est survenu un hoquet récurrent, la difficulté de respirer est plus forte; la prostration des forces extrême; le frisson est survenu vers les sept heures du matin beaucoup plus froid et plus intense. A midi, cessation subite des douleurs utérines, diarrhée colliquative et involontaire, face hippocratique, sueurs froides et visqueuses, et mort à six heure du soir.

L'ouverture du cadavre présente un épanchement séreux assez considérable dans le bas-ventre; l'épiploon frappé de gangrène, les intestins distendus par le gaz, échymose gangreneuse du diamètre de six lignes à la partie interne droite de l'utérus.

On avait employé les saignées, l'infusion de tamarin, les bains, les cataplasmes émolliens, les clystères, la digitale, l'ipécacuanha, le calomélas; mais tous ces moyens ne retardèrent point la marche progressive du mal.

Cette année-là nous présenta la fièvre puerpérale presque épidémique dans l'hôpital. Janvier et février avaient été froids, et il tomba beaucoup de neige. Mars fut froid et pluvieux; avril très-humide; il n'y eut que quelques beaux jours dans le mois de mai, et ce fut principalement pendant ces cinq mois que domina cette maladie.

Nous avons observé en général que les symptômes inflammatoires qu'elle présente sont souvent d'une nature insidieuse, et que les saignées répétées, loin de dompter le mal, ne font que produire un grand abattement des forces et avancer une terminaison funeste. Nous avons vu survenir sur l'abdomen un érysipèle très-étendu, qui paraissait, d'après la diminution des symptômes, une métastase heureuse; mais sa rentrée subite fut suivie d'une mort prompte.

Darwin regarde avec nous cette maladie comme une inflammation érysipélateuse de tous les viscères abdominaux.

Nous ne pouvons mieux terminer cet article qu'en insérant ici une partie du mémoire que M. Martin le jeune a lu à sa sortie de l'hôpital de la Charité de Lyon, après y avoir exercé sa majorité. Son opinion sur la fièvre puerpérale est parfaitement conforme à la nôtre, et elle ne contribuera pas peu à lui donner un nouveau prix aux yeux des vrais praticiens. Voici comme il s'exprime à cet égard :

« De toutes les maladies qui suivent l'accouchement, celles qui ont le plus fixé l'attention des médecins ; celles sur lesquelles les opinions sont encore les plus partagées, sont sans contredit les fièvres puerpérales. Je les ai vues assez fréquemment, pour me rendre raison de la diversité des sentimens sur ce point important de pratique. Il me paraît certain que cette maladie, comme toutes les autres, a d'abord un caractère épidémique dépendant du génie des constitutions et des qualités dominantes de l'air; et qu'ensuite elle revêt des formes variées suivant les dispositions du sujet, son état moral et physique, et les circonstances accidentelles qui ont précédé, accompagné et suivi l'accouchement. Ce que j'avance ici est fondé sur des observations nombreuses, qui m'ont permis de signaler les espèces suivantes :

» 1.º La fièvre gastrique saburrale, la plus fréquente de toutes, compliquée très-souvent d'affection vermineuse. Ses signes les plus tranchans sont le météorisme de l'épigastre seul, sa sensibilité augmentée par la pression, la douleur fixe de la région frontale, la croûte blanche-jaunâtre de la langue, le pouls plein et ondulant, rarement suppression des lochies. C'est dans cette espèce que convient le traitement de Doulcet.

» 2º La saburrale intestinale, qui est presque toujours vermineuse. Elle se manifeste par le météorisme général du ventre, les borborygmes; le plus souvent la diarrhée paraît dès le principe, croûte grisâtre et peu épaisse sur la langue, pouls petit et serré, seins affaissés, lochies très-séreuses, fétides, peu abondantes, quelquefois supprimées. Ces deux espèces sont souvent confondues, mais je les ai vues très-distinctes, et cette distinction doit fonder leur traitement : ce qui explique peut-être pourquoi des auteurs ont beaucoup loué les évacuans inférieurs, tandis que d'autres conseillent exclusivement les vomitifs.

» 3º La puerpérale épidémique suit le génie de la constitution régnante, et en prend ordinairement le caractère; les aberrations laiteuses ne sont plus alors qu'une complication qui mérite l'attention du médecin , mais qui ne doit point la fixer exclusivement.

» 4° La puerpérale par rétention du placenta devient promptement une fièvre adynamique véritable ; après avoir été inflammatoire dans le principe. Elle se manifeste par des frissons irréguliers , l'hypogastre est dur et douloureux , les lochies sont supprimées lorsque le placenta est adhérent ; il y a perte lorsque le placenta est détaché en totalité ou en partie ; la langue est rarement saburrale , mais dans un degré avancé de la maladie , la bouche exhale une odeur putride , le pouls devient petit et serré , la douleur frontale est légère ou manque ; les lochies putrides entraînent des portions de placenta décomposées ; des lipothymies , des douleurs , et souvent la paralysie des extrémités se réunissent aux autres accidens ; enfin des sueurs d'expression surviennent dans les paroxysmes de la fièvre , et se soutiennent jusqu'à la mort , que j'ai vu arriver au cinquième , septième , neuvième , onzième et dix-septième jour. Le moyen le plus sûr à employer, est d'aller dès le principe chercher dans l'utérus le morceau du placenta retenu : douze heures plus tard , c'est impossible.

» 5° La fièvre adynamique ou putride succède aussi à la gastrique ; elle se distingue par les signes indicateurs de cette espèce qui ont précédé les symptômes adynamiques.

» 6° La puerpérale par inflammation de l'utérus , survient ordinairemant à la suite des accouchemens laborieux ; je l'ai cependant remarquée après des accouchemens très-naturels. Ses signes sont la douleur fixe dans la région de l'utérus , revenant par intervalles comme les douleurs de l'enfantement , et ordinairement si vives , qu'elles arrachent des cris à la malade ; la suppression des lochies , l'absence du mal de tête , la dureté du pouls , la rougeur des bords de la langue , l'altération , la sécheresse de la peau et les vomissemens d'une bile porracée , que la malade rend en abondance comme par regorgement.

» 7° La fièvre puerpérale qui survient après des affections de l'âme , les grandes hémorragies , les suppurations extérieures et abondantes, et les dépôts profonds qui altèrent ou détruisent la composition des organes, est une véritable fièvre nerveuse. Les sujets qui en sont atteints périssent ordinairement avec les symptômes ataxiques. C'est surtout dans celles qui succèdent aux profondes affections morales qu'on remarque la dégradation du principe de vie, et l'extinction des fonctions animales et vitales se faire par degrés ; sans que les excitans les plus énergiques puissent en réveiller le jeu.

» On doit en général se méfier d'un accouchement trop précipité, de la turgescence hâtive des mamelles après l'accouchement, des frissons irréguliers pendant les premiers jours, de l'affaissement subit des seins, de la diminution ou de la suppression des lochies avant la fièvre de lait.

» Le vomissement d'une bile porracée qui a lieu comme par regorgement, est d'un mauvais présage dans les fièvres puerpérales.

» Lorsqu'après l'emploi des vomitifs, le ventre reste météorisé et douloureux, sans amendement des symptômes fébriles, c'est un mal, et l'on doit craindre que les signes indicateurs de l'état gastrique n'aient été trompeurs ou mal observés.

» La fixité de l'œil et la dilatation de la paupière doivent faire porter un pronostic fâcheux ; la cécité qui y succède est un symptôme constamment mortel, et indique une suppuration à la partie postérieure de la matrice. L'impotence des extrémités est en général un symptôme dangereux ; un délire tranquille, et un pouls intermittent, annoncent les approches de la mort.

» Les fièvres puerpérales peuvent se terminer par des métastases laiteuses qui décident des dépôts purulens de très-mauvaise nature, ordinairement très-difficiles à guérir, surtout lorsqu'ils se manifestent aux environs des grandes articulations, et qu'on a l'imprudence de donner issue au pus par de grandes ouvertures. Ces dépôts commencent presque constamment par une infiltration ou œdème, au centre duquel s'établit un foyer purulent, susceptible de s'accroître avec rapidité ; des douleurs vives précèdent et suivent leur formation, et ces douleurs existent long-temps encore après que le fer a donné issue au fluide purulent.

» La résolution de ces jetées laiteuses se fait quelquefois spontanément ; souvent je l'ai obtenue à l'aide des évacuans par le haut et par le bas, des linimens volatils et des lotions d'eau alkaline. Le vésicatoire a aussi produit seul cet effet, et a constamment diminué la quantité du pus quand le foyer était vaste. »

Nous pourrions rapporter encore ici plus de trente observations de cette maladie, que nous avons recueillies sous l'illustre professeur Locatelli, médecin de la cour et de l'hospice de Ste-Catherine de Milan, et nous avons été présent à toutes les sections cadavériques qui ont été faites des malades qui succombaient ; mais nous ne ferions que rapporter à peu près les mêmes choses que celles que nous avons dites plus haut. Passons à la symptomatologie.

SYMPTOMES GÉNÉRAUX.

Horripilations récurrentes, suivies d'un frisson plus ou moins fort et de chaleur et sueur plutôt partielle que générale, céphalalgie, soif, douleurs vagues dans le bas-ventre, les reins et les membres, que l'on regarde comme produites par le travail de l'enfantement.

Cette première invasion assez brusque, a lieu ordinairement du premier au cinquième ou sixième jour des couches, rarement plus tard ; la langue devient blanche et couverte d'un enduit muqueux, le pouls est serré, petit et rarement dur.

SYMPTOMES PARTICULIERS.

Diminution ou suppression des lochies, ou écoulement instantané et récurrent de cette évacuation, qui prend une teinte brune et donne une odeur fétide.

Le professeur Nessi, de Pavie, a observé que la suppression des lochies ne dépend pas toujours d'un défaut de sécrétion ; mais quelquefois un grumeau de sang arrêté à l'orifice de l'utérus empêche les lochies de couler, ce qui donne lieu aux symptômes les plus violens, et voilà pourquoi on a vu, quelques instans avant ou après la mort, une quantité énorme de sang sortir tout-à-coup de l'utérus : il est donc nécessaire, dans la fièvre puerpérale, d'explorer ces parties.

Sécrétion du lait tronquée ou nulle, et votation subite des seins, qui deviennent flasques comme une vessie au quart pleine d'eau.

Douleur progressive à la région hypogastrique, où l'on sent au tact l'utérus tuméfié et dur.

Diarrhée bilieuse ou constipation opiniâtre.

Nausées, vomituritions bilieuses, vomissement des boissons, éructations nidoreuses.

Météorisme du ventre, œdème des extrémités inférieures, et parfois des supérieures.

Urines rares et n'offrant aucun signe utile ; paralysie des extrémités inférieures, cécité, cessation subite des douleurs : trois symptômes mortels.

SYMPTOMES ÉPIGÉNOMÉNIQUES.

Tous les symptômes d'ataxie et d'adynamie, convulsions épileptiformes, hoquet annonçant la gangrène, et cessation subite des douleurs, ce qui confirme le développement de cette terminaison funeste, ou bien diarrhée colliquative et involontaire de matières fétides, éruptions miliaires ou pétéchiales qui ne sont ni critiques ni judicatoires ; la péritonite, la métrite et l'entérite, ne sont que des conséquences de la maladie principale, et non une complication.

COMPLICATIONS.

Les complications les plus communes sont l'affection catarrhale, celle rheumatique, la péripneumonie, l'hydrothorax et l'hydropisie.

PRONOSTIC.

Le retour plus fréquent des frissons, le froid plus intense, les vomissemens qui ne cèdent point, les douleurs qui augmentent, la difficulté de respirer, l'oppression, la diminution et la suppression des lochies, la flaccidité subite des seins, la constipation et l'œdème, sont des signes fâcheux et qui annoncent l'intensité de la maladie.

La langue sèche et noire, les dents fuligineuses, le hoquet, le météorisme du ventre, l'écoulement par le vagin d'une matière ichoreuse, brune et fétide, les vomituritions de matières bilieuses et noires, les évacuations alvines involontaires de matières semblables, les convulsions épileptiformes, et surtout la cessation subite des douleurs, sont des signes mortels, de même que les paralysies partielles et la cécité.

Les exanthêmes divers, tels que la miliaire et les pétéchies, sont insignifians, mais l'érysipèle survenant et disparaissant tout-à-coup est un précurseur de la mort.

L'œdême des extrémités inférieures annonce un épanchement lymphatique dans la cavité abdominale, celui des extrémités supérieures fait présager une terminaison hydrothorachique.

Le retour moins fréquent des frissons, la diminution des douleurs, la cessation des vomissemens, les évacuations alvines bilieuses et abondantes, la mollesse du ventre, la moiteur et la chaleur douce de la peau, les sueurs copieuses et chaudes, le retour des lochies et la sécrétion laiteuse, sont des signes qui donnent l'espoir de la guérison.

Les épistaxis et le flux hémorroïdal sont en général insignifians.

Quant aux pronostics dans les complications : ils sont relatifs à la nature de la maladie principale, et à celle de la maladie compliquante; ainsi la toux et l'expectoration dans l'affection catarrhale, l'état de la respiration et de l'expectoration dans l'affection péripneumonique, les douleurs articulaires et musculaires dans celle rheumatique, et enfin les urines et les selles dans l'hydrothorax et l'hydropisie, méritent de fixer l'attention du médecin.

AUTOPSIE CADAVÉRIQUE.

Nous avons été témoin de l'ouverture d'environ 36 à 40

cadavres de femmes mortes à la suite de la fièvre puerpérale; nous n'y avons jamais vu ces épanchemens laiteux dont
quelques médecins ont parlé, mais bien des matières séreuses mêlées de flocons d'une lymphe coagulée et muqueuse,
qui simule une espèce de grumeaux laiteux. Mais, comme
nous l'avons dit, la communication des trompes de fallope avec
le péritoine, en établissent une entre les membranes muqueuses et séreuses, ce qui forme ce mélange de fluides dans
la cavité abdominale.

L'utérus présentait parfois des lésions organiques et des
traces de gangrène, surtout à la suite d'opérations ostétri-
ques laborieuses, et plus rarement, le sphacèle de l'épiploon et des intestins, ou des lésions dans les poumons,
lorsqu'il y avait eu complication de péripneumonie.

TRAITEMENT.

La fièvre puerpérale veut, comme nous venons de le dire,
une médecine prompte et active. Elle n'a point un caractère
inflammatoire décidé; l'action morbifiante est plutôt irritative
avec tendance à la gangrène, si elle est aiguë; ou aux épanchemens lymphatiques, si elle est chronique : c'est pourquoi
nous avons vu rarement réussir les évacuations sanguines
artificielles.

Le tartre émétique en lavage, l'ipecacuanha donné comme
émétique, et qui a en outre une qualité tempérante, les
émulsions avec le kermès, les boissons acidules à larges
doses, et les potions anti-spasmodiques actives conviennent
dans la première période.

Provoquer une dérivation intestinale par les purgatifs doux,
tels que le jalap uni au calomélas; l'électuaire lénitif, l'huile
de riccin, les clystères émolliens réitérés plusieurs fois le
jour, les demi-bains, et même les bains entiers à la chaleur
de 28 à 30 degrés, les fomentations et cataplasmes émolliens, les synapismes sous les aisselles, de larges ventousés
sur les seins, la succion d'un enfant ou l'action de la pompe
pyoulique pour rappeler le lait aux mamelles, remplissent
l'indication de la seconde période, pendant laquelle il faut

donner à larges doses les boissons mucilagineuses nitrées
et les émulsions, et injecter dans le vagin des infusions de
ciguë, de jusquiame, d'eau distillée de laurier-cerise étendue dans l'eau de camomille, à la dose de un gros dans
8 onces d'infusion.

Enfin, dans les menaces de gangrène, la décoction de
quina camphrée, les clystères de même genre, les boissons
animées avec l'éther nitrique, les anti-spasmodiques, et de
larges vésicatoires sur l'abdomen, peuvent tronquer le mal
et amener quelque crise heureuse.

Si la maladie passe à l'état chronique avec des indices d'é-
panchemens séreux dans les cavités, on emploira le traitement indiqué dans l'hydropisie en général, et particulièrement les frictions mercurielles sur l'abdomen et sur les cuisses,
les purgatifs répétés avec le mercure doux, le nitre, la
scille, la crême de tartre, la digitale pourprée, les décoctions d'Equisétum et d'Ononis spinosa, le muriate sur-oxigéné
de potasse, à la dose d'un scrupule trois fois dans les vingt-
quatre heures.

FIÈVRE PERNICIEUSE.

SYNONYMIE : *Febris syncopalis* (F. Cardoso); *febris mali
moris* (Willis); *febris perniciosa* (Torti); *fièvre intermittente ataxique* (Pinel).

S'il est une maladie insidieuse, prothéiforme, et qui affecte
des physionomies variées, c'est sans doute l'intermittente
pernicieuse; aussi nulle autre n'est plus difficile à distinguer
que celle-ci, au milieu des anomalies qu'elle revêt. Si les
anciens ont connu les fièvres intermittentes, ils n'en avaient
saisi les caractères que bien imparfaitement, et le traitement
en était tout à fait empyrique. Ce n'est que depuis la découverte du quinquina, que la médecine moderne a trouvé le
remède qu'on peut appeler à juste titre le vrai spécifique
contre cette redoutable maladie.

Morton, Torti, Lancisi, Werloff, Lautter, Medicus et
Alibert, sont les écrivains qui nous ont donné, sur les fièvres
intermittentes pernicieuses, les connaissances exactes et
lumineuses que nous possédons actuellement. Torti, surtout,
fut le premier qui traça d'une main savante l'histoire, la marche et les variétés de cette maladie. Alibert, marchant sur
les voies de l'illustre médecin de Modène, a fait servir
l'analyse philosophique à la description exacte de toutes les
variétés, sous lesquelles les fièvres intermittentes pernicieuses
peuvent se présenter, et il a terminé sa dissertation par des
recherches intéressantes sur les différentes espèces de quinquina que l'on peut employer dans le traitement de ces fièvres.

Nous allons voir maintenant de quelle manière on a observé et traité ce genre de maladie; et, de ce faisceau de
connaissances, nous tâcherons de faire jaillir de nouveaux
traits de lumière qui nous éclaireront sur ce point important.

En parcourant les histoires épidémiques des divers peuples
de l'Europe, nous ne trouvons des fièvres pernicieuses de
cette espèce que vers le milieu du 17e siècle. Fernando
Cardoso, dans un ouvrage intitulé *De febre syncopali*, imprimé à Madrid en 1639, fait mention de cette fièvre qui
désola cette capitale deux ans auparavant; mais nous n'en
avons vu qu'une simple notice dans l'épidémiologie espagnole
de Villalba.

Bartholin (*hist. anat. cent.* 11, *hist.* 56) rapporte que
l'été de 1652 fut très-chaud et sec en Danemarck. A cette
époque, il se déclara à Copenhague et dans les environs une
fièvre épidémique qui attaqua un grand nombre de personnes,
dont beaucoup succombèrent. Son type paraissait irrégulier;
les symptômes qui l'accompagnaient étaient une violente douleur de tête qui descendait au cou, au dos et aux lombes;
frisson sévère suivi de chaleur brûlante, vomissemens bilieux, soif, inquiétude, délire, et quelquefois une éruption
pétéchiale, qui disparaissait dans la rémission pour reparaître
au nouveau paroxysme. Plusieurs malades mouraient au troisième paroxysme, et surtout lorsqu'il survenait des pétéchies;

d'autres échappaient à la mort après le quatrième accès, soit par une crise, soit par un dépôt de décubitus.

Les crises étaient des sueurs, des abcès au cou, des bubons, des tumeurs aux pieds, ou la maladie dégénérait en hydropisie, en diarrhée ou en dyssenterie; la prostration subite des forces, et la convalescence, qui durait plusieurs mois, indiquaient assez la malignité de cette fièvre.

Les sudorifiques et les alexipharmaques, administrés avant le développement du paroxysme, furent les remèdes qui obtinrent le plus de succès.

Willis. Le printemps et l'été de l'année 1657 furent très-chauds, et tout le monde se plaignait de sueurs considérables et presque continuelles. Ce fut vers la fin du mois de juillet qu'une fièvre anomale, d'abord sporadique, prit un caractère épidémique, simulant une tierce intermittente qui survenait sans froid ni frisson, mais avec une chaleur très-intense. La plupart des malades avaient des vomissemens ou des déjections de bile, les sueurs venaient difficilement et d'une manière interrompue; dans les intermissions, les malades étaient inquiets, faibles et siticuleux. Si la maladie tournait à bien, elle se changeait en une fièvre tierce ordinaire après le deuxième ou le troisième paroxysme; mais ordinairement elle prenait un mauvais caractère, et dès-lors elle était accompagnée des symptômes les plus imposans, tels que des mouvemens nerveux, la léthargie, des paroxysmes convulsifs précurseurs de la mort. Londres surtout en fut infestée.

L'épidémie fit des progrès considérables dans le mois d'août; elle fut plus fréquente dans les villes que dans les campagnes. Quelques-uns la crurent contagieuse, et d'une espèce inconnue; cependant l'expérience prouva que c'était une fièvre pernicieuse.

Les sueurs et les urines flammées avec un sédiment briqueté, n'étaient point des crises.

L'émétique s'administrait dès le principe de la maladie, s'il y avait des dispositions aux vomissemens. La saignée et les purgatifs étaient dangereux, et apportaient du trouble dans les systèmes.

La boisson ordinaire était le posset, la bière, la limonade, les potions avec le sel de prunelle, les poudres digestives avec la corne de cerf brûlée. On prescrivait ensuite les anodins et les alexipharmaques.

Les années 1667 et 1669 furent remarquables, à Leyde, par deux épidémies de fièvres pernicieuses qui y régnèrent. Sylvius de le Boë en a donné les deux descriptions suivantes. (*Prax. med. append. tract.* x).

Ce fut dans le temps de la canicule de 1667, qu'une fièvre épidémique se déclara à Leyde et dans les environs. Elle était caractérisée par une grande anxiété, douleurs précordiales qui s'aggravaient dans le paroxysme fébrile. Plusieurs malades avaient des nausées et des vomituritions; dans l'accession de la fièvre la plupart éprouvaient un froid récurrent en diverses parties du corps, avec un tremblement violent et général qui était suivi d'une chaleur plus ou moins ardente, et le paroxysme se terminait par une sueur générale; la soif était pressante, et les malades avaient de la répugnance pour la boisson; la langue devenait sèche et aride; quelquefois il survint des aphtes qui n'avaient rien de caractéristique.

La céphalalgie était violente, accompagnée de veilles ou de somnolence; il y avait constipation ou diarrhée, les urines claires ou troubles, ou rouges et sédimenteuses; le pouls, fort et fréquent dans les accès, devenait faible et petit dans les intermittences; et les forces s'affaiblissaient.

Les boissons acidulées avec les acides minéraux ou le vinaigre, ensuite les eaux de chardon bénit, de scordium, de petite centaurée, d'eupatoire, de genièvre, d'angélique et d'impératoire, faisaient la base du traitement de cette maladie. On employa parfois la rhubarbe et les mercuriels comme évacuans; enfin on prescrivait, suivant l'urgence des symptômes, le bouillon, le vin, les anodins et les narcotiques.

On faisait faire des gargarismes avec le miel rosat, le petit-lait et le sirop de violette, pour déterger les aphtes.

Ce fut au mois d'août qu'éclata la seconde épidémie, et

elle dura jusqu'à la fin de janvier 1670 ; elle fut très-grave, et mortelle pour un grand nombre de personnes.

Les maisons opulentes en furent les premières atteintes, ensuite la maladie gagna la classe indigente, et maltraita autant celle-ci que les autres.

Cette maladie exerça des ravages si terribles, que les deux tiers des principaux habitans de Leyde y succombèrent. Elle n'épargna ni âge, ni sexe, ni condition. Elle fut cependant plus funeste aux adultes et aux vieillards qu'aux jeunes gens.

Tantôt son cours était aigu et marqué par les symptômes les plus graves, tantôt elle n'emporta les malades qu'après une marche chronique et de longues douleurs.

Les symptômes étaient compliqués suivant la constitution, l'âge, le sexe, le genre de vie, etc. Voici ceux qui furent les plus communs.

La fièvre se présentait ordinairement avec le type d'une tierce intermittente, dont les premiers accès étaient plus ou moins violens ; d'abord, c'était une tierce simple, qui devenait ensuite double, et quelquefois triple, avec frisson plus ou moins fort.

A ce premier début, se joignaient les anxiétés précordiales, les nausées, les vomituritions de matières acides, austères, vitriolacées ; l'inappétence, le dégoût pour les alimens, soif inextinguible, quelquefois nulle ; d'autres fois aversion pour les boissons, la langue sèche, qui se couvrait assez souvent d'aphtes, constipation ou relâchement du ventre. Un grand nombre de malades avaient l'abdomen tendu et des douleurs pongitives dans les régions lombaires, avec des borborygmes. Ces symptômes étaient accompagnés d'un sentiment de suffocation et comme de strangulation. La respiration était difficile. Pendant le paroxysme, état de somnolence avec incube fatigant, ou veilles-continuelles et céphalalgie atroce ; les membres tombaient dans un état de lassitude et de prostration des forces, les urines étaient variables, troubles, rouges et très-sédimenteuses.

Les femmes enceintes, attaquées de l'épidémie, ne portèrent point leurs enfans à terme. Dans l'état de la maladie et vers sa fin, on observait des flattulences, des spasmes, des mouvemens convulsifs, des hémorragies passives et une éruption d'apparence scorbutique.

Comme l'épidémie continua malgré le changement de la saison et le froid rigoureux qui survint, on la vit se compliquer avec l'épidémie saisonnière; ainsi la toux et les affections catarrhales se présentèrent dans le cours de la maladie comme des symptômes épigénoméniques. Il y eut aussi des complications d'angine avec les parotides qui se tuméfiaient, et si cette tuméfaction disparaissait spontanément, la mort s'ensuivait aussitôt. Un grand nombre de malades furent attaqués d'érysipèles à la face, et surtout de l'espèce que les Belges nomment *Belroos*, qui était d'autant plus funeste, qu'elle se portait à la gorge ou au cerveau : elle emportait subitement.

On vit aussi la maladie dégénérer en ascite ou en leuco-phlegmasie.

La diarrhée n'était critique que pour la disparition des parotides.

Sylvius attribue la cause de cette épidémie à une constitution particulière de l'air. Le printemps et une partie de l'été de 1669 avaient été froids; juillet, août, septembre et une partie d'octobre, chauds, secs et sans vents. Les eaux de la mer étaient venues, depuis quelque temps, se mêler aux eaux douces stagnantes qui environnaient la ville de Leyde, et en avaient rendu le séjour malsain et dangereux, ce qui avait contribué à dépeupler cette ville si florissante. L'épidémie fut de longue durée.

Le traitement fut difficile et compliqué, par rapport à la variété et à la multitude des symptômes que présenta la maladie.

On plaçait les malades dans un air tempéré et libre; on leur prescrivait des boissons acidulées, des potions austères et styptiques, telles que le plantin, de sempervivum majus, l'alun de roche, les terres sigillées, le diascordium, le sirop de myrthe, la confection d'hyacinthe. On aiguisait les boissons avec l'esprit de nitre simple ou dulcifié.

La saignée fut nuisible.

On tronquait les paroxysmes fébriles par des opiats, des sudorifiques et des sels volatils, la teinture de castor, de cannelle, de safran, etc.

Dans la prostration des forces, on administrait le vin généreux, et la teinture aromatique animée par quelque acide minéral.

On remédiait aux complications par la méthode adaptée à leur nature; il en était de même pour les dégénérescences.

On bassinait les aphtes avec des gargarismes astringens.

Les Ephémérides des curieux de la nature de cette année, signalent une épidémie semblable qui régna à Helmstadt, dont Schelhammer donne une brève notice. C'est une des premières où il soit fait mention de l'emploi du quinquina, comme le seul spécifique dans cette maladie.

Dekkers. L'Allemagne et la Hollande furent infestées en 1691 par une fièvre épidémique très-meurtrière. L'été avait été excessivement chaud et sec, sans pluie; de sorte que les eaux, surtout en Hollande, devinrent fétides et corrompues. L'épidémie se déclara vers la fin d'août; c'était une fièvre qui s'annonçait d'abord comme les intermittentes, par un léger accès de froid et de chaud, douleurs gravatives à la tête et dans tout le corps, nausées, vomissemens bilieux et pituiteux, anxiétés précordiales, soif inextinguible; les urines, d'abord naturelles, devenaient ensuite rouges avec un nuage, et enfin troubles avec sédiment briqueté.

Le second paroxysme était plus violent; tous les symptômes devenaient plus graves, et au troisième la fièvre prenait le type de quotidienne continue, ou intermittente simple ou double, accompagnée de vomituritions et d'une oppression si vive, que les malades étaient menacés de suffocation. Les jours suivans, il paraissait des aphtes dans la bouche, et quelquefois le paroxysme fébrile excitait des mouvemens spasmodiques et convulsifs, qui abolissaient presque totalement les forces.

La maladie ne s'étendait pas au-delà de trois ou quatre paroxysmes : car, ou les malades en étaient entièrement libérés et restaient dans un état de faiblesse extrême, ou bien ils succombaient promptement. Quelques-uns, durant les accès, étaient attaqués d'un choléra, d'une diarrhée ou d'une grave dyssenterie : un petit nombre même éprouvèrent tous les accidens d'une violente pleurésie qui était mortelle. Quelques malades perdaient dès le second accès l'usage de l'ouïe et de la parole, et cet état durait souvent plusieurs semaines.

Les convulsions, l'encavement des yeux, la respiration brève et inégale, le larmoyement, le froid du nez et des extrémités, les sueurs froides, le pouls petit, serré, inégal, intermittent, les urines crues, inodores, étaient tous des symptômes d'une mort prochaine.

Les sujets d'une constitution grasse et replète succombaient plus souvent au mal; mais ceux à qui, dès le principe, il survenait une diarrhée modérée et une sueur chaude et soutenue, étaient promptement délivrés. C'est d'après cette observation que, dès le début de la maladie, les médecins prescrivaient des clystères, et ensuite des apozèmes laxatifs et des purgatifs. Après les évacuans, on administrait les diaphorétiques, tels que les antimoniaux, la racine de contrayerva, le sel d'absinthe, de chardon bénit, les poudres de la comtesse de Kent, et à la fin de la maladie les vins amers et purgatifs.

Quelquefois, au quatrième paroxysme il survenait une anxiété très-forte, suivie d'un vomissement si violent, qu'on ne pouvait le modérer qu'avec la teinture vineuse de quinquina, animée par le sel volatil huileux.

Dekkers observa un jeune homme de 20 ans, qui, au troisième accès, fut attaqué d'une douleur générale et intolérable par tout le corps, qui était brûlant; toute la peau devint rouge sans aucune pustule, et cette rougeur se changea en peu d'heures en une couleur noire effrayante; le pouls était faible, serré et inégal, la respiration brève et oppressée, et la bouche très-sèche. On lui administra aussitôt les teintures de quinquina, de contrayerva et de safran, avec l'eau de chardon bénit et de mélisse; il prit aussi l'antimoine diaphorétique uni au roob de sureau : le malade transpira beaucoup, et fut guéri le huitième jour.

Il survint à quelques malades, après le troisième ou le quatrième paroxysme, une éruption de pustules semblables à celles de la petite vérole, et la fièvre cessait; mais s'ils s'exposaient au froid, les accès revenaient aussitôt. Cette éruption fut plus commune chez les vieillards; elle était suivie d'une desquamation si forte de la peau, que Dekkers vit un malade qui s'enleva toute celle de la main gauche et d'une partie du bras comme on ôte un gant.

Rome, cette ancienne capitale du monde, qui fut peuplée, dit-on, de trois millions d'habitans, et qui n'en a pas actuellement la dixième partie, semble être le séjour où les fièvres de toute espèce ont fixé leur empire. Elles y dominent constamment, surtout depuis le mois de juillet jusqu'en novembre. Depuis l'éphémère jusqu'à la pernicieuse, elles offrent toutes, chaque saison, de nombreuses observations au médecin, et l'on peut dire, avec raison, qu'il n'est aucune maison à Rome où l'on ne trouve une fièvre et un moine : tellement ces deux engeances malfaisantes y pullulent.

L'illustre médecin de Clément XI, Lancisi, a décrit l'épidémie de fièvres pernicieuses qui régna à Rome dans le quartier du Vatican et ses environs, en 1695. Elle fut occasionnée principalement par le débordement du Tibre, lequel répandit ses eaux dans les prairies qui sont au pied de Monte-Mario, dans le grand cloaque et dans les fossés du château Saint-Ange, mais surtout par la constitution atmosphérique de l'année précédente.

Dans l'automne de 1694, les pluies et les vents du midi furent très-fréquens; le Tibre sortit deux fois de son lit, et inonda les prairies environnantes, les rues basses du Vatican et les fossés du château St.-Ange, les égouts et les canaux furent encombrés, et les eaux des puits se corrompirent; aussi dès le printemps suivant ces eaux croupissantes commencèrent à exhaler des miasmes infects, et à se couvrir d'une multitude innombrable d'insectes et de reptiles. A ces causes, vint se joindre le souffle du scirocco; depuis le mois de mai jusqu'en septembre ; ce qui répandit l'infection sur tous les quartiers hors de la ville, et produisit une cruelle épidémie de fièvres pernicieuses.

Cette influence maligne se faisait remarquer dans cette partie de la ville par la couleur jaune et livide des habitans, et par les nuages de moucherons et d'autres insectes qui couvraient les eaux putréfiées, auprès desquelles on ne pouvait passer sans être saisi d'un violent mal de tête. Ce qu'il y eut d'étonnant, c'est que l'épidémie ne fut pas générale dans tout le quartier du Vatican ; mais elle s'étendit seulement depuis la rue du Borgo Nuovo, jusqu'au nord, c'est-à-dire, vers la citadelle, tandis que la partie qui est à droite de la basilique de Saint-Pierre, le Borgo-San-Spirito, les prisons de l'inquisition et les maisons situées sur la colline du Vatican, en furent exemptés. Le palais de la famille des Altoviti, quoique situé sur la rive opposée du Tibre, se trouvant placé vis-à-vis les fossés de la citadelle et la décharge du grand cloaque dans le fleuve, ressentit les effets de l'influence maligne. Un évêque qui habitait ce palais fut attaqué de la fièvre et mourut. Mais ce furent les habitans de Monte-Mario, situé au nord des fossés et des prairies inondées, qui souffrirent le plus de l'épidémie, quoiqu'ils fussent éloignés d'un demi-mille des lieux infects ; mais ils se trouvaient sous le vent. Il mourut un grand nombre de cultivateurs et de cénobites de ce canton.

On commença à voir, dès le mois de mai et au commencement de juin, des fièvres tierces d'un caractère bénin ; peu à peu elles se changèrent en pernicieuses et malignes, et elles dominèrent jusqu'en octobre. Elles furent plus ou moins meurtrières, selon les tempéramens, la prédisposition des individus et la situation plus ou moins distante du foyer d'infection ; elles attaquaient de préférence ceux qui avaient un mauvais régime de vie ou qui étaient sujets aux obstructions abdominales. Ces fièvres étaient rarement doubles-tierces, elles prenaient le caractère pernicieux au troisième accès et emportaient les malades du septième au onzième jour ; peu arrivaient au quatorzième, à moins qu'il ne survînt une dys-

4..

senterie : alors la fièvre devenait chronique et se prolongeait jusque dans l'hiver.

Cette maladie s'annonçait d'abord par la couleur ictérique du visage, l'inappétence, la céphalalgie gravative ; ensuite son invasion débutait par un frisson sévère, accompagné de vomituritions de matières muqueuses et bilieuses, mêlées quelquefois de petits vers ; au frisson succédaient la chaleur et la soif ; souvent les deux premiers paroxysmes se terminaient par une sueur si profuse, que les malades se croyaient délivrés et vaquaient à leurs affaires les jours suivans. Cependant, les urines étaient safranées, troubles, épaisses, et le cinquième jour il survenait un nouveau frisson accompagné d'une anxiété précordiale et d'une inquiétude si vives, que le caractère pernicieux était manifeste, même aux moins clairvoyans.

La langue était brune et aride, la soif nulle, le pouls petit et inégal, les membres froids et agités par de légers mouvemens convulsifs ; des taches livides se montraient sur la peau ; la face était cadavérique, les lipothymies fréquentes, le ventre élevé, tendu, et douloureux. Avant le délire, et fréquemment après le sixième jour, il survenait des déjections bilieuses, blanchâtres, souvent sanguinolentes et très-fétides. Dès le commencement, les malades rendaient une grande quantité de vers ; enfin, la soporisité, une sueur glaciale, des urines aqueuses, et des parotides venaient, le septième où le neuvième jour, rarement le onzième, terminer les jours du malade.

La fièvre prit quelquefois le type de continue, surtout chez les citoyens-de la classe aisée, ou qui étaient plus éloignés des lieux infects. C'était une vraie fièvre maligne qui terminait vers le septième, neuvième, ou onzième jour, par la mort.

L'hémorragie nasale, arrivant le sixième jour, soulageait les malades.

La maladie se jugeait favorablement par un flux copieux d'urines épaisses, par une dyssenterie, ou par sa conversion en fièvre quarte.

. L'ouverture des cadavres fit voir les viscères abdominaux livides, la vésicule du fiel pleine d'une bile noirâtre. Les intestins sphacélés contenaient des excrémens très-fétides et mêlés de vers; et on y remarquait des taches circulaires, noirâtres, et comme des érosions concentriques qui semblaient être produites par la morsure des vers. Les poumons étaient mollasses et pleins, ainsi que les vaisseaux cérébraux, d'un sang noir.

Dans les cadavres de ceux qui succombèrent à la fièvre continue maligne, le système intestinal était peu altéré; mais le foyer du mal s'était porté sur le cerveau, dont les veines étaient variqueuses, avec des épanchemens d'une sérosité sanguinolente dans les ventricules. Aussi les malades qui avaient succombé, avaient, dans ce cas, présenté tous les signes d'une apoplexie à l'instant de la mort.

Quant au traitement, on tenta d'abord, non-seulement sans succès, mais même au grand détriment des malades, des purgatifs héroïques, tels que la poudre de coraline, et même la saignée; à la fin, l'analogie et l'observation amenèrent les médecins à un traitement plus rationnel, et qui fut couronné du succès.

Dès qu'un malade, au début de la fièvre, faisait appeler un médecin, celui-ci prescrivait, si le malade était un homme du peuple, demi-once d'électuaire lénitif, uni à l'huile d'amandes douces. On donnait à ceux d'une classe plus élevée et plus délicate, la même dose de fleurs de casse, avec deux drachmes de pulpes de tamarins, et un scrupule d'yeux d'écrevisses. Si l'estomac était embarrassé, on faisait vomir avec l'huile d'amandes douces et l'eau thériacale, ou bien avec le vin émétique, ou l'ipécacuanha.

Ceux qui ne réclamaient des secours qu'après le troisième jour, se trouvaient mieux de l'usage des clystères, que des potions même les plus douces; ensuite, suivant les circonstances, on avait recours aux vésicatoires et au quinquina, que l'on pouvait avec raison regarder comme les vrais spécifiques dans cette fièvre. Les vésicatoires étaient surtout utiles dans l'affection comateuse; mais il fallait ordinairement les employer dès les premiers jours ; car dans la maladie avancée , et surtout chez les gens déjà cachétiques , ils produisaient souvent des ulcères gangreneux. Il fallait administrer le quinquina avant le troisième ou le quatrième accès , autrement il était sans effet ; il était nécessaire en outre d'en varier les formules , selon les tempéramens et la diversité des symptômes.

Les malades dont les forces étaient languissantes , ou d'un tempérament phlegmatique , prenaient trois onces de quinquina uni à égale dose de vin et d'eau de scorsonère tous les jours des paroxysmes , matin et soir ; dans les jours intermédiaires , ils ne le prenaient qu'une seule fois à jeun.

On le prescrivait en infusion dans les eaux de chardon-bénit ou de scorsonère , avec quelques gouttes de l'huile de Mathiole , à ceux d'une constitution maigre , et qui présentaient déjà quelques symptômes de lésion des fonctions nerveuses.

En général , la formule suivante fut plus avantageuse dans l'anxiété précordiale , le froid des extrémités , le coma et les mouvemens convulsifs :

Chinconæ. 1 scrupule olei Matheol, diascord. Fracastor 7 gouttes , dont on formait une masse de pilules , que les malades prenaient deux fois par jour , dans les jours fébriles , et une fois dans les jours d'intermittence ; et cela jusqu'aux neuvième et quatorzième jours.

Des médecins obtinrent quelques succès de l'emploi de la thériaque délayée dans du vin , surtout dans les cas de fièvre continue maligne. Ce remède guérit souvent les fièvres algides , avant que l'on connût le quinquina.

La boisson ordinaire était la décoction de scorsonère , de contrayerva , de râpure de corne de cerf , et des feuilles ou du suc de laiteron ; ou bien on donnait les eaux distillées des plantes ci-dessus , aiguisées avec le tartre émétique , le nitre stibié , ou l'esprit volatil de corne de cerf.

La gélatine de corne de cerf , avec les émulsions d'amandes et de semences de chardon-bénit , et le diascordium de Fracastor , était prescrite aux gens riches.

La diète était absolue; on permettait à peine le bouillon de poulet, le pain bouilli avec la râpure de corne de cerf, ou un œuf frais seul.

Il fallait continuer cette méthode jusqu'au quatorzième jour.

Lorsque la maladie prenait un caractère chronique ou se transformait en fièvre quarte, on employait la rhubarbe unie au quinquina, ou le tartre émétique, ou la décoction de sauge et la poudre de myrrhe; et enfin le changement d'air était un moyen plus sûr pour se délivrer de cet hôte pernicieux.

Lorsque la fièvre continue menaçait d'une congestion au cerveau, il fallait ouvrir promptement la veine et surtout la jugulaire. Les ventouses scarifiées étaient pareillement recommandées.

Quant aux symptômes épigénoméniques, tels que la vermination, les parotides et la dyssenterie, on y remédiait en remplissant les indications qu'ils exigeaient; ainsi, on combattait la vermination avec l'huile de Mathiole et l'eau de chardon-bénit ou de rhue, dans laquelle on avait fait bouillir du mercure cru; les clystères de lait et avec la même huile, le suc de rhue, la poudre de coraline, la décoction de scordium, etc.

Les parotides s'ouvraient rarement d'elles-mêmes, et même lorsqu'elles sont aidées par l'art, rarement en résulte-t-il un bon effet: elles produisent des suppurations internes mortelles, qui pénètrent dans les oreilles, dans la bouche, dans la gorge et jusque dans la poitrine, et trompent ainsi l'espoir du médecin, qui voit périr ses malades, par un flux de ventre symptomatique, ou par la consomption, ou par l'éruption subite de ces congestions humorales, par les oreilles ou par la bouche.

Hippocrate rapporte dans ses épidémies plusieurs exemples semblables, tels que ceux de Crastihonacte et du peintre Ancilla.

Dans l'épidémie actuelle, la plupart des malades à qui les parotides parurent, succombèrent, parce qu'elles n'étaient point critiques, surtout si elles étaient accompagnées d'urines crues, aqueuses, et de sueurs froides.

Il y en eut à qui l'éruption des parotides fut salutaire, à l'exemple d'Hippotomus Palamida, dans les épidémies d'Hippocrate.

La dyssenterie était souvent un signe mortel; car la dissection des cadavres morts dans cet état, montra les intestins gangrenés. On voulut d'abord la réprimer avec les opiats et les diaphorétiques; mais on s'aperçut qu'il se formait aussitôt des métastases funestes à la région précordiale, ou au système cérébral. On réussit mieux avec les démulsifs, les détersifs et les relâchans doux, tels que les eaux de Tetuccio. On n'employait que vers la fin de la maladie, la thériaque ou le diascordium, et seulement lorsque la fièvre et tous les symptômes d'affection cérébrale avaient cessé.

Enfin, dans le mois d'octobre, les vents du nord s'étant élevés, firent disparaître les miasmes contagieux, et l'épidémie s'amortit peu à peu.

Il y a dans le Patrimoine de Saint-Pierre une montagne nommée Pelia, au bas de laquelle est une plaine agréable et fertile, de 5,000 pas de long, sur 2,000 de large environ, et qui est environnée de collines. La montagne occupe le centre et présente une plate-forme, sur laquelle est bâtie la ville d'Orvietto, appelée autrefois *Oropytum* ou *Herbanum*, sur un plan ovale, dont le grand diamètre est d'orient en occident. Elle est exposée à tous les vents, et surtout à celui du nord, qui y souffle d'autant plus violemment, que son cours y est tout-à-fait libre. Celui du sud y est si fréquent qu'on croirait qu'il y fait sa résidence habituelle. Il n'y a point de fontaines dans la ville; cependant on y boit des eaux de citerne excellentes, et on y admire un puits public, chef-d'œuvre de l'art, où des bêtes de somme descendent et remontent pour y puiser et en apporter l'eau.

Au pied de la montagne, coule le Vetus, qui va se jeter dans le Tibre; et à la base orientale est une fontaine d'eau minérale salée, dont les vertus approchent de celles de Tetuccio.

L'air est très-salubre à Orvietto; cependant, comme depuis quelque temps on faisait rouir du chanvre plus près de la ville qu'autrefois, dans des fossés d'eau stagnante, cette pratique devint funeste aux habitans; de plus, le fumier et les immondices que l'on laissait macérer dans les rues, s'infiltrant dans la terre, corrompirent enfin les eaux des citernes, et produisirent des fièvres de mauvais caractère, qui se développèrent dans la ville aux mois d'août et de septembre.

Les fièvres masquaient d'abord leur caractère insidieux sous l'apparence d'une intermittente simple, quotidienne ou tierce, et débutaient par un frisson suivi de chaleur et de sueur; mais vers le troisième accès, elles devenaient tout-à-coup continues et mortelles. Les premiers symptômes étaient accompagnés de vomissemens bilieux ou de diarrhée, de douleurs de tête et de reins, de cardialgie, de tension des hypocondres. La chaleur et la sueur étaient légères, et allaient en diminuant à chaque accès; tellement que le troisième ou le quatrième, survenant avant que le précédent fût terminé, les malades restaient glacés, et la fièvre se changeait en lypirique ou algide.

Si dès le début de la maladie on pouvait administrer un vomitif, la guérison était assurée; mais, plus tard, il fallait employer les clystères, les sucs d'herbes acidulés ou animés avec un sel volatil. Dans l'état de la maladie, les diaphorétiques et les alexipharmaques étaient utiles, ainsi que les vésicatoires et les ventouses scarifiées; dans le déclin, il fallait s'abstenir des purgatifs, qui étaient mortels.

L'inquiétude, la jactation des membres, les lipothymies, la langue aride, les sueurs froides et fétides étaient des signes funestes. L'agrypnie continuelle présageait le délire qui était moins dangereux que les vertiges et la soporosité: ces deux derniers symptômes se terminaient souvent par une apoplexie foudroyante.

Les convulsions étaient aussi des précurseurs de la mort.

Les déjections bilieuses, les parotides, les stigmates livides étaient purement symptomatiques.

Les mesures que prescrivit le pape Clément XI, pour éloigner les rouissages du chanvre, et pour purger la ville des

immondices, firent disparaître cette épidémie qui se renouvelait tous les ans en automne.

Bartolomeo Traversari envoya en 1708, à Lancisi, la
relation suivante de l'épidémie qui avait régné cette année-là
à Pesaro, dans le duché d'Urbino.

Pesaro tire son nom du fleuve Pisaurum, en italien Foglia,
qui l'arrose. Cette ville est située entre Fano et Rimini : elle
est exposée aux vents du nord, de l'est et du midi. La plaine
qui l'environne, s'étend à dix mille pas du côté de la mer,
et est arrosée par plusieurs rivières et ruisseaux. Deux flaques
d'eaux stagnantes rendent ce pays malsain : on les nomme
Guazzi; l'une est près du port neuf à l'embouchure de la
Foglia; l'autre est sur le bord de la mer, dans un lieu où ja-
dis fut un port. Ces deux espèces de lacs produisent en été
des exhalaisons malfaisantes.

La situation basse et humide de la ville, et son exposition
aux vents d'est et du sud, la rendent plus malsaine encore,
surtout depuis le commencement de l'été jusqu'à l'équinoxe
d'automne. Elle l'était déjà du temps de Catulle, qui disait :

> *Præter quam iste tuus moribundá à sede Pisauri*
> *Hospes, inauratá pallidior statuá.*

Le médecin Alberti écrivait que de son temps peu d'habitans de Pesaro vivaient au-delà de cinquante ans.

Dans l'été de 1708 des fièvres tierces malignes se déclarèrent dans cette ville; on les attribua aux vents, à l'abondance des fruits, aux chrysalides putréfiées des vers à soie.
Mais Lancisi qui y avait observé la même épidémie en 1703
et 1705, en accusa les eaux stagnantes, et surtout celle de
la petite rivière la Genica qui baigne les murs de la ville,
dont elle retient les immondices dans ses eaux presque croupissantes.

La maladie commença par des tierces simples ou doubles,
bénignes; mais vers l'équinoxe d'automne elle se montra avec
un caractère de malignité. Le premier paroxysme débutait
par de légères horripilations, réfrigération des extrémités
suivie de chaleur modérée, pouls vibré, urines crues et peu

abondantes. Le deuxième et le troisième paroxysme étaient semblables au premier; mais le quatrième était marqué par des symptômes plus graves , un frisson plus prolongé , anxiété extrême, respiration difficile , vomissemens bilieux bruns et noirâtres , déjections alvines de même nature. Le paroxysme se terminait par une légère chaleur , le pouls tombait, la soif était pressante, la langue aride , âpre , d'un rouge foncé ; il survenait des lipothymies et des cardialgies, qui se terminaient souvent par le râle, l'aphonie et la mort.

Dans le progrès de la maladie , on observait des mouvemens spasmodiques dans les membres , il survenait des exanthèmes ou stigmates livides suivis de délire et d'affection comateuse , les malades rendaient des vers par le haut et par le bas , les urines étaient variables , des parotides paraissaient vers les neuvième , onzième ou quatorzième jours ; elles étaient un mauvais signe , et il était dangereux d'en solliciter la maturation. Tous ces symptômes variaient selon l'âge et le tempérament des malades.

L'épidémie fut plus menaçante que mortelle dans ses effets, car sur trois mille personnes qu'elle attaqua, à peine en mourut-il cent.

On employa dans son traitement les absorbans , les fébrifuges unis aux alexipharmaques, le quinquina, les sels amers, les eaux diaphorétiques ; et pour prévenir les récidives on prescrivait les décoctions amères et fébrifuges, les bols de quinquina et de rhubarbe. Les parégoriques, les anthelmintiques, les vésicatoires et même la saignée, étaient mis en usage selon l'urgence des symptômes.

On assainit les marais, on cura les rivières et les cloaques, et l'on maintint la propreté dans la ville , seuls moyens qui firent disparaître l'épidémie , d'après les conseils de Lancisi, qui recommanda le même traitement qu'il avait suivi à Rome quelques années auparavant, dans une épidémie de même espèce.

Les transports au cerveau, les flux de ventre colliquatifs, les sueurs de même nature, les vertiges , les défaillances

étaient des signes funestes, et auxquels il fallait promptement remédier.

Ainsi, dans le premier cas, Lancisi prescrivait la saignée
à la jugulaire, et les vésicatoires : dans le second, les opiats
légers, les diaphorétiques, les clystères mucilagineux, les
boissons acidulées, la gélatine de corne de cerf, le diascordium, etc. Dans les sueurs colliquatives, on avait recours aux
cordiaux, tels que la vin et la thériaque.

Antoine Cocchi, l'un des meilleurs médecins italiens du
18e siècle, envoya à Lancisi la narration suivante de l'épidémie qui régna, en 1709, à Agnani et à Ferentino :

« Ces villes de l'ancien pays des Herniques, sont située
au milieu de collines peu élevées à l'orient et au midi, à
cinq milles environ l'une de l'autre, dans un territoire fertile ; et le climat n'en serait pas insalubre sans les exhalaisons nuisibles des eaux du Tufano, qui ont un cours assez
lent pendant l'été, et qui déposent des concrétions tartareuses
si considérables, qu'on les prendrait pour des fondations de
murailles. Le rouissage du lin et du chanvre contribue encore
à augmenter les exhalaisons délétères de cinq fontaines d'eaux
sulfureuses qui sourdent du penchant des collines. Il y eut
pendant l'été de 1709 des inondations qui, après avoir ravagé les moissons, formaient des cloaques dans la plaine.
Dès-lors commencèrent à régner épidémiquement des fièvres
de mauvais caractère. Les horripilations, le frisson et la réfrigération périodique des membres marquaient leur invasion
sous le type d'une tierce simple ou double ; la physionomie
des malades devenait triste et subictérique, le pouls était
petit, fréquent et inégal, avec céphalalgie, tintement des
oreilles, soif, dégoût, vomissemens, cardialgie, syncope,
prostration des forces, agrypnie, anxiétés, délire, mouvemens irréguliers des membres, suite de l'oscillation convulsive des méninges, soporosité et mort ; les urines devenaient
comme de la lessive corrompue ; quelquefois les parotides se
montraient.

» Tel était l'aspect de ces fièvres, qui se terminaient par la
mort le neuvième ou le onzième jour, et rarement les ma-

lades arrivaient au quatorzième. Ceux qui en réchappaient n'éprouvaient jamais de crises marquées ni parfaites, mais il leur restait toujours quelques traces morbides, telles que des obstructions abdominales, la cachexie, la fièvre quarte et autres affections chroniques. Quelques malades mouraient suffoqués par les parotides ou dans un état de léthargie, ou par un flux dyssentérique. »

Cocchi traitait ses malades de la manière suivante. Dès le début, s'il y avait disposition à vomir, il leur prescrivait la teinture émétique, ensuite une décoction d'orge et de semences de citron, suivant le précepte d'Hippocrate :

Medicari æstate superiùs, hyeme verò inferiùs convenit.

Le même jour, après l'effet du remède, il donnait un parégorique pour calmer le mouvement produit par l'émétique; il prescrivait l'élixir prophylactique de Sylvius, la gélatine de corne de cerf, les émulsions d'amandes ou de pepins de citron. Il n'oubliait pas les vermifuges; ensuite, dès que la fièvre remettait, il administrait le quinquina. Dans les affections comateuses, il faisait appliquer les vésicatoires.

L'épidémie commença au solstice d'été, s'augmenta au mois d'août, et après avoir fait mourir près de cinq cents personnes, elle cessa à l'entrée de l'hiver.

On lit, dans les Consultations de Frédéric Hoffmann, l'histoire des fièvres intermittentes pernicieuses qui régnèrent en 1720 dans une grande partie de l'Allemagne; elles étaient en général assez bénignes, et ne mettaient en danger la vie des malades que par une méthode de traitement mal appliquée. Ces fièvres débutaient par un frisson suivi d'un froid général, avec douleurs tensives des membres et du dos, anxiétés précordiales, oppression de poitrine, nausées et vomituritions; ensuite chaleur véhémente, pouls accéléré, soif considérable, violente céphalalgie, inquiétude, et prostration des forces. La chaleur était plus forte le second jour que le premier; le frisson ne revenait que le second jour, et il était suivi des autres symptômes dont l'exacerbation provoquait parfois le délire. Le paroxysme se terminait par des sueurs.

Les sudorifiques trop actifs, les alexipharmaques, les saignées et les rafraîchissans rendaient promptement cette fièvre mortelle. Deux malades, que l'on saigna au premier paroxysme, moururent le même jour au milieu des sueurs froides.

Si la maladie se prolongeait, elle se terminait par une diarrhée critique ou une métastase aux oreilles.

Les urines troubles et sédimenteuses, le flux de ventre bilieux et les sueurs chaudes soutenues donnaient l'espoir de la guérison.

L'indication curative était de suivre celles de la nature, et de la seconder par des remèdes convenables et un régime modéré. C'est dans cette intention qu'on donnait un léger vomitif, quelques heures avant le retour du paroxysme, à ceux qui éprouvaient des nausées et des envies de vomir. On amenait par ce moyen la maladie au caractère de tierce régulière (*tertianæ exquisitæ*), que l'on combattait ensuite par la méthode ordinaire.

La boisson prescrite était la décoction d'orge, de râpure de corne de cerf, de scorsonère et d'écorce de citron, acidulée avec l'essence d'antimoine. On ordonnait aussi le nitre et l'antimoine diaphorétique fixe.

Dans les intermissions, on usait des poudres tempérantes et absorbantes, et des stomachiques.

L'épidémie prit, vers la fin de l'année, le caractère de continue maligne, et elle attaquait indistinctement tous les âges et tous les sexes.

Le printemps et l'été avaient été humides et pluvieux, avec des alternatives de chaud et de froid. Il y avait beaucoup d'eaux stagnantes qui se corrompirent, et qui produisirent une multitude infinie d'insectes, et des exhalaisons putrides et infectes, qui furent comme le germe de cette épidémie.

Christophe-Michael Adolphe observa la même épidémie, qui régna à cette époque à Leipsick en juillet, août, septembre et octobre. La température était variable, chaude et humide, et au milieu des petites véroles, des rougeoles, des rhumatismes et des douleurs arthritiques régnantes, parurent des fièvres intermittentes malignes qui n'épargnèrent presque aucune famille. Voici leurs symptômes caractéristiques : horripilations, froid intense, frissons courts mais violens, céphalalgie atroce, stupeur, offuscation de la vue, chaleur ardente par tout le corps, qui durait si long-temps, qu'elle simulait une fièvre continue. A ces symptômes, se joignaient l'engourdissement, la somnolence, le délire, les vomissemens érugineux, les douleurs vagues, souvent même on vit rendre des vers par les selles. Mais ces symptômes alarmans se jugeaient assez souvent par une diarrhée critique, qui les faisait disparaître. Plusieurs malades restèrent dans un assoupissement profond pendant trois à quatre jours, et se réveillèrent en convalescence. Dans les trois derniers mois, il survint à plusieurs malades, vers la fin de la maladie, de grandes taches scorbutiques, ou une éruption galeuse sèche. Les convalescens éprouvaient des sueurs débilitantes et reprenaient difficilement leurs forces; les pieds se tuméfiaient et s'exulcéraient quelquefois.

Les femmes, les enfans et les hommes d'un tempérament cholérique y furent plus sujets que les autres.

L'épidémie cessa au commencement de l'hiver. On employa pour le traitement de cette fièvre les absorbans salins, le sel ammoniac, l'arcanum duplicatum et le nitre.

Dans la constitution épidémique de Turin pour l'année 1722, Richa signale des fièvres pernicieuses qui furent très-répandues dans cette ville, et leur traitement par les alexipharmaques et les volatifs fut très-pernicieux; l'unique remède pour juguler la maladie, dit Richa, était le quinquina à larges doses.

Les Éphémérides des curieux de la nature nous ont conservé une note de Joseph Lanzoni, des fièvres tierces pernicieuses qui régnèrent en 1728 et 29 dans le Ferrarois.

L'automne de 1727 fut si pluvieux, que la terre fut inondée et resta couverte par les eaux. Le vent du midi soufflait continuellement; les eaux stagnantes et corrompues produisirent des brouillards fétides et des nuées d'insectes. Depuis lors jusqu'au mois de mai suivant, le temps fut toujours couvert et nébuleux. Aux approches de l'été, les vins ayant tout-à-coup pris une fermentation extraordinaire, se corrompirent, et ce fut à cette époque que toute cette contrée fut attaquée par une épidémie de fièvres tierces de mauvais caractère. Elles s'annonçaient par de violens frissons, avec des vomissemens et des flux de ventre bilieux qui ne cédaient à aucun remède, et qui emportaient promptement les malades.

Et Lanzoni, qui paraissait grand amateur du vin et grand ennemi de la saignée, s'écrie : *O nos infelices! ex vini corruptione humorum discrasiam experimur; inter vinum et sanguinem enim intercedit mutua analogia, unde ex illius putrescentiâ, corruptio humorum nostrorum erit timenda.*

Le vin généreux et le quinquina en poudre ou en infusion, avec la cascarille dans du vin d'Espagne, étaient les meilleurs remèdes.

La fièvre variait de caractère; souvent elle prenait celui d'hémitritée ou de rheumatique; quelquefois elle se changeait en quarte, ou bien il survenait à la peau une éruption scabieuse ou pustuleuse. Quelques malades rendirent des vers par le haut et par le bas; les urines étaient tantôt troubles et jumenteuses, tantôt blanches, verdâtres, rouges, sabloneuses et très-fétides; elles n'étaient point critiques. Les selles, toujours bilieuses, ne donnaient aucun signe de coction.

L'ouverture des cadavres fit voir dans l'estomac et les intestins une grande abondance d'humeurs visqueuses; la membrane interne de ces viscères était mouchetée de taches livides; la bile de la vésicule du fiel était gypseuse. On trouva chez quelques-uns des vers dans le canal intestinal; les autres viscères étaient sains.

La saignée était mortelle. Quelquefois on commençait par purger les malades; ensuite on leur donnait le quinquina, ou bien la poudre de contrayerva, d'écorce d'orange, la décoction de centaurée, de verveine, le vin d'absinthe, etc.

On donnait aussi dans le principe un vomitif, si le cas l'exigeait.

Bartholomeo Beccaria, professeur de l'université de Bologne, signala la même épidémie, qui enleva la vingtième partie des habitans du Bolonais, et surtout les enfans.

C'est encore dans les Éphémérides des curieux de la nature (*App. t.* x), que nous avons recueilli l'épidémie de fièvres pernicieuses qui régna à Breslau en Silésie en 1737. J. Gothofr. Hahn la rapporte en ces termes :

L'année 1736 avait été féconde en mortalité, et les saisons furent d'une inclémence extraordinaire. Le printemps annonçait une année fertile, lorsqu'il survint des pluies si abondantes, qu'on eût dit que les nuages descendaient en masse sur le sol déjà inondé. Les fleuves débordèrent de toutes parts, et les campagnes riantes de la Silésie se changèrent en de vastes lacs. Cette inondation subsista jusqu'au mois d'août, de sorte que les moissons furent totalement perdues. A ce fléau succéda une disette affreuse; le peuple fut obligé de se nourrir de cadavres d'animaux, de glands et d'écorce d'arbres. Beaucoup de malheureux moururent de faim.

Les vents ne soufflaient point; les eaux croupissantes se couvrirent de millions d'insectes, elles devinrent d'une fétidité insupportable; appliquées sur la peau, elles y produisaient des exulcérations. Les maisons devinrent très-humides, et la chair des animaux n'était plus qu'une nourriture désagréable et malsaine.

Toutes ces circonstances malheureuses furent la cause et le prélude de l'épidémie qui éclata au printemps suivant, et qui fut fatale à plusieurs milliers d'habitans de cette province, ordinairement si salubre. Les cas suivans serviront à faire connaître l'espèce de maladie qui régna alors. Une femme délicate, âgée de trente ans et plongée dans la misère, est attaquée à l'improviste d'un violent paroxysme fébrile : le second jour, céphalalgie atroce, soif inextinguible : troisième jour, apparition des règles, vomissemens et déjections de matières bilieuses, frisson syncopal : quatrième jour, chaleur interne brûlante, la langue paraît comprimée comme par un fer chaud ; septième jour, chute des cheveux, aphonie : neuvième jour, angyne sans tumeur ; treizième jour, vomissemens d'une pituite tenace, flux de ventre colliquatif, inquiétude, engourdissement et convulsions suivies de la mort.

Deux autres femmes furent attaquées de la maladie dans le même temps, mais elles la surmontèrent heureusement. Le troisième jour, il survint à l'une un érisypèle critique sur le visage ; l'autre vit sortir, le second jour, une exulcération carbonculeuse aux doigts.

Une dame noble, âgée de vingt-sept ans, d'une bonne santé, sujette seulement à quelques douleurs articulaires, fut attaquée subitement de la maladie. Les douleurs articulaires cessèrent à l'instant ; elle fut saisie d'une telle anxiété, qu'au premier moment, la malade étendue dans son lit et le corps frappé d'un froid glacial, paraissait près d'expirer ; mais il survint une chaleur si violente, que la malade se croyant consumée par un feu brûlant, s'écria : je me meurs ! je me meurs ! Une sueur peu abondante termina ce paroxysme, et les douleurs reparurent dans la nuit ; le quatrième jour, les sueurs et de fortes évacuations alvines parurent donner quelque espérance de salut ; mais le lendemain l'accès fébrile et les anxiétés précordiales revinrent avec des douleurs rhumatiques, intolérables et une éruption miliaire ; le sixième jour, après une nuit désastreuse, nausées et vains efforts pour vomir, légères aberrations mentales ; septième jour, urines involontaires, distillation de sang par le nez, expectoration visqueuse, terreurs, et convulsion épileptique qui termina la vie.

Un homme d'un tempérament sec et d'un caractère craintif, fut attaqué de la maladie qui fit un cours rapide à la mort.

Premier jour, paroxysme fébrile, suivi de vomissemens bilieux, douleurs atroces à la tête et à l'abdomen, chaleur brûlante à l'intérieur.

Deuxième jour, après une nuit très-inquiète, urines noirâtres, retour du vomissement, suivi d'une sueur profuse et de quelque rémission.

Troisième jour, retour du paroxysme, qui fut plus sévère, augmentation des douleurs céphaliques et abdominales, inquiétudes, vives convulsions; le corps devient livide, et le malade meurt comme frappé d'une apoplexie foudroyante.

Une dame noble, âgée de quarante-six ans, grasse et bien portante, prit la fièvre au retour des funérailles nocturnes d'une de ses amies; le chagrin et les effluves fétides s'exhalant des caveaux sépulcraux, ajoutèrent encore à la disposition à contracter la maladie : les règles venaient de cesser.

Deuxième jour, douleur cardiaque violente, prostration subite des forces, insomnie, amertume de la bouche, moiteur sans soulagement.

Troisième jour, urines bilieuses, soif, frisson véhément suivi de chaleur, sueurs colliquatives.

Quatrième jour, éruption confluente de miliaire, tuméfaction du corps; le visage devient d'un rouge obscur, la physionomie est sinistre; borborygmes, fréquentes envies d'uriner.

Cinquième jour, retour des règles; douleurs rhumatiques dans les membres, inquiétude générale, haleine suspireuse, pâleur luctueuse, aphonie, râle et mort.

Le docteur Hahn fut lui-même attaqué de la maladie. Il était âgé de quarante-quatre ans et d'une bonne constitution; il éprouvait depuis quelque temps une douleur à la nuque. Etant rentré chez lui pour dîner, il fut subitement saisi d'un violent frisson; la tête devint brûlante, tandis que les pieds étaient glacés; les douleurs s'étendirent à toute la tête, et l'abdomen était dans un état de spasme, langueur extrême, nuit inquiète, terminaison du paroxysme par une sueur abondante.

Deuxième jour, les yeux étaient douloureux et les membres brisés; rémission des symptômes.

Troisième jour, retour du paroxysme fébrile, dont les symptômes furent plus sévères.

Quatrième jour, nuit inquiète par suite de la violence du mal de tête.

Cinquième jour, retour de l'accès fébrile, froid glacial des extrémités inférieures.

Sixième jour, prostration des forces, crainte de la mort, débilité des fonctions mentales, soubresauts des tendons, éruption de miliaire sur le dos.

Septième jour, vomissemens, chaleur interne; *ablutions froides sur tout le corps.*

Huitième jour, pouls tremblottant, gémissemens continuels causés par les douleurs.

Neuvième jour, vomissement de sang grumelé, sub-délire.

Onzième jour, sueur suivie de rémission de quelques heures, pendant laquelle on se hâta d'employer le quinquina : car déjà une langueur mortelle menaçait le malade, qui ne parlait qu'en balbutiant.

Douzième jour, angine aphteuse, grincement des dents, rire sardonique, spasme cynique, surdité, expectoration; on continua le quina.

Quatorzième jour, coma, le fièvre revint dans la nuit avec un violent frisson, suivi d'une sueur froide; la parole manquait; les urines étaient involontaires.

Quinzième jour, à minuit, au moment d'un nouveau frisson glacial, une ablution froide rappela le malade qui paraissait à ses derniers instans.

Seizième jour, retour de l'ouïe, la langue presque paralysée.

Dix-septième jour, aphtes dans la bouche.

Dix-huitième jour, le malade témoignait une grande envie de manger; il se jeta avec avidité sur un morceau de bœuf et des concombres. Tandis qu'il mangeait, une sueur profuse s'écoulait de toutes les parties du corps; il s'endormit ensuite.

Enfin le vingtième jour, les symptômes diminuèrent; mais ce ne fut que le quarantième, que le malade fut rétabli.

On lui administra dans le commencement d'abondantes potions nitrées et acidulées avec le citron, le soir, pour calmer les douleurs, six à sept grains de pilules de cynoglose, ou un grain d'extrait aqueux d'opium.

On tenait souvent les fenêtres ouvertes, et le malade changeait deux fois de lit dans les vingt-quatre heures, et souvent de linge. Le quina et l'équitation achevèrent le rétablissement.

Casimir Medicus raconte, en ces termes, l'épidémie qui régna à Manheim en 1759 : Elle commença à se manifester dans l'automne. C'était une fièvre intermittente pernicieuse du plus mauvais caractère, surtout quand elle se présentait sous celui de soporeuse; elle était alors toujours mortelle. Les symptômes étaient une ardeur violente dans les voies urinaires, avec strangurie et soporosité. Le sang extrait par la saignée était aqueux, d'une couleur tantôt claire, tantôt verte, sans aucune consistance, et passant très-promptement à l'état de putréfaction. Les malades se plaignaient d'une chaleur considérable et intense, avec penchant à la somnolence; ils se réveillaient très-faibles et avec moins de chaleur, l'urine ne sortait qu'avec la plus grande difficulté. Ces symptômes duraient jusqu'au troisième jour, époque où l'intermittence se montrait; cependant, chez deux personnes, la maladie présenta durant tout son cours le type d'une continue rémittente.

Le premier paroxysme était marqué par un violent frisson, suivi d'une chaleur générale et d'une sueur copieuse, souvent fétide; soporosité, ronflement et plaintes sourdes. Le paroxysme durait de dix à dix-huit heures; à la fin, les malades se réveillaient subitement. Dans la rémittence, douleur de tête obtuse, langueur de tout le corps, prostration des forces et grande anxiété.

Le second paroxysme était plus violent que le premier, rien ne pouvait sortir les malades de leur état soporeux. Les mêmes symptômes se montraient de nouveau, avec lésion de la déglutition et embarras de la langue, soubresauts des tendons et état simulant l'apoplexie; les yeux étaient ouverts et fixes, mouvement spastique de la face. Le paroxysme diminuait ensuite peu à peu, et l'intermittence se déclarait.

Mais le troisième paroxysme arrivait, accompagné des symptômes les plus graves et les plus alarmans, tels que le frisson, le râlement, le délire, les spasmes, les convulsions,

et même l'épilepsie. Medicus vit un malade avoir tous les
symptômes du tétanos; le visage semblait comme couvert
d'une matière grasse, la langue immobile et tapissée d'une
mucosité noire et fétide, la déglutition était totalement em-
pêchée, la moindre goutte d'eau mise dans la bouche menaçait d'une suffocation : l'apoplexie et la mort terminaient ce
dernier paroxysme.

Les jeunes gens étaient les plus sujets à contracter cette
maladie, qui, quoique très-périlleuse, était cependant gué-
rissable, si l'on prévenait le troisième paroxysme. Voici la
méthode que suivit Medicus :

Dès le début il saignait, pour faire changer la fièvre continue en intermittente, et pour diminuer la céphalalgie ; peu
après il prescrivait un émétique, après l'effet duquel il donnait le quinquina à la dose de deux scrupules ; si la tête était
fortement engagée, on appliquait les vésicatoires, s'il y avait
constipation, on appliquait des clystères.

Durant les paroxysmes on ne donnait aucun remède.

Lautter, dans son *Historia medica biennalis*, rapporte
l'épidémie qui régna à Luxembourg de 1759 à 1761. Aux
fièvres aiguës qui régnaient depuis deux ans, succédèrent
au printemps de 1759 des fièvres intermittentes de divers
genres, qui devinrent plus opiniâtres en été, où elles se
compliquèrent de diarrhées et de dyssenteries. Elles prirent
en automne un caractère pernicieux, n'épargnant ni âge, ni
sexe, ni tempérament.

Elles s'annonçaient par des pandiculations, une légère
horripilation qui durait peu, et qui rarement était suivie de
frissons; mais il survenait bientôt une chaleur mordicante,
douleur de tête véhémente, soif insatiable, anxiété, grande
inquiétude, langue sèche et aride, nausées, efforts pour vomir, flux de ventre colliquatif. Le paroxysme se prolongeait
souvent pendant la nuit, et quoiqu'il diminuât vers le matin,
cependant jamais il n'y avait d'apyrexie complète, ce n'était
qu'une rémittence, et l'accès fébrile revenait plutôt qu'à son
ordinaire. Les forces des malades se débilitaient considérablement; mais au troisième paroxysme, des symptômes

beaucoup plus graves venaient se joindre aux précédens, tels
que la stupeur des sens, les affections comateuses presque
apoplectiques, le délire frénétique, les tremblemens violens
des membres, les vomissemens, la dyssenterie, les douleurs
rhumatismales ou latérales aiguës, accompagnées parfois de
la toux, avec le pouls dur et vibré; de sorte que cette fièvre
simulait tantôt une pleurésie, une épilepsie ou un choléra,
ou enfin elle prenait le caractère d'une continue aiguë.

La seule manière de dompter cette maladie était de bien
saisir le moment de rémittence ou d'intermittence des paroxysmes, pour donner le quinquina à large dose. La seule
difficulté était de bien discerner la maladie dans toutes ses
métamorphoses.

Nous avons trouvé, dans la collection d'observations de
médecine pratique de Casimir Medicus, le détail de l'épidémie qui se manifesta à Manheim et dans les environs, à
la fin de juillet 1761. Elle n'avait pas d'abord de caractère
fixe; mais dans les mois d'août et de septembre, elle parut
sous la forme d'une intermittente maligne. Elle s'annonçait
par le frisson et la chaleur fébrile sans sueur, ou avec une
sueur modérée de courte durée; mais les spasmes et les convulsions qui survenaient dans les paroxysmes subséquens,
étaient des symptômes qui rendaient la maladie périlleuse
et maligne; les malades se trouvaient tout à coup tellement
affaiblis, que la plupart mouraient dans le délire. Le court
intervalle des paroxysmes et des accidens qui les accompagnaient, annonçait la malignité de la maladie. Si cet intervalle était plus long, il laissait quelque espoir de guérison.
Les spasmes, les convulsions, la lésion des sens internes et
externes, la déglutition impossible, l'état d'inertie de l'œsophage et du rectum étaient autant de signes funestes.

Le pouls était différent, suivant la véhémence du spasme
et des convulsions; tantôt dur, plein et vibré, tantôt serré,
petit, fréquent et irrégulier. Au bout du second jour, une
sueur copieuse et visqueuse paraissait sur la peau sèche, dure
et âpre principalement à l'occiput et à la tête. Cette sueur en
s'échappant goutte à goutte, était l'annonce d'une mort pro-

chaine. Sur onze malades, deux seuls échappèrent à la mort.

En septembre le temps était variable; les récidives furent fréquentes. Si l'atmosphère se rafraîchissait, les symptômes fébriles s'exacerbaient.

A l'ouverture des cadavres on trouva l'abdomen contracté par les spasmes, l'estomac et les intestins contenant une quantité de bile; en général, tout le canal alimentaire frappé de sphacèle, et toutes les autres parties teintes de bile; ces altérations morbeuses étaient l'effet et non la cause de la maladie. Le péricarde intact, mais plein de sérosités; le foie sain, les poumons un peu desséchés inférieurement, le haut plein d'un sang rouge et écumeux; le cœur rapetissé, ren-fermait des concrétions polypeuses qui s'étendaient souvent jusque dans les gros vaisseaux : le cerveau était tout à fait sain.

M. Marcus traitait ses malades en commençant par une saignée; ensuite il administrait l'émétique et les cathartiques; enfin il profitait des intermittences pour donner à larges doses le quinquina seul, ou uni au sel ammoniac.

Il employait les vésicatoires et les émulsions pour calmer le spasme et le délire. S'il y avait complication de dyssenterie, on employait l'ipécacuanha pour vomitif; on donnait ensuite le quina seul ou uni à l'ammoniaque, ou à la teinture aqueuse de rhubarbe, avec quelques gouttes de liqueur anodine ou un peu de laudanum.

On maria parfois le quina avec le suc de limon et la confection de kermès, ou bien avec l'alun ou le cachou.

L'Essai de médecine pratique de Dallarme, médecin de Fano, qui aurait illustré notre science s'il ne fût mort jeune, renferme plusieurs cas intéressans que Borsieri a recueillis, et notamment des épidémies. En voici une qui régna en 1764 à Fano, dans la Romagne:

L'automne de 1764 fut humide et froid, l'hiver suivant fut très-humide et pluvieux; il n'y eut pas de maladies inflammatoires, mais on vit des maladies fluxionnaires de toute espèce. En mai et juin, il survint des fièvres catar-rhales malignes, dont les crises étaient la sueur ou la diarrhée. Les pluies continuaient firent déborder les fleuves, et ce fut alors que parut une fièvre intermittente épidémique de mauvais caractère, qui attaqua ceux qui s'exposaient aux variations de température. Les religieuses, qui se couchent de bonne heure, se lèvent matin et ne sortent point à l'air libre, en furent exemptes.

Cette fièvre débutait avec la plus grande violence; et dès le second ou le troisième accès, les malades déliraient. Les pétéchies sortaient, et la mort était instante. Le quinquina donné à doses généreuses dans les rémittences procurait une guérison prompte et assurée.

On trouve dans le même ouvrage l'observation suivante, de Borsieri.

La ville de Faenza fut sujette à la même influence épidémique. A Castello de Russi, qui est à mi-chemin de Faenza à Ravenne, l'épidémie exerça de si grands ravages, qu'on la crut d'une nature pestilentielle. Borsieri observa toutes les espèces de pernicieuses décrites par Torti, telles que les cardialgiques, les syncopales, les algides, les cholériques, les soporeuses, les léthargiques, les apoplectiques, les dyssentériques, les diaphorétiques, les sub-intrantes, les sub-continues, etc.

Toutes ces maladies étaient accompagnées, à leur début, de rhume, de coryza et d'autres affections catarrhales, et les malades se croyaient seulement enrhumés; mais comme la toux, l'enchifrènement, la céphalalgie, les douleurs dans les membres paraissaient seulement dans les exacerbations, diminuaient ensuite et cessaient même avec le paroxysme, il était facile de s'apercevoir que l'essence du mal consistait dans la fièvre, et non dans ses phénomènes apparens qui n'en étaient que des symptômes. Quelques-unes de ces fièvres étaient continues dans leur première invasion, et avaient de légères exacerbations, souvent même sans aucun frisson. Néanmoins dans ses exacerbations, elles étaient accompagnées de douleurs générales, de pesanteur et d'oppression, de soif intense, de cardialgie, d'anxiété, d'inquiétudes et d'agitations, symptômes qui disparaissaient ou diminuaient au déclin de l'accès.

sion, quoique le malade eût encore fortement la fièvre. Quelques petites sueurs qui survenaient au déclin des symptômes, et les urines rares, rouges, troubles et déposant un sédiment briqueté, faisaient connaître la périodicité de cette fièvre ; on ne considéra les pétéchies que comme un symptôme purement accessoire. Les autres fièvres qui intermettaient manifestement comme tierces simples ou doubles, se distinguaient principalement par le symptôme prédominant qui paraissait dans les accessions comme la cardialgie, les lipothymies, la soporosité, la paralysie passagère et partielle, le froid intense, le flux de ventre, le vomissement.

On observa universellement que les exacerbations anticipaient de quatre heures, et même davantage, en devenant toujours plus graves et plus menaçantes. Ordinairement, le troisième paroxysme mettait la vie dans le plus grand péril, si l'on n'y apportait le plus prompt remède. Dans les cas moins pernicieux, la fièvre dégénérait tout au moins en continue ardente et aiguë. Les malades tombaient si promptement dans un abattement total des forces, et devenaient tellement défigurés qu'ils paraissaient comme des cadavres. La convalescence était fort longue. Les pauvres surtout présentaient un spectacle vraiment lugubre et digne de compassion.

Dans la majeure partie des malades, on voyait s'unir à la fièvre une diathèse inflammatoire du sang, occasionnée probablement par les irrégularités des saisons précédentes et par les variations brusques de l'atmosphère. C'est pourquoi, dans les paroxysmes, le délire, l'oppression, la toux, le point pleurétique et autres semblables symptômes, ne tardaient pas à se montrer ; et dans ces cas, le pouls se trouvant dur, fort et vibré, la saignée était très-efficace. On employait aussi l'émétique ou les purgatifs, suivant l'exigence des cas : mais chez ceux qui avaient des vomissemens ou des flux de ventre excessifs, on avait plutôt recours aux calmans, tels que le diascordium, la thériaque, le laudanum, seuls ou unis au quinquina, qu'il fallait se hâter de donner à grandes doses répétées à de courts intervalles. On le don-

nait en clystère, lorsque les vomissemens étaient opiniâtres ;
il fallait en continuer l'usage pendant un certain temps pour
éviter les récidives.

Il ne mourut guère que des pauvres ou des habitans de
la campagne qui négligeaient d'appeler des secours, ou qui
étaient dans l'impossibilité de se les procurer.

Vers la fin de mai 1768, une épidémie se déclara au
Bourg-d'Oisans et à la Grave en Dauphiné. Elle s'annonçait
comme une fièvre intermittente au type de tierce. Dès le
second accès, les malades se plaignaient d'un violent mal
de tête et tombaient dans un profond assoupissement. Les
urines étaient épaisses, noirâtres et graisseuses. Le sang
que l'on tirait, abondait en sérosités verdâtres, avec une
couenne pleurétique. Les hypocondres étaient douloureux.
Au troisième paroxysme, il survenait un léger délire, suivi
d'une affection soporeuse, avec le pouls dur et élevé chez
les uns, rare et petit chez les autres, la peau brûlante, la
langue noire et sèche, et soif inextinguible. On vit quelquefois un quatrième et un cinquième accès ; mais ordinairement
la maladie se terminait au troisième par une apoplexie mortelle. On observa à la Grave quelques éruptions exanthématiques pourprées, produites sans doute par la méthode de
cure stimulante qu'on employait, puisque, par un régime
opposé, cet exanthème devint plus rare.

L'indication principale, dans la fièvre, était de prévenir
l'état apoplectique, qui enlevait les malades le cinquième
jour, et le quinquina était le seul qui la remplît. Mais il
fallait le donner entre le second et le troisième paroxysme,
à la dose d'une once, et même davantage. On en faisait
prendre d'abord demi-once, ensuite on divisait le reste en
quatre doses que l'on administrait de trois en trois heures.
Si l'on n'était pas à temps de prévenir l'apoplexie, on avait
alors recours aux moyens employés en tel cas, comme la
saignée, les vésicatoires, l'émétique, etc.

Le Rhône ayant éprouvé un dérangement considérable
dans son cours, laissa des lagunes d'eaux croupissantes auprès de Villeneuve-St-Georges, bourg situé vis-à-vis Avi-

gnon, en 1773. Dès-lors, ce pays, où l'on n'avait jamais vu
d'épidémie, devint sujet à des fièvres de divers caractères;
et sur 224 habitans logés près de ce marais, 208 furent attaqués d'une maladie épidémique qui s'y déclara à la fin de
juillet. En deux mois de temps, il mourut 75 personnes dans
ce bourg. Cette maladie se propagea à Avignon, à Orange,
à Arles, à Tarascon et à la plage de Fox.

La faculté de médecine de Montpellier ayant été consul-
tée sur cette épidémie, envoya des commissaires sur les
lieux, et donna son avis en ces termes :

Les malades attaqués de la fièvre dominante, peuvent se
diviser en quatre classes.

Les premiers ont une fièvre qui conserve le type, la
marche et les symptômes d'une intermittente bénigne, tierce
ou double-tierce, ayant l'apparence d'une quotidienne ou
d'une quarte, ce qui est beaucoup plus rare. Le traitement
en est simple et connu.

Chez les malades de la seconde classe, la fièvre conservant la marche des intermittentes, offre dans ses accès les
symptômes d'une affection soporeuse, ou le hoquet, des défaillances, des syncopes, ou le choléra morbus, ou la dyssenterie; c'est ce qu'on nomme à juste titre intermittente
pernicieuse. Les soporeuses et les syncopales le sont plus
que les autres, et le pronostic en est fâcheux, les malades
étant exposés à périr dans l'accès. Il est essentiel de profi-
ter alors du temps de l'intermittence pour donner le quinquina à très-forte dose, afin de supprimer plus sûrement leur
retour. Dans ce cas, on combine utilement le quinquina avec
les purgatifs, tels que le jalap, le diagrède ou la crême de
tartre, lorsqu'on n'a pas fait précéder les évacuations. On
donne même le quinquina dans l'accès ou sur son déclin,
s'il n'y a pas eu d'intermittence, ou s'il est dangereux de
l'attendre.

Les deux autres classes présentaient des fièvres continues
qui ne sont plus de notre sujet.

Joseph Borunda publia, en 1785, une *Schedula monitoria*
sur la fièvre pernicieuse qui régna en Castille cette même

année, et dans laquelle il prescrit les mêmes moyens thérapeutiques que ceux employés par Masdevall, c'est-à-dire, le quinquina.

Le docteur Manuel Troncoso, médecin en chef des deux hôpitaux de Cordoue, publia aussi la même année un mémoire sur cette épidémie, qui domina dans l'Andalousie.

Une épidémie se déclara, en 1804, à Breno, département du Serio, royaume d'Italie. Le docteur Baronio, délégué par le gouvernement, en publia une description dont voici les principaux traits. Les premiers signes de la maladie étaient une éruption pétéchiale qui paraissait avant la fièvre, et qui était un indice de sa prochaine invasion. La fièvre se manifestait ensuite. Elle était intermittente, mais accompagnée de fréquentes aberrations mentales et de syncopes ; et si l'on ne se hâtait d'en arrêter le cours par l'usage bien dirigé du quinquina, elle dégénérait en stupéfiante-nerveuse, syncopale.

La méthode curative consistait à attaquer la fièvre dès le principe avec le quinquina rouge et jaune ; et si la maladie était avancée et avait dégénéré en syncope, on obtenait un effet très-salutaire du quina uni à l'extrait de gentiane, au camphre et à l'opium ; ou la décoction de quina camphrée, aiguisée avec l'eau de cannelle, la liqueur anodyne et le laudanum. On réservait le musc pour les cas les plus graves.

M. Chevassu Daudebert a consigné, dans le Journal de médecine de M. Sédillot, un rapport sur l'épidémie qui se déclara en 1806 à Ercole, village situé à quinze milles de Naples.

Cette maladie commença en juin. Elle se manifesta d'abord sous l'apparence d'une fièvre rémittente continue, et la marche en était très-aiguë. Les malades étaient saisis, dès l'invasion, d'un accablement général, d'un grand froid et d'un violent mal de tête. L'altération du système nerveux parut avoir constitué l'essence de la maladie dans cette première période. On remarqua un état soporeux, qui persistait durant tout le cours de la maladie ; la prostration des forces allait en augmentant jusqu'au cinquième ou septième jour, et se changeait alors en une véritable stupeur ou immobilité. La physionomie se décomposait, et les malades succombaient au plus tard vers le neuvième jour, si l'administration du quina, précédée de l'émétique, n'arrêtait ou ne retardait pas les accès.

La marche de la maladie se ralentit un peu en septembre, et reprit avec vivacité les trois mois suivans.

On peut appeler la seconde période, l'époque des récidives, et l'on vit des fièvres vives et courtes dans leur terminaison, c'est-à-dire, des rémittentes pernicieuses. Cependant plusieurs malades moururent d'obstructions, de jaunisse, de diarrhées colliquatives et mésentériques, de phthisie, et même d'hydropisie. La fièvre avait perdu de son caractère nerveux, pour prendre les symptômes d'une intermittente muqueuse.

Les enfans et les vieillards furent ceux que la mortalité frappa le plus. Toute la population du village, qui est au plus de 550 habitans, fut attaquée de cette épidémie, qui dura jusqu'au mois de mars 1807.

Le village d'Ercole est dans un lieu sain, et en temps ordinaire, la mortalité n'y excède guère la quatre-vingtième ou soixante-dixième partie de la population; tandis que dans les villes elle est de vingt-huit à dix-neuf. On attribua les causes de l'épidémie aux exhalaisons du vivier royal de Caserte appelé *la Peschiera*, situé au sud-ouest du village, et qui a 800 pieds de long, 200 de large, et 6 à 7 de profondeur. Ce fut la partie méridionale d'Ercole, la plus voisine de ce vivier, qui fut la plus maltraitée par l'épidémie. En neuf mois, il mourut 115 personnes, savoir : 50 enfans, 38 hommes et 27 femmes.

La ville de Bordeaux, située vers le 45° degré de latitude, sur la rive gauche de la Garonne, dans la direction nord et sud, est entourée en grande partie par des marais ou marécages; et un canal de dégorgement du marais de la Chartreuse, traverse la ville de l'ouest à l'est, pour se rendre dans la rivière.

. Cette ville est, par sa position, annuellement exposée aux fièvres intermittentes en été et en automne.

Du printemps à la fin de juin 1805, les vents du nord régnèrent, la constitution atmosphérique fut salubre, l'été fut tempéré. A la fin de juin, on entreprit le dessèchement du marais de la Chartreuse. Du 15 juillet au 15 novembre, on nettoya et l'on creusa le canal ; et ce fut à dater de cette première époque que se déclara une épidémie de fièvres intermittentes pernicieuses si atroces, qu'elles firent périr, en cinq mois, plus de 3,000 habitans. Elles sévirent particulièrement sur les quartiers les plus voisins du marais et du canal. La rue Sainte-Catherine, qui divise la ville par moitié, en la traversant du nord au sud, en fut comme la ligne de démarcation. Les rues percées de l'est à l'ouest furent plus maltraitées que celles qui ont une direction opposée ; celles habitées par des tanneurs, des corroyeurs, des fabricans de colle forte, n'eurent point de malades, quoique les maisons de ces ouvriers bordent le canal, qui, à la vérité, avait été nettoyé en cet endroit avant que l'épidémie parût.

.La maladie attaqua de préférence les gens du peuple et de service, et le nombre des malades s'éleva à 12,000 au moins. Il est à remarquer que les ouvriers employés aux travaux du canal furent peu sujets à l'épidémie. On leur distribuait, il est vrai, de l'eau-de-vie plusieurs fois le jour.

Pendant la durée de l'épidémie, il n'y eut aucune autre espèce de maladie dans les quartiers de la ville où celle-ci n'avait pas pénétré. Il n'y eut aucune fièvre intermittente dans le faubourg des Chartrons où elle règne ordinairement durant l'été. On n'en vit pas non plus dans le Médoc où elle est endémique, et presque toujours de mauvais caractère.

L'épidémie présenta généralement des fièvres de quatre espèces, savoir : des intermittentes tierces, simples et bénignes ; des sub-intrantes ou continentes plus ou moins opiniâtres ; des intermittentes, avec symptôme prédominant, et des intermittentes pernicieuses.

Les premières n'offraient que des phénomènes connus; seulement elles étaient quelquefois très-opiniâtres.

Les secondes tendaient toutes à une continuité plus ou moins prochaine : cette dégénérescence avait lieu quelquefois très-promptement. Si elle débutait avec le caractère de double-tierce ou de quotidienne, on devait alors la redouter. D'autres fois, elle ne se manifestait qu'après quelques paroxysmes de tierce exquise; et alors elle était précédée d'une augmentation dans la violence et la durée des accès, qui finissaient bientôt par se joindre. Dans ce cas, on pouvait reconnaître quelquefois, dans l'apparition d'un léger frisson ou d'une sueur récurrente à des intervalles réguliers ou irréguliers, les traces d'une intermittente dégénérée.

D'autres fois, si l'on était pas prévenu du caractère intermittent de la maladie, on l'aurait prise pour une fièvre continue ordinaire, avec de simples exacerbations, marquées seulement par une augmentation dans la fréquence du pouls et la chaleur de la peau.

On vit de ces fièvres devenues continues, se prolonger un ou deux septénaires, sans offrir aucun caractère fâcheux, et se comporter alors comme des fièvres gastriques ordinaires; mais le plus souvent elles dégénéraient en une adynamie générale très-prononcée et mortelle. Quand la fièvre se terminait après un long cours, la convalescence était longue et difficile.

La troisième espèce présentait un symptôme prédominant, tel que la cardialgie et l'hémicranie, avec céphalalgie aiguë, yeux rouges et larmoyans, intolérance de la lumière et du bruit, face rouge et tuméfiée; la cardialgie et l'hémicranie se montraient parfois simultanément dans le même paroxysme. On observa aussi des points pleurétiques, des douleurs abdominales, des sciatiques et des lumbagos.

Enfin, la quatrième espèce était l'intermittente pernicieuse avec la plupart de ses variétés, telles que la cardiaque, la soporeuse, la dyssentérique, la syncopale, la délirante, la convulsive, la cystique et la carditique. Quelle que fût, au reste, la variété sous laquelle parût la fièvre pernicieuse, elle débutait en général de la manière suivante: elle préludait par deux accès d'intermittente tierce, ayant leur invasion vers midi, commençant par un frisson de demi-heure, suivi des symptômes de la chaleur, qui se prolongeait pendant trois ou quatre heures. A la chaleur, succédait la sueur qui était peu abondante et de peu de durée. L'accès en totalité ne durait presque jamais au-delà de six à huit heures, et souvent beaucoup moins; il y avait ensuite une intermittence absolue pendant environ quarante heures.

Après deux accès de cette nature, le troisième s'annonçait avec les symptômes propres à l'espèce de pernicieuse qui allait s'établir. Cet accès était beaucoup plus long que les deux premiers; il durait ordinairement dix à douze heures.

Si le développement du quatrième accès n'était pas prévenu au moyen du quinquina, il paraissait au temps ordinaire, le froid était court, et au lieu d'un paroxysme ordinaire de fièvre, on n'apercevait plus que les symptômes d'une apoplexie. Ce quatrième accès durait communément vingt heures, et si le sujet n'était pas trop âgé ou affaibli par des évacuations, il pouvait le surmonter.

Mais très-peu d'individus, excepté ceux qui étaient fortement constitués, résistaient au cinquième accès, qui était le troisième de la pernicieuse; et s'ils arrivaient au sixième, qui durait jusqu'à huit et dix heures, ils succombaient indubitablement par un froid glacial, avec râle et oppression de poitrine.

La pernicieuse dominante fut la cardialgique, qui régna surtout chez les adultes et chez les hommes robustes. La soporeuse fut également-très commune, principalement chez les vieillards, les enfans et les gens faibles; elle se changea quelquefois en convulsive chez les enfans, que l'on aurait cru atteints alors d'une attaque vermineuse.

La cardialgique ne présentait le plus souvent aucun indice de saburre dans les premières voies; la langue était nette, et l'appétit bon. La même chose fut observée chez presque tous les malades, surtout pendant les deux premiers mois de l'épidémie.

La cardialgie, c'est-à-dire, les douleurs atroces de l'estomac, portées quelquefois jusqu'à la défaillance, le sentiment,
comme de morsure ou d'érosion à l'orifice de l'œsophage, les
vomissemens aqueux et douloureux, ne s'établissaient que dans
la période de chaud, et duraient autant que cette période dans
un accès ordinaire; la même chose avait lieu pour les autres
symptômes, constituant les autres variétés de pernicieuses.

En général, les forces musculaires se conservaient assez
bien durant les rémissions, et les convalescences étaient
d'autant plus courtes que le traitement avait été plus prompt.

L'intermittente pernicieuse, type de quarte, fut rare; cependant on l'observa deux ou trois fois : quelquefois aussi elle
prit le caractère de subintrante, sans quitter pour cela sa
forme primitive.

- Les émétiques, les purgatifs, les apozèmes guérissaient parfois ces fièvres au bout de quelques accès; elles se guérirent
même aussi, étant livrées à elles-mêmes; mais ces cas furent
très-rares, et en général, les intermittentes traitées de cette
manière se prolongeaient souvent avec opiniâtreté, ou manifestaient promptement un mauvais caractère, qui rendait
bientôt indispensable l'usage du quinquina. Au lieu que lorsqu'on arrêtait par ce dernier moyen la fièvre dès son premier, deuxième ou troisième accès, les malades se trouvaient parfaitement guéris, et n'avaient que des convalescences
très-courtes, et même souvent nulles. Ainsi, on administrait
très-souvent le quinquina, dès le second accès de fièvre tierce
simple, après un vomitif donné trois ou quatre heures auparavant.

Dès-lors le développement des autres paroxysmes était
arrêté avec la plus grande facilité, et la guérison était parfois
si prompte, que les sujets s'apercevaient à peine qu'ils avaient
été malades.

En général, dès qu'on observait que les paroxysmes offraient un symptôme pernicieux, ou tendaient à la continuité,
il fallait aussitôt donner le quinquina à haute dose, c'est-à-
dire, à une once environ, dans l'intervalle d'une intermission; mais si la maladie était avancée, ou si les malades

avaient abusé des médicamens, il fallait augmenter la dose du quinquina, la doubler même, et continuer l'usage de ce remède pendant deux, trois, et même quatre semaines, pour rendre la guérison stable; alors on l'administrait à doses progressivement décroissantes et à des intervalles plus éloignés. Les fièvres d'un type continu, et celles accompagnées d'adynamie ou d'ataxie exigeaient des doses excessives et très-multipliées du quinquina. La manière la plus efficace de l'employer, était en substance, délayé dans un peu d'eau; la décoction, l'infusion à froid et l'extrait, n'étaient point suffisans. Lorsque l'affection cardialgique faisait vomir le quinquina, on le faisait prendre alors avec huit ou dix gouttes de laudanum, ou un peu de thériaque, ou bien quelques gouttes de vin. Si cette écorce devenait purgative, il fallait la marier au vin ou à la thériaque : elle produisait quelquefois au contraire une constipation plus ou moins opiniâtre, qu'il fallait bien se garder de combattre par aucun évacuant. On la vit aussi exciter un peu d'irritation dans les organes de la génération, et provoquer le retour des règles, ou une hémorragie nasale.

M. Coutanceau observa une ophthalmie et une amaurose, qu'il attribua à l'irritation du quinquina; mais ne serait-ce pas plutôt une variété de la pernicieuse, observée par Morandi, dans une épidémie, en 1729?

On ne vit pas une seule maladie du foie, de la rate, ou de quelque autre viscère, ni aucune espèce d'hydropisie, survenir après que la fièvre avait été arrêtée par l'usage du quinquina; et c'est une erreur populaire, que d'attribuer de pareilles lésions organiques à l'action de ce fébrifuge.

L'émétique fut toujours employé avec succès dans le début de la fièvre, qu'il y eût symptômes de gastricisme ou non, lorsque les malades avaient des nausées et des vomissemens.

Les purgatifs, très - rarement indiqués, étaient presque toujours nuisibles, surtout après l'administration du quinquina.

Tous les symptômes avec douleur prédominante, tels que la céphalalgie, la cardialgie, le point pleurétique, etc.,

6..

étaient puissamment calmés par le laudanum liquide, ou l'extrait aqueux d'opium, donnés à haute dose pendant l'accès; mais aucun remède ne détruisait l'état comateux, une fois établi.

- Une forte décoction de café pur et sans sucre, ou une infusion très-chargée de thé, donnée au moment de l'invasion d'un paroxysme, diminuait notablement son intensité.

Les rechutes furent peu fréquentes; elles n'eurent même pas lieu chez ceux qui firent un usage convenable du quinquina. La mauvaise nourriture, l'habitation près du foyer d'infection, les évacuations de toute espèce, les purgatifs, les plaisirs de Vénus, et l'apparition des règles, provoquaient quelquefois de ces rechutes.

Aubert. Au mois d'août 1802 des fièvres intermittentes, en apparence bénignes, se manifestèrent dans plusieurs communes de l'arrondissement de Pithiviers. Elles se propagèrent bientôt avec une effrayante rapidité; elles attaquèrent, dans l'espace d'un mois, la moitié de la population des bourgs et villages situés sur les bords de la rivière d'Essone. Tant qu'elles conservèrent le caractère des fièvres intermittentes simples, on ne fut frappé que de la multiplicité des individus atteints; mais lorsqu'on vit qu'elles devenaient meurtrières, on réclama des secours de toute part.

La mort inattendue d'un grand nombre de vieillards, d'enfans, de quelques chefs de famille, et de plusieurs femmes enceintes, jeta l'alarme dans la ville de Pithiviers, dont les faubourgs de l'est et du sud étaient réputés comme les principaux foyers de l'épidémie.

Ces fièvres étaient essentiellement intermittentes. Les types tierce et double-tierce dominaient, les quotidiens et quartenaires étaient moins communs; mais ils offraient tous une foule de variétés relatives au retour et à la durée des paroxysmes. Toutes ces fièvres débutaient avec un caractère frappant de débilité : un seul accès terrassait l'homme le plus robuste.

Une céphalalgie atroce et des douleurs abdominales continues étaient deux symptômes généraux. Ces fièvres avaient une grande tendance à changer promptement de type, et à devenir tour à tour rémittentes, continues bilieuses, et pernicieuses continues. Lorsque le dernier accès se prononçait sans frisson marqué, c'était l'annonce du changement des intermittentes en continues; mais la variété la plus grave de ces fièvres étaient les intermittentes pernicieuses. Tantôt leur invasion était subite, tantôt les symptômes pernicieux ne se manifestaient qu'après quelques paroxysmes de fièvre intermittente bénigne; ou pendant la convalescence de ces dernières, les malades étaient tout-à-coup frappés d'un frisson violent; bientôt, perte de connaissance, aphonie, figure livide, déglutition difficile, respiration stertoreuse, pouls plein et irrégulier, quelquefois soubresauts dans les tendons, urines rares ou limpides, anxiétés, soupirs profonds, insensibilité générale, anéantissement des forces; les accès duraient quinze à dix-huit heures. A la fin du paroxysme, récupération de l'usage des sens, respiration moins stertoreuse, pouls plus régulier et plus faible, urines abondantes et sédimenteuses, parole faible, ignorance absolue de ce qui s'était passé durant l'accès, accablement extrême, apyrexie pendant dix ou douze heures plus ou moins.

On attribua la cause de cette épidémie aux miasmes marécageux qui enveloppèrent pendant près de quatre mois l'atmosphère de Pithiviers, et des communes situées sur les bords de l'Essone, qui fut sujette dans tout le cours de cette année-là à une inondation extraordinaire, laquelle avait changé les prairies qui bordent son lit en marais stagnans, dont les miasmes délétères furent développés par les chaleurs brûlantes de l'été.

M. Boullon d'Abbeville a décrit avec beaucoup d'exactitude l'épidémie de fièvres intermittentes pernicieuses qui désolèrent les environs d'Abbeville, dans les années 1800, 1801, 1802 et 1803. Le symptôme le plus commun qui les caractérisait était la léthargie. Il observa que certains malades éprouvaient dans leurs paroxysmes des convulsions, des vomissemens bilieux, des flux dyssentériques, des délires; mais le phénomène qu'il remarqua d'une manière particulière fut une éruption partielle cutanée, souvent pâle ou noirâtre, qui signalait les accès de la fièvre, et qui était presque toujours accompagnée d'un développement extraordinaire de vers dans le conduit intestinal.

De mémoire d'homme, une maladie épidémique aussi grave que celle de 1826, n'affligea, non-seulement la ville de Groningue, mais encore toutes les côtes de la mer du nord. Elle fut observée et décrite par MM. Bakker de Groningue, Frieke de Hambourg, Zandick, Mulder, Zoëlantz et Jeristma. Elle fut semblable à celle de Valenciennes et de Bernsbeck en 1806, décrite par le docteur Jacobs.

Cette maladie se manifesta subitement au commencement de l'été, dans le nord du Groninguerland, dans les villages de Kantens, Stitswert, à Zandweer et Eppenlenisen, qui perdirent un vingt-cinquième de leur population. Elle se présenta d'abord, sous la forme d'une intermittente tierce ou quarte, mais elle prit bientôt celle de gastrite bilieuse avec céphalalgie violente. Quoique la fièvre devînt quelquefois rémittente et même hémitrite, elle conserva toujours néanmoins son type intermittent. La diarrhée était son symptôme dominant, mais vers le milieu d'août, elle prit tout-à-coup le caractère pernicieux.

Elle débutait brusquement par un frisson court et modéré, le pouls peu fréquent, douleur de tête, du dos, des membres et surtout des extrémités inférieures, langue muqueuse, vomituritions bilieuses dans le frisson ou à la fin du paroxysme. Ces vomissemens guérissaient souvent la polycholie produite par une affection du foie, prostration des forces, tension de la région précordiale, constriction de l'épigastre, langue naturelle, chaleur brûlante à l'intérieur, soif inextinguible; au bout de quelques heures, ces symptômes s'amendaient, le pouls seul conservait un rythme un peu fébrile; mais le jour suivant, l'accès fébrile revenait avec plus de violence. Dèslors, les signes d'une congestion cérébrale se manifestaient par un léger délire, la fièvre avait le caractère d'hémitritée, deux accès avaient lieu dans les vingt-quatre heures, un troisième survenait après un intervalle fort court, et un

délire, violent ou soporeux était l'avant-coureur d'une apoplexie mortelle.

La peau devenait ictérique peu de temps avant la mort,
elle le fut parfois aussi durant le cours rapide de la maladie ;
mais dans la plupart des cas, le teint était pâle et livide. Chez
quelques malades il y eut irritation au foie, mais presque
jamais d'état gastrique bien manifeste, les urines étaient
spastiques et crûes, elles ne se chargeaient d'un sédiment
briqueté, qu'après que les médicamens avaient prévenu le
retour des paroxysmes, ceux-ci n'étaient suivis que de quelques sueurs partielles légères ; les sueurs froides partielles à
la fin du premier accès, annonçaient la mort.

La maladie vaincue, laissait après elle une grande prostration des forces, et le système nerveux était le dernier à revenir à son état normal. La faiblesse était accompagnée de
douleurs dans toutes les articulations, les récidives étaient
fréquentes durant la convalescence, mais ce n'était qu'une
fièvre tierce pure et simple, sans aucune complication fâcheuse ; cependant, quoiqu'on l'arrêtat facilement, elle récidivait souvent le huitième jour.

Dans tous les pays où cette épidémie éclata, elle présenta
toujours les formes de la fièvre pernicieuse, ne différant que
par le degré d'intensité et par quelques complications ; les
avortemens furent fréquens, la mortalité exerça ses ravages
sur les individus de 30 à 60 ans. Cette épidémie dura 7 mois,
cependant ses ravages ne furent pas extraordinaires. La ville
de Groningue, qui a 28,000 habitans, eut plus de 7,000 malades, dont il ne mourut qu'un quatorzième, c'est-à-dire 569.

Les médecins déclarèrent que la maladie n'était point
contagieuse, elle fit taire durant son règne toutes celles
intercurrentes, excepté quelques rougeoles. Cent sept cadavres furent ouverts par le docteur Hendriks, on y remarqua
les lésions morbides suivantes : injection de la masse cérébrale
et de ses membranes, épanchemens séreux et sanguins entre
la pie et la dure-mère, et dans les ventricules, la vésicule du
fiel dilatée par une bile ténue et noire, et par des calculs
biliaires ; le foie hépatisé, la rate pleinement désorganisée,

contenant un fluide couleur de chocolat, grande pénurie de sang dans tous les vaisseaux, des œdèmes, l'anasarque et l'ascite, l'engorgement des glandes mésentériques étaient des lésions consécutives à la maladie, altération dans la couleur et la substance du rein, le tube digestif enflammé intérieurement ou extérieurement.

Quant au traitement, on prescrivait au début de la maladie l'émétique, de légers laxatifs rafraîchissans et des boissons délayantes; mais dès que les signes de congestion cérébrale se manifestaient, il fallait, sans perte de temps, recourir au sulfate de quinine, qui était l'ancre de miséricorde; pris de bonne heure et à doses convenables, il ne manquait presque jamais son effet, on l'administrait après l'accès, à 2, 4 et 6 grains chaque heure, et même parfois tous les quarts-d'heure. Il convenait souvent de le faire précéder par une saignée ou par l'application des sangsues à la tête, il fallait encore continuer ce spécifique après la cessation de la fièvre, mais modérément. L'usage du quinquina fut si général, qu'on en employa dans l'hôpital pour 1,400 florins en trois mois.

Le simarouba, le rataniah, l'opium et la noix vomique réprimaient la diarrhée; la liqueur anodyne, le camphre, les épithèmes froids sur la tête, les révulsifs irritans ne furent pas oubliés, et l'on traita les complications, chacune par la méthode convenable.

COROLLAIRES

La physionomie que présentent les fièvres intermittentes est si variée, qu'il est de la plus grande importance pour le praticien d'en connaître tous les caractères, pour les saisir d'un œil assuré lorsqu'ils se présentent à son observation; d'autant plus que dans ces cas, le temps n'est pas à perdre, *occasio præceps*, et le tâtonnement est périlleux.

Les résultats des observations que nous avons consignées ci-dessus, et de celles qu'ont faites Torti et Alibert, nous ont conduit aux considérations suivantes :

Les fièvres intermittentes pernicieuses débutent assez souvent par quelques accès de tierce simple, ensuite le carac-

tère pernicieux se déclare subitement dans un autre paroxysme par un appareil de symptômes des plus alarmans,
parmi lesquels on en remarque toujours un dominant qui
affecte plus particulièment un système, tel que la respiration,
la circulation, l'appareil de la digestion, de la sécrétion
urinaire, ou un organe tel que la vue, l'ouïe, l'odorat, etc.

Les symptômes généraux qui caractérisent l'ataxie, sont
la subversion des facultés mentales, les anxiétés, la stupeur,
la perte de la mémoire, le trouble des sens, la raucidité de
la voix, l'aphonie, les spasmes, les convulsions, la prostration des forces, l'abattement extrême, les terreurs imagi-
naires, la physionomie taciturne ou étonnée, et l'altération
de ses traits. Une partie de ces phénomènes disparaît à la
terminaison de l'accès, pour reparaître avec plus de force
dans l'accès suivant; une autre partie subsiste dans l'intermittence.

La marche des accès est toujours régulière, c'est-à-dire
qu'elle succède après l'intermittence et une période régulière;
ainsi il y a toujours de douze à quinze heures d'apyrexie entre
les accès. Mais la durée de ceux-ci est indéterminée; elle peut
être de quinze, vingt, et trente heures. Plus ils se prolongent,
plus le danger est imminent.

Il est rare que les malades puissent résister à un troisième
accès, et plus rare encore qu'ils parviennent au cinquième.
La vitalité s'éteint sous les effets redoutables des paroxysmes.

Quant aux symptômes prédominans, nous en connaissons
à peu près vingt-cinq, qui forment autant de variétés de
cette espèce de fièvre; nous allons les indiquer ici d'une manière aphoristique. Ils seront facilement saisis par les médecins observateurs : car nous n'écrivons que pour ceux-ci, et
non pour ceux qui courent après de vaines théories.

Fièvre intermittente algide. — Son symptôme prédominant est un froid glacial continu durant le paroxysme, et qui,
loin de s'évanouir et d'être remplacé par la chaleur, se prolonge jusqu'à la fin de l'accès. Ce symptôme est accompagné
de soif, d'anxiété, de plaintes: la voix est entrecoupée, la
langue âpre, l'urine abondante et claire, ou d'un rouge foncé

et en petite quantité ; l'aspect est cadavérique. Le froid dure même quelquefois dans l'intermittence.

Intermittente amauroséique. — L'illustre professeur de Pise, M. Vacca-Berlinghierri, dans son ouvrage intitulé : *Saggio intorno alle principali e più frequenti malattie del corpo umano*, donne l'observation d'une double-tierce pernicieuse dont l'amaurose signalait les accès, et disparaissait dans le paroxysme. Morand l'observa aussi en 1729.

Intermittente aphonique. — Cette variété a été observée par M. Double, l'un des médecins de la capitale, qui a enrichi la physiologie d'observations importantes. Le malade perdait absolument la voix dans le paroxysme, et la récupérait dans l'intermission.

Adynamique. — Nous avons donné, dans l'histoire de l'épidémie de Copenhague en 1652, et celle de Leyde en 1669, deux exemples de tous les symptômes d'adynamie qui prédominaient dans les paroxysmes et qui s'effaçaient durant les rémissions. Cette récurrence des symptômes se faisait surtout remarquer par l'apparition et la disparition des pétéchies.

Asthmatique. — Barthès vit un individu sujet à un asthme périodique, être attaqué dans les accès d'une pernicieuse, par un paroxysme d'asthme qui le menaçait d'une suffocation ; la poitrine s'enflait, les muscles de l'abdomen se contractaient, le malade, assis sur un fauteuil, était dans des angoisses inexprimables, quintes de toux violentes, expectoration difficile de matières visqueuses ; mais elles diminuaient avec les autres accidens graves, à mesure que l'accès fébrile s'amendait, et ces symptômes disparaissaient avec lui.

Atrabilaire ou Hépatique. — Les accès sont accompagnés d'un flux de ventre copieux et fréquent, semblable à de la lavure de chair, ou des excrétions d'un sang noirâtre, tantôt liquide, et tantôt concret, ou moitié coagulé. Le pouls est petit et faible, les défaillances menaçantes, les extrémités froides, les membres sont livides et la face hippocratique.

Cardialgique. — L'épidémie de Bordeaux nous en a offert des exemples. Début de la cardialgie à la fin du frisson, sentiment mordicant à l'orifice de l'estomac, nausées ou vomissemens, lipothymies, pouls presque insensible, vue plus ou moins obscurcie, face pâle, cadavérique, affaissement des tempes.

Carditique, observée dans la même épidémie. — Pouls nerveux, battemens ou palpitations violentes du cœur, avec sentiment comme de morsure dans cet organe. Sentiment syncopal dégénérant en véritable syncope, avec perte des sens et anéantissement des mouvemens du pouls et de la respiration. Cessation de ces symptômes avec le retour de l'intermittence.

Catarrhale, observée par Comparetti et Alibert. — Rougeur de la face, des yeux, de la gorge, toux sèche qui augmente le soir, douleur de tête, de la poitrine et du dos, coryza et dépravation de l'organe du goût, pouls vibré, respiration irrégulière.

Céphalalgique. — Accès marqués par une douleur atroce à la tête, sans délire ni soporosité; observée par Comparetti.

Cholérique ou Dyssentérique. — Vomissemens bilieux et déjections de même nature durant l'accès, avec anxiétés, ardeurs de l'estomac, petite sueur autour du front, hoquet, voix aiguë, glapissante ou rauque, langue sèche, urine épaisse et rouge, respiration anhéleuse et pénible, yeux encavés, pouls petit et faible, extrémités froides et livides. Ces symptômes suivent le mouvement et la période fébrile, comme l'ombre suit le corps.

Cystique. — M. Coutanceau en rapporte un exemple dans l'épidémie de Bordeaux. Douleurs véhémentes et atroces durant le paroxysme, à la région lombaire et à la vessie, désir continuel d'uriner, vive douleur et grande sensibilité à la région hipogastrique, urines régulières et naturelles.

Convulsive. — S'observe surtout chez les enfans : mouvemens convulsifs violens, respiration pénible, petitesse extrême du pouls, dilatation des pupilles, serrement des mâchoires par intervalles, mouvemens spasmodiques des yeux et des lèvres. Ces symptômes cessant avec l'accès, et revenant avec le suivant.

Délirante. — Le délire suit avec régularité le début, l'augmentation et le déclin des paroxysmes. Il est accompagné parfois de sueurs, d'urines involontaires, de soif ardente, de chaleur de la peau, etc. Ce symptôme dominant est un de ceux qui s'observent le plus fréquemment.

Diaphorétique. — Elle est très-insidieuse : car l'accès s'annonçant par des tremblemens, des frissons et de la chaleur, est, comme dans les intermittentes simples, suivi de sueurs profuses et précoces, qui semblent judicatoires. Mais dans les accès suivans, ces sueurs augmentent, et l'organe cutané paraît frappé d'atonie. Tous les pores restent ouverts, et il ne s'en échappe plus qu'une sueur froide, épaisse et visqueuse. Le pouls est fréquent, petit, faible; la respiration anhéleuse; les forces s'éteignent peu-à-peu, et la mort survient. Telle fut à peu près la Suette anglaise.

Dyspnéique. — C'est la même que l'asthmatique. Galeazzi à Bologne, et M. Boullon à Abbeville en ont donné des observations.

Émétique. — On a distingué cette fièvre pas des vomissemens bilieux énormes, qui surviennent durant le paroxysme. Ils sont accompagnés d'angoisses, de sueurs partielles et froides au front, d'urines et de selles involontaires, et de décomposition de la face. Nous l'observâmes il y a sept ans chez un médecin. Sauvage l'a signalée.

Épileptique. — Lautter la vit chez une fille âgée de six ans. Après les paroxysmes de froid et de chaud violens, état convulsif de tous les membres, bouche écumante, profond sommeil. Au réveil, débilité extrême et céphalalgie atroce : cessation de ces accidens avec celle du paroxysme.

Exanthématique. — Invasion de l'accès, avec horripilations, resserrement spasmodique à l'estomac, quelques vomissemens, convulsions générales, peau froide, anxiétés irrégulières, soupirs fréquens, éruption exanthématique de taches rouges, comme dans le scorbut, avec le pouls petit, inégal, respiration stertoreuse, délire, torpeur de la langue, calme progressif des symptômes, retour de la chaleur, disparition de l'exanthème, son retour à l'accès subséquent.

Hydrophobique. — Le professeur Dumas l'observa à Lyon durant le siége de 1793. Frissons courts, chaleur violente, fureur maniaque, agitation convulsive des lèvres et des muscles du con, gêne extrême de la déglutition, resserrement et spasme du gosier augmenté par l'impression des médicamens liquides, langue aride, noire au milieu et rouge sur les bords. Au troisième accès, convulsion de tous les membres, soubresauts des tendons, contraction des muscles abdominaux, déglutition impossible, aliénation furieuse, efforts violens pour mordre, bouche écumante, grincemens des dents.

Ictérique. — L'ictère étant une affection symptomatique, il n'est pas étonnant qu'elle prédomine quelquefois dans la pernicieuse, ainsi que l'a observé M. Louyer-Villermay.

Néphrétique. — Le symptôme de la néphrétique, qui est une douleur vive et spasmodique dans les lombes, avec des urines rougeâtres, laissant déposer une matière sablonneuse, briquetée, ne paraît dans la pernicieuse, que lorsque le malade est sujet aux calculs.

Ménorrhagique (*sub cruenta*), observée par M. Gaillard de Poitiers chez une femme. — Frissons, contraction spasmodique de l'estomac, vomissemens, coliques, perte de sang par l'utérus ou par l'anus, qui diminuait durant l'intermittence, et se renouvelait dans les accès.

Paralytique. — Molitor observa une pernicieuse, dont les paroxysmes étaient spécialement caractérisés par une paralysie, qui ne se manifestait que durant les accès, et disparaissait avec eux.

Péripneumonique et *Pleurétique*, caractérisée par une vive douleur latérale, difficulté de la respiration, pouls dur, soif intense, mais la peau froide.

Soporeuse. — Assoupissement venant dès le commencement, ou dans l'augmentation du paroxysme, croissant, déclinant et disparaissant avec l'accès. Souvent l'intermission est marquée par une propension au sommeil, lésion ou perte de la mémoire, embarras de la parole; si l'assoupissement s'accroît, dès-lors insensibilité aux plus forts excitans, tels que les vésicatoires, le feu même; le hoquet survenant est un symptôme sinistre; souvent la respiration est stertoreuse; c'est l'apoplectique de Werloff : car les malades meurent avec tous les symptômes de cette affection.

Syncopale. — Syncopes durant l'accès; au moindre mouvement, le malade a constamment besoin d'être soutenu par des odeurs spiritueuses; langueur générale des fonctions de la nature, pouls petit, déprimé, fréquent, sueur partiale au front et au cou, encavement et trouble des yeux, prostration des forces; intermission assez tranquille.

Rheumatique. — Douleurs rhumatismales dans tous les membres durant l'accès, urines rouges, avec un sédiment briqueté; les douleurs sont périodiques; elles se calment dans les intermissions, et reviennent avec le paroxysme. Nous en avons observé un cas à Milan, chez un négociant âgé de 66 ans.

Continue. — Torti a reconnu plusieurs fois une tendance à la continuité, dans les intermittentes pernicieuses, et il nomme cette espèce *sous-continue maligne.* Les symptômes primitifs s'y montrent à un degré moins fort, et n'y sont jamais prédominans. Un de leurs caractères les plus évidens, est la durée relative du temps de la vigueur de l'accès, qui est beaucoup plus considérable que celle du temps du début, et de la rémission : l'intermittence s'obscurcit de plus en plus, et finit par n'être plus sensible; cette espèce de fièvre est d'autant plus difficile à saisir dans son vrai caractère.

Quant aux causes des intermittentes épidémiques, l'histoire nous en fournit une, qui paraît être la seule que l'on connaisse : nous voulons dire les inondations et la stagnation des eaux. Ainsi, dans l'épidémie de Leyde, en 1669, les eaux de la mer étaient venues se réunir aux eaux douces, stagnantes, qui environnaient cette ville et en avaient augmenté la corruption.

Celle de Hollande, en 1691, fut attribuée aux eaux fétides et croupissantes; celle de 1695, à Rome, fut produite par les flaques d'eau que laissa le Tibre débordé, au nord de la ville.

Celle d'Orviette fut due au roüissage des chanvres, près de la ville, et aux immondicés qui obstruaient les rues.

Traversari accusa les exhalaisons de deux lacs situés aux portes de Pesaro, d'y avoir produit l'épidémie de 1708.

Cocchi attribua celle de Agnani aux eaux croupissantes du Tufano et de cinq fontaines d'eaux sulfureuses, et surtout aux inondations qui formèrent des cloaques fétides.

La même cause produisit, selon Lanzoni, celle du Ferrarois, en 1728.

Enfin Hahn à Breslau en 1737, D'allarme à Fano en 1765, Gastaldi à Villeneuve en 1777, Chevassu à Ercole en 1810, Coutanceau à Bordeaux en 1805, et Lanoix à Pithiviers en 1802, ont tous attribué la cause des épidémies pernicieuses qui ravagèrent ces cantons, aux exhalaisons malsaines des eaux croupissantes,

Telle est la seule cause connue des intermittentes, et que l'on peut appeler, cause prédisposante : car, quant aux causes prochaines des maladies, elles nous seront toujours inconnues. Nous savons tous que les pays marécageux, tels que le Latium, le Mantouan, le Ferrarois en Italie : les cantons de Fréjus, des Martigues, la Dombes, les environs de Gravelines, de Rochefort en France, sont des foyers morbifiques, où les fièvres intermittentes sont endémiques, et où l'on observe le plus de dégénérescences pernicieuses. Zimmermann, Lindt, Lancisi, Balglivi et Hippocrate lui-même, nous ont indiqué cette source funeste de maladies.

Enfin la chaleur et les vents du midi secondent puissamment l'action délétère des exhalaisons marécageuses, dont nous avons expliqué suffisamment le mode d'agir, dans la première partie de cet ouvrage.

Les plaies considérables, les grandes opérations de chirurgie, telles que les amputations, les affections de l'ame, peuvent faire dégénérer une fièvre en pernicieuse, et l'histoire médicale militaire est remplie de faits analogues à cette observation.

DIAGNOSTIC.

Le médecin commettrait des erreurs bien funestes, s'il s'attachait au symptôme prédominant dans les pernicieuses, pour établir son diagnostic; et surtout, s'il allait regarder comme des signes d'inflammation, les délires, la phrénésie, les douleurs latérales, etc. ; ou bien, comme signes de fièvre gastrique, les nausées, les efforts pour vomir. les vomissemens énormes qui se déclarent souvent au début d'une pernicieuse. Les signes qui dénotent le vrai caractère de ces fièvres, et dont le médecin doit s'informer scrupuleusement s'il n'a pas été présent au premier accès, ou qu'il doit examiner attentivement s'il est appelé à ce début, sont :

- Un frisson véhément, suivi d'un symptôme grave; tel que la soporosité, les vomissemens, les défaillances, une diarrhée opiniâtre, une prostration considérable des forces, le délire, les syncopes, le paroxysme épileptique, un état d'apoplexie, les convulsions, une sueur exorbitante.

La cessation de ces symptômes, dans le temps de l'intermission, ou leur persistance ; les urines sédimenteuses après le paroxysme.

L'apparition soudaine d'un des symptômes alarmans ci-dessus ; et au bout de quelques heures, son déclin d'une manière graduelle, ou sa disparition spontanée. Sa récidive au bout d'un certain temps.

Tous ces signes, joints à la nature de l'épidémie régnante, serviront à éclairer le médecin sur le caractère de la fièvre qui se présente à son observation.

PRONOSTIC.

L'état des forces du malade, l'intensité et la durée des paroxysmes, et la nature des symptômes qui les accompagnent, rendent le pronostic plus ou moins favorable, ou plus ou moins funeste. En général, les symptômes d'adynamie, les convulsions, le coma, l'épilepsie, l'hydrophobie, les syncopes, l'apoplexie, la trop grande sensibilité de la vue et de l'ouïe, l'affaiblissement de la contractilité du cœur et des artères, sont des signes funestes, de même que la paralysie continue d'un organe; et ils sont mortels, si l'on n'a pas été à temps, dans l'intermission, d'administrer le quina, ou si ce remède n'a pu empêcher leur retour, ou enfin, s'ils ont subsisté après le paroxysme fébrile.

Les autres symptômes, tels que la péripneumonie, les vomissemens, les diarrhées, les flux de sang, la dyspnée, les douleurs rheumatiques, les exanthêmes, l'ictère, etc., sont graves, mais non mortels : la ménorrhagie, le flux de sang, sont aussi à redouter.

Les symptômes qui disparaissent avec les paroxysmes, sont moins redoutables que ceux qui subsistent après que l'accès fébrile a cessé. Les lésions organiques qui ont lieu dans une maladie maligne (dit Barthez), sont dangereuses et difficiles à guérir, parce qu'elles n'excitent que des symptômes irréguliers, et divers de ceux qu'on aurait lieu d'attendre de la forme primitive et apparente de cette maladie.

L'augmentation d'irritabilité, et la diminution de sensibilité, sont un défaut de concert entre ces deux puissances vitales, qui augmente le danger.

Ce qui rend le diagnostic des fièvres pernicieuses très-obscur parfois et très-difficile à établir, c'est qu'elles participent non-seulement du caractère des épidémies régnantes, sous lesquelles elles cachent leur génie insidieux; mais même de celui de toutes les affections morbifiques préexistantes chez les individus qui sont attaqués de ces fièvres : ainsi, dans le premier cas, on a vu les pernicieuses épidémiques de Luxembourg, porter l'empreinte de la constitution inflammatoire régnante, et l'année suivante, présenter au contraire celle de l'adynamie.

Dans le second cas, elles paraissent rheumatiques, néphrétiques, cystiques, asthmatiques, épileptiques, carditiques, etc., suivant les affections de ce genre auxquelles les malades sont déjà sujets : il n'est donc pas étonnant si, dans une épidémie de fièvres pernicieuses, on en observe presque autant de variétés que d'individus.

En général, l'intermittente pernicieuse est convulsive chez
les enfans, carditique chez les femmes nerveuses et déli-
cates, délirante chez les hommes faits, et soporeuse chez les
vieillards.

Les ouvertures de 107 cadavres morts de fièvre pernicieuse, faites par le docteur Hendricks, de Groningue, nous
ont suffisamment éclairés sur les lésions morbides conséquentes à cette fièvre.

On peut établir que généralement le système cérébral
est celui où l'on trouve des lésions organiques, qu'on peut
regarder comme lésions morbides directement dépendantes
de la maladie. Quant aux autres désordres, tels que l'hépa-
tisation du foie, la dégénérescence de la rate, les épanchemens aqueux dans la cavité abdominale, elles dépendent des
épiphénomènes secondaires.

Morgagni, dans ses lettres 4, 6, 7, 21, 30, 39, 55, etc.,
donne aussi plusieurs autopsies, qui font voir des lésions de
même nature.

Dans la pratique médicale, dit un auteur célèbre, l'occasion échappe rapidement. Il est impossible de retourner sur
ses pas. La nature, sans partager l'honneur ni le blâme, agit
souvent pour nous et à notre insu, et nous ne pouvons que
rarement savoir si nous avons bien fait, lors même que nous
réussissons; à plus forte raison, quand le succès ne répond
pas à nos efforts. Mais nous avons, pour nous rassurer, le
témoignage de notre conscience; c'est à ce tribunal qu'il faut
nous juger, et voir si trop de précipitation dans le jugement,
si la négligence de quelques circonstances essentielles, si
l'entêtement d'un système ou les préjugés ne nous ont pas
livrés à l'erreur.

Ces réflexions ne furent jamais mieux appliquées que dans
le traitement des fièvres intermittentes pernicieuses; et autant
leur diagnostic est le plus difficile à établir, autant leur traitement est simple et facile. C'est le triomphe de la médecine,

c'est le plus brillant qu'elle ait obtenu sur les affections morbides qui attaquent l'homme ; et l'on peut dire avec certitude,
qu'elle a trouvé, dans le quinquina, le seul et vrai spécifique
contre cette maladie, l'une des plus terribles. Nous allons
réduire ce traitement en axiômes simples et clairs.

1° Dans la fièvre intermittente pernicieuse, bien reconnue
comme telle, le médecin ne doit jamais, autant qu'il le peut,
attendre le troisième accès, pour y remédier : il doit le faire
le plus promptement. C'est pourquoi, dès le premier ou le
second paroxysme passé, il se hâtera d'administrer le quinquina à haute dose, soit en décoction, soit en poudre, à la
dose de quatre gros par heure, soit en extrait à la dose d'un
scrupule toutes les 2 ou 3 heures, et mieux encore le sulfate
de quinine, de 2 à 6 grains toutes les heures. Dans le cas
d'ingestion impossible, on le donne à double dose en lavemens, ou le sulfate en frictions sur la langue et les gencives.
Nous l'avons appliqué avec succès sur le derme dénudé, au
moyen d'un vésicatoire au bras. Ce remède peut être appelé,
à juste titre, le vrai spécifique de la fièvre pernicieuse. Il
faut autant que possible le donner à la distance la plus éloi-
gnée du paroxysme à venir, et sitôt après la cessation du
précédent.

2° On peut même, dans un cas pressant, le prescrire
dans le cours du paroxysme, si la fièvre n'est pas trop violente, si le pouls est faible, et les forces baissées, et on le
donne en boisson, ou en lavement, suivant l'état des premières voies, ou des intestins.

Si la fièvre est sub-intrante ou sous-continue, on donne
le remède dans la déclinaison des accès, ou dans la rémission
des redoublemens.

3° La dose de quinquina à administrer, pour arrêter ou
prévenir un accès, doit être d'une once environ, quelquefois
davantage, en poudre ou délayée ; mais on la donne double
en clystère. On commence par donner en poudre la moitié
de la dose, ensuite on partage le reste en quatre ou six prises
à prendre à intervalles, réglés de manière à ce que la dose
entière soit prise avant le retour de l'accès.

4° Le quinquina se donne dans les cas pressans, de suite, sans préparation préalable, et sans mettre en compte les symptômes prédominans de la fièvre pernicieuse.

5° Lorsque les paroxysmes sont arrêtés, on doit insister sur la continuation du quinquina pendant quelques jours, en en diminuant progressivement les doses.

6° Le médecin appelé au milieu d'un paroxysme caractérisé pas les accidens les plus funestes, ne pouvant administrer le quinquina, cherchera à modérer les symptômes et à soutenir la vitalité contre les efforts du mal, en prescrivant les sinapismes, les vésicatoires, l'inspiration des substances volatiles pénétrantes, les fomentations spiritueuses et chaudes, les lotions froides sur la tête, l'opium, les calmans, etc., suivant la nature du symptôme dominant.

7° Il est souvent nécessaire de combiner le quinquina avec d'autres substances qui aident le passage de ce remède; ainsi dans la cardialgique, la dyssentérique, la cholérique, on ajoute l'opium ou le laudanum; dans les convulsives, on aiguise le quinquina avec la liqueur anodine et l'opium.

8° Si la fièvre pernicieuse annonce à son début un embarras dans les premières voies, et qu'il n'y ait aucun autre symptôme funeste urgent, il faut débuter par un émétique.

On a même vu la saignée utile dans un début qui présentait tous les signes d'une fièvre inflammatoire.

9° Si l'épidémie de fièvres pernicieuses se combine avec quelque autre maladie, il faut joindre au quinquina les autres remèdes analogues à la nature des différentes complications; ainsi la pleurésie exige les sinapismes, les rubéfians, la saignée; le scorbut, les acides minéraux, plus puissans que ceux tirés du règne végétal; la valériane, la mousse de Corse unies au quinquina, combattent la vermination.

10° Quand on a le choix du quinquina, lorsqu'on le prescrit en nature, on doit toujours choisir celui orangé de Santa-Fé, qui est au reste très-rare; vient ensuite le rouge, puis le jaune, le blanc, celui des Antilles appelé *Piton*, et quelques autres espèces moins actives.

La boisson des malades doit être la limonade végétale ou

minérale, la bière coupée avec de l'eau, l'eau acidule gazeuse, puis les infusions légères de fleurs béchiques. Dans la prostration des forces, après qu'on est maître des paroxysmes, on donne le punch au vin ou au rhum faible, le posset anglais, le lait de poule au vin d'Espagne et un régime confortable.

Les maladies consécutives se traitent par la méthode rationnelle seule, ou combinée avec la prescription du quina.

FIÈVRE LENTE NERVEUSE.

SYNONYMIE : *Febris maligna cacoëthes* (Bellini); *hectica nervosa* (Villis); *lenta nervosa* (Huxham); *typhus* (Sauvage); *fièvre ataxique* (Pinel).

Quelques écrivains modernes prétendent que la fièvre lente nerveuse ne se montre jamais épidémiquement (*Dict. des sc. méd.*, t. *XV*, 385); mais l'autorité plus respectable de Lettsom, Huxham, Jackson, Stoll, Sarcone et Quarin, prouve évidemment le contraire.

Comme il existe peu de descriptions exactes de cette maladie, et que nous en manquions presque même avant celles données par Huxham, Sarcone et Stoll, il n'est pas étonnant que nous n'ayons qu'un très-petit nombre d'épidémies de cette espèce, et qu'elles aient échappé à l'observation.

La plus ancienne fièvre lente nerveuse épidémique que nous ayons recueillie dans les annales de la médecine, est celle consignée dans la troisième décade des Éphémérides des curieux de la nature, qui se manifesta à Kehl en 1697. La voici :

Après deux années assez salubres, où l'on ne vit d'autres maladies que des petites véroles bénignes, il parut tout-à-coup au mois de septembre à Kehl et dans les environs une fièvre épidémique, qui n'était pas précisément contagieuse; cependant, dès qu'elle pénétrait dans une maison, elle en attaquait tous les habitans, et principalement les jeunes gens. Elle débutait par un frisson intense qui durait trois à quatre

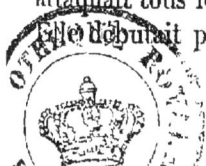

heures et même davantage, et qui était suivi d'une chaleur plutôt oppressive que considérable, avec céphalalgie, veilles continuelles et inappétence absolue. Le pouls dans le commencement n'était ni fréquent ni élevé, se rapprochant plutôt de l'état naturel que de celui fébrile; les extrémités étaient ensuite affectées de douleurs très-aiguës qui subsistaient presque durant tout le cours de la maladie. On observa aussi dans le début une diarrhée mêlée souvent d'un sang pur, avec soulagement; souvent aussi les extrémités étaient privées de chaleur, tandis que l'intérieur était dévoré par une ardeur brûlante. L'urine peu différente de son état naturel, était cependant quelquefois épaisse, trouble ou d'une couleur d'orange foncée. Quelques malades, mais principalement les femmes dont les règles s'étaient arrêtées, eurent des crachemens d'un sang noir et coagulé, provoqués par une toux violente ou par le vomissement. La fièvre se maintenait au même degré, sans parcourir ses stades d'augmentation, d'état et de décroissement, pendant un mois à six semaines; seulement, au bout de ce temps, il survenait un sommeil plus profond avec un léger délire. Lorsque les malades se réveillaient, ils éprouvaient des frissons. Leurs mains tremblaient, et ils prenaient les draps et les couvertures sans savoir ce qu'ils faisaient. A cette époque, le pouls était petit, accéléré, et parfois assez faible pour faire croire que le malade touchait à sa fin; cependant le jour suivant, revenu à lui-même, il se trouvait mieux. L'urine présentait alors un sédiment trompeur, car elle devenait crue et nébuleuse. Le malade se plaignait de surdité; et ce symptôme survenant avec le sommeil annonçait le déclin de la maladie. Jusqu'alors l'appétit était nul et la soif modérée. Cependant les malades se soutenaient malgré la prostration apparente de leurs forces, car ils se levaient et se remuaient assez facilement dans leur lit, malgré la fièvre qui était continue sans aucune rémission ou intermittence périodique remarquable. Enfin, après un laps de temps passé au milieu des doutes, des craintes et des espérances du médecin, les malades se rétablissaient peu à peu, les urines sédimenteuses étaient la seule crise manifeste.

Au déclin de la maladie, les malades, quoique ne prenant aucun aliment, dormaient nuit et jour, et le sommeil ramenait les forces et l'état naturel du pouls. Souvent les malades se trouvaient réduits par degrés au dernier point de faiblesse, sans s'en apercevoir, et sans en éprouver de grave incommodité. On n'observa ni pétéchies, ni aucune autre espèce d'exanthème.

Les malades à qui l'on administra l'émétique dès le principe, guérirent plutôt, mais ils furent sujets à des récidives que les remèdes échauffans provoquaient aussi. On vit des malades rechuter pour avoir pris dans la convalescence un léger bouillon avec du vin.

Lorsque la maladie était légère, quelques doses de roob de sureau suffisaient pour provoquer une diaphorèse bienfaisante. Les purgatifs donnés d'après la pratique de Sydenham furent plus convenables que l'émétique; mais les poudres résolutives et nitrées obtinrent plus de succès encore. La myrrhe en poudre ou en teinture, était employée pour relever les forces abattues. Les malades ne pouvaient supporter les remèdes trop rafraîchissans : on leur donnait l'eau de corne de cerf citronnée, l'essence sèche de citron, l'eau de cannelle, etc.; mais ces moyens réprimaient plutôt les progrès de la maladie, qu'ils ne la combattaient en effet, et ils n'opéraient que par degrés. Lorsqu'on pouvait saisir l'instant de quelque rémission légère, on prescrivait la teinture de cascarille. Mais si on la prescrivait trop tôt, elle excitait une violente chaleur et une exacerbation des symptômes. Les épithèmes de pavots, d'amandes et d'eau céphalique, tempéraient la douleur de tête, les potions avec le castoréum obviaient aux convulsions et aux soubresauts des tendons.

On vit une hémorragie nasale guérir une jeune fille de quinze ans, tandis qu'un jeune homme, après plusieurs épistaxis, ayant été attaqué de la maladie, éprouva les symptômes les plus alarmans, et au bout de six mois il n'était pas encore rétabli.

Le savant et illustre professeur de Padoue, J. B. Morgagni, fait mention dans son immortel ouvrage *de Sedibus,* etc.

(*lib.* 1, *epist.* 7, *art.* 16), de l'épidémie du même genre qui régna dans sa patrie au mois de février 1711, et dont les symptômes généraux étaient un pouls petit, obscur et confus, des soubresauts aux tendons (Carphologie), soporosité, hoquet, prostration totale des forces, délire tranquille et récurrent lorsque la fièvre redoublait; les évacuations alvines, des urines copieuses, une sueur profuse, et des déjections vermineuses étaient généralement les crises heureuses de cette maladie. Morgagni ne fait aucune mention du traitement; il dit seulement qu'on employa la méthode hippocratique simple.

L'estimable collection des épidémies de la Normandie, par le Pecq de la Cloture, contient une relation de la fièvre lente nerveuse qui régna à Caen en 1765, où elle succéda à la dyssenterie, et y enleva un grand nombre de pauvres. L'observation suivante servira à faire connaître le caractère de cette maladie.

Un avocat célèbre, d'un tempérament sec et atrabilaire, délicat et très-laborieux, avait éprouvé de grandes inquiétudes; il avait passé l'automne dans un pays marécageux où il fut attaqué de douleurs rhumatismales. C'était à la fin de novembre; il fut saisi brusquement d'horripilations et d'un frisson violent qui porta le spasme dans tous les organes à la fois, il éprouvait une anxiété extrême et un mal de tête accablant; les deux premiers jours, on lui fit prendre des boissons abondantes; on lui administra des lavemens, des pédiluves, on lui fit des fomentations sur la région épigastrique, le tout sans succès. Le malade tomba dans l'assoupissement; la langue était blanche, épaisse, le malade avait l'air hébété et ne parlait qu'en tremblant; le pouls était à peine fébrile, insensiblement il devint fréquent, serré et petit; au surplus son rythme variait fréquemment les premiers jours, mais il restait toujours concentré. Les nuits se passaient dans l'insomnie et les rêvasseries : les jours, dans des nausées importunes; le troisième jour on donna l'émétique qui ne produisit que des eaux pituiteuses et quelques glaires; les urines demeuraient crues et aqueuses ou citronnées,

présentant quelquefois un nuage à leur surface, le remède
ne produisit aucun effet salutaire, car le malade rejetait toute
espèce de liquide qu'on lui faisait prendre, et demeura plusieurs jours dans cet état alarmant marqué par le spasme et
quelques mouvemens convulsifs. Il fut saigné, du 5 au 6, au
bras et au pied; mais aussitôt après la dernière saignée il fut
attaqué du plus violent mal de tête; il survint des anxiétés
précordiales, des mouvemens convulsifs des bras et de la
face, qui se communiquaient aux extrémités inférieures. On
continua les clystères et les fomentations. Les selles étaient
séreuses et mêlées de portions d'excrémens durs, noirs, mais
non fétides; peu à peu les idées du malade s'obscurcirent,
les réponses devinrent vagues, le subdélire survint, la langue
était humide et nette, mais la peau était aride sans être
néanmoins brûlante.

Au neuvième jour, augmentation sensible des accidens;
hoquet, nausées continuelles, tension de l'abdomen, déjections crues, regard triste et hébêté, trisme de la face,
délire sourd continuel et quelques signes d'engorgement au
cerveau. On essaya inutilement le quinquina sous diverses
formes; l'estomac le rejetait, la langue devint un peu plus
sèche, la peau se relâcha à force de fomentations. Vers le
quatorzième jour, le pouls fut moins serré, les urines commencèrent à se colorer et à précipiter un nuage, ce qui annonçait un signe de coction, le malade éprouvait des redoublemens vagues à des heures incertaines. Du quinzième au
seizième jour, la langue devint noire, raboteuse et dure, le
ventre paraissait serré vers les hypocondres et élevé vers le
milieu : le délire continuait; on appliqua des vésicatoires qui
produisirent les plus heureux effets; le 17, les urines fourni-
rent un sédiment très-abondant mais non encore louable. Ce
même jour, parut une éruption miliaire qui disparut le lendemain pour se montrer de nouveau. Le 20, à la suite d'une
exacerbation marquée et d'une sueur générale, le spasme diminua, on cessa les fomentations dès que la sueur fut bien
établie.

Cependant la langue restait aride; elle devint même si

rude, qu'elle se fendit en plusieurs endroits, le délire persistait également, et les redoublemens étaient plus vigoureux ; il y avait quelques selles bilieuses, précédées d'épreintes dont le malade se plaignait ; le vingt-quatrième jour, mouvement critique avec léger frisson, et fort redoublement vers le soir ; suivi de délire et d'une diarrhée abondante ; le vingt-septième, sueurs critique, avec éruption de miliaire rouge et cristalline. La seule boisson fut de l'eau et du vin ; chaque jour le malade buvait deux livres de vin dans six livres d'eau. Le trentième jour, fort redoublement, avec frisson et long tremblement, le pouls se développa, devint égal et large, et une sueur de quarante heures jugea la maladie ; cependant la convalescence ne se déclara que le quanrantième jour.

OBSERVATIONS PRATIQUES.

L'émétique administré au début de la maladie ne fut d'aucune utilité, *cruda non vacuanda*, dit Hippocrate, les urines crues et limpides jusqu'au quatorzième jour ne déposèrent que le dix-septième, *urinæ crudæ longum morbum præsagiunt* ; les 17, 20, 24 et 27e jours, notés comme décrétoires par Hippocrate, donnèrent quelques signes de coction ; enfin, les 30e et 31e jours furent judicatoires, ayant été précédés de véritables signes critiques. (*Voyez les Aphorismes* 36 *et* 58, *sect.* *IV.*)

Gesner, Quoique l'année 1770 eût été presque entièrement pluvieuse, et qu'on eût eu à peine quelques jours sereins, on ne vit cependant régner aucune maladie populaire dans la ville de Nordlingen ni dans les environs, si ce n'est quelques catarrhes et rhumatismes. Au printemps de 1771, il y eut des maladies aiguës et des rougeoles bénignes ; les autres maladies portèrent le caractère bilieux ou inflammatoire. On n'observa aucune épidémie durant l'été ; mais en automne une fièvre nerveuse se déclara, et régna depuis le mois d'octobre jusqu'au mois de mars de l'année suivante : sa plus grande force fut depuis novembre jusqu'en février.

Des lassitudes, des inquiétudes, une douleur à la tête, à la nuque et au dos, la diminution de l'appétit, tels étaient les prodrômes de la maladie ; ensuite la fièvre se déclarait par des horripilations ou par un violent frisson. La chaleur subséquente était modérée ; mais elle se portait principalement à la tête, et la rougeur seule du visage indiquait la maladie, lors même que les autres symptômes étaient douteux. Ce feu au visage subsistait encore dans la plus grande prostration des forces ; quelquefois, au lieu de la douleur de tête, les malades n'éprouvaient dans la première période qu'une stupeur ou des vertiges, la langue était pure, seulement ses papilles nerveuses étaient relevées ; il n'y avait ni nausées ni vomissemens, et rarement de la diarrhée ; le pouls et le sang ne présentaient aucun signe inflammatoire. L'état du premier était relatif aux complications de rhumatisme, de pleurésie ou de péripneumonie qui survenaient chez quelques sujets ; les urines étaient citrines, sans nuage ni sédiment ; vers le second septénaire, les forces baissaient, le pouls devenait quelquefois si faible, qu'il se perdait sous le doigt explorateur. Les malades, comme stupides, restaient immobiles dans leur lit ; s'ils essayaient de se lever, ils étaient aussitôt menacés d'évanouissement ; plusieurs avaient un délire sourd, la respiration était lente et à peine sensible, la langue se couvrait d'une couleur obscure ; il y avait dès-lors constipation ou diarrhée, quelques malades rendaient des vers. Au quatorzième jour, les symptômes augmentaient d'intensité, et les malades tombaient dans un état de somnolence ou de langueur, avec les yeux fixes et ouverts. A ces symptômes se joignaient les soubresauts des tendons, le trisme de la face, le hoquet, les réfrigérations internes et celles des extrémités inférieures, la roideur du cou, la déglutition sonore, la pâleur de la face, la rétention d'urine, respiration stertoreuse, et quelques éruptions imparfaites. C'était aussi à cette époque que l'on commençait à apercevoir quelques résolutions critiques, les urines se troublaient, les sueurs se montraient, ou bien il survenait des déjections bilieuses abondantes, ou des crachats copieux de matières visqueuses ; peu à peu les malades reprenaient la connaissance, le sommeil et l'appétit, la langue deve-

ñait humide, les urines déposaient un sédiment rose, les
forces se rétablissaient, quelquefois une éruption miliaire,
rouge ou blanche, paraissait sur la peau, ou bien il s'y formait des abcès, des pustules, des gales ou d'autres efflorescences. Mais le plus souvent la maladie se jugeait imper-
ceptiblement et sans aucune crise manifeste ; lorsque la
fièvre disparaissait, les malades éprouvaient de l'amertume
à la bouche, et une espèce de cardialgie. La maladie était
mortelle du 9e au 20e jour; mais, en général, on ne vit
succomber que ceux qui ne reçurent aucun secours, ou qui
les reçurent trop tard.

Les remèdes qui réussirent le mieux furent l'émétique en
lavage ou les émético-cathartiques, tels que l'ipécacuanha
joint à la rhubarbe ou à la crême de tartre, ou bien ces deux
médicamens joints au quinquina. On ne donnait ces remèdes
qu'à petites doses, lorsque les forces étaient abattues. Si
dans la seconde période il y avait de la constipation, on
administrait des lavemens émolliens, ou bien l'on appliquait
des suppositoires. Dans la troisième période, on associait les
doux laxatifs, tels que la manne et le tamarin aux toniques,
comme le quinquina, la semence de fenouil, l'eau de menthe,
le sirop de gingembre.

On ne saignait que dans le commencement et lorsqu'il y
avait des complications de maladies inflammatoires ; mais la
saignée n'était pas de plus de six onces. Après les évacuations
on prescrivait les poudres tempérantes, l'*haustus salinus*,
et, dans les complications de péripneumonie, on avait recours aux boissons nitrées, à l'esprit de mendérérus, à l'oxymel, et on appliquait aussi les vésicatoires, selon l'indication.

La boisson ordinaire était de l'eau panée, la décoction
d'orge, de gramen acidulée, la limonade, les émulsions. La
diète était absolue. Vers le cinquième ou sixième jour, s'il
survenait une grande prostration des forces, on ordonnait
les eaux de menthe, de rhue et le sirop de cannelle. Dans le
délire, on employait le camphre trituré avec la gomme arabique en émulsion, le sel volatil de corne de cerf, les vési-

catoires aux cuisses; et, dans les accidens nerveux, la liqueur anodyne, jointe aux analeptiques, fut toujours salutaire.

Lorsque la maladie était stationnaire, on donnait la décoction de quina ou de serpentaire de Virginie, le vin et les cardiaques. Lorsqu'il survenait une diarrhée excessive, on la tempérait avec la thériaque délayée dans l'esprit de mendérérus; mais l'extrait de cascarille, délayé dans la teinture de rhubarbe, était plus avantageux.

Enfin, la limonade minérale modérait les sueurs, et le musc avec le vin de Malvoisie arrêtaient souvent le hoquet.

Au mois de mars 1777, une épidémie du même genre éclata à Vienne en Autriche, où elle régna jusqu'au mois de mai. Elle attaqua principalement les gens pauvres et les femmes faibles et chlorotiques. Max. Stoll en a donné la description suivante :

Les commencemens de cette épidémie furent obscurs, et la fièvre paraissait être du caractère d'une éphémère. Mouvemens pyrétiques continuels plus ou moins marqués, sans aucune périodicité. Souvent on aurait cru les malades apyrétiques, si on eût jugé de leur état par le pouls, la chaleur du corps et les urines. Tous ces signes n'annonçaient qu'un état naturel; mais la maladie prenait bientôt une forme plus sérieuse : horripilations vagues et légères, sueurs peu considérables, peau brûlante, pâle et scabreuse. La langue raboteuse et recouverte d'une mucosité gluante, devenait ensuite nette, mais sèche et très-rouge, ou médiocrement blanche, aride, fixe, brûlée et gercée : anorexie, amertume de la bouche ou abolition du goût, soif nulle, les pommettes des joues rouges, les bords du nez et de la bouche très-jaunes, douleurs rheumatalgiques dans tous les membres, et quelquefois, durant la nuit, pesanteur, fatigue et sentiment de formication très-incommode, chaleur brûlante au sternum, à l'estomac et aux hypocondres, lombago, confusion des sens, tintement des oreilles, obturation de l'ouïe, stupidité; délire modéré et taciturne pendant le sommeil, cophose complète. La tête était si pesante, que les malades ne pouvaient la

soulever; ils se plaignaient parfois de chaleur brûlante au
front et aux yeux, quoique ces parties parussent au tact dans
leur état naturel.

Quelques-uns accusaient seulement des douleurs dans les
membres, assurant que, du reste, ils se trouvaient bien.
Vers le soir et durant la nuit, toux sèche d'abord, et ensuite
avec des crachats épais, blancs ou verdâtres; l'abdomen se
tuméfiait et devenait douloureux; il devint même tympanique
chez quelques malades. Tels furent les symptômes les plus
ordinaires. Les choses demeuraient souvent dans cet état
pendant plusieurs jours ou plusieurs semaines sans aucun
changement notable. Un petit nombre de malades éprouvèrent, vers les sixième, septième, huitième jours et suivans,
une diaphorèse abondante, continue, qui jugea la maladie.

A ces symptômes généraux s'en joignirent souvent de particuliers, tels qu'une diarrhée continuelle, sans augmentation ni diminution des autres accidens, à moins qu'elle ne
fût trop abondante et trop prolongée; car alors elle amenait
la prostration des forces, surtout chez les jeunes filles chlorotiques; dès-lors, tous les remèdes excitans et analeptiques
étaient sans effet; les vomitifs la provoquaient fréquemment;
le vin, l'infusion de fleurs d'arnica, et les rubéfians promenés
sur diverses parties du corps, la domptèrent quelquefois; les
cantharides augmentaient la perspiration cutanée, et diminuaient les excrétions alvines : mais ceux qui surmontaient
cet état, ne se remettaient que difficilement : les forces étaient
épuisées; la peau chagrinée, sèche, était collée sur les os
dépourvus de muscles. Quelques malades restaient plusieurs
mois dans un état de langueur, et finissaient par succomber :
au surplus, la maladie ne fut dangereuse que dans les cas
de diarrhée opiniâtre.

Quelques malades eurent la gorge enflammée avec difficulté d'avaler, les lèvres et tout l'intérieur de la bouche se
tapissaient de pustules milliformes, qui dégénéraient en
petits ulcères de couleur cendrée que l'on réprimait par des
collutoires astringens et anti-septiques, tels que l'infusion
de sauge animée avec un peu d'alun; l'angine plus grave cé-

dait aux vésicatoires; il survint à d'autres une éruption de miliaire blanche et quelquefois rouge, toujours avec soulagement des malades, quelle que fût l'époque de sa comparution.

Les vomissemens modérés de matières pituiteuses, soulageaient considérablement le mal de tête : le visage couvert d'un rouge trompeur, prenait une pâleur favorable, et la rougeur des yeux disparaissait alors. Ce symptôme épigénoménique fut salutaire et critique, mais il se montra rarement.

Toutes les autres maladies intercurrentes affectaient le caractère de l'épidémie qui se compliqua aussi parfois avec les fièvres inflammatoires, et le sang que l'on tirait alors était couenneux, d'autrefois elle s'allia à la gastrique, et prit le nom de *fièvre hybride*.

L'intensité de la maladie fut très-variable; elle fut plus forte chez les hommes que chez les femmes, mais le nombre des malades fut plus grand chez celles-ci que chez les premiers.

D'après cette diversité de formes, de caractère, d'intensité ou de complication, le traitement dut être de même varié selon les circonstances.

Lorsque la maladie était simple et franche, on l'attaquait avec des résolutifs salins et anti-phlogistiques. Si le malade était robuste, au bout d'un ou de deux jours on lui faisait tirer un peu de sang. La saignée devait être très-modérée et, pour ainsi dire, par forme d'exploration; les femmes eurent rarement besoin de ce moyen. Quelques jours après, on donnait l'émétique qui n'était vraiment efficace, que lorsqu'il avait été précédé des premiers secours indiqués plus haut. Après le vomitif on administrait le tartre émétique en lavage, le kermès minéral à doses réfractées et les sels neutres avec la décoction de gramen et de dent-de-lion. On appliquait ensuite les vésicatoires comme rubéfians que l'on promenait sur les parties du corps.

Lorsque les malades éprouvaient des nausées, on mêlait aux boissons quelques grains d'ipécacuanha pour provoquer quelques vomituritions; mais on n'employait ce moyen que lorsque la maladie était modérée et que le malade conservait ses forces; dans le cas contraire, ce remède était funeste de même que tout autre évacuant. Il fallait alors prescrire une décoction saturée de quina. La poudre occasionnait des nausées, des anxiétés et de la cardialgie. Les sels neutres étaient nuisibles, le quinquina était inutile lorsque les malades ayaient toutes leurs forces.

Cette maladie n'avait aucun cours déterminé ni crise décidée. On observa cependant parfois quelques mouvemens critiques, mais c'était d'une manière interrompue et passagère.

La convalescence était tardive. Les malades demeuraient long-temps dans un état de langueur. L'usage des remèdes confortans était indispensable.

COROLLAIRES.

Les cinq épidémies de la fièvre lente nerveuse, que nous venons de rapporter, sont insuffisantes pour nous offrir une histoire complète de cette maladie; mais Huxham, Borsieri, Quarin et Franck nous fournissent, à cet égard, les observations les plus exactes et les plus sûres. Ce ne serait point remplir notre but, que de nous en tenir au doute philosophique de l'illustre Pinel. Nous devons, au contraire, consigner ici le tribut des lumières que les plus savans écrivains ont pu nous donner, et en présenter un ensemble coordonné d'après l'état actuel de la science.

Le début obscur, caché, insidieux de la fièvre lente nerveuse, cette fébricule presque insensible, cette apyrexie mensongère, imposent souvent au malade et au médecin une sécurité funeste; et lorsqu'elle revêt un caractère épidémique, ses progrès sont si lents et si indéterminés, qu'on ne les remarque pas dès le début de l'épidémie, mais seulement lorsqu'elle étend déjà ses ravages sur un grand nombre d'individus; d'autant plus qu'elle ne paraît nullement soumise à l'influence de la constitution atmosphérique, comme le sont les épidémies catarrhales et celles exanthématiques. Il est donc bien important d'examiner avec soin tous les phénomènes que présente cette maladie, afin de pouvoir la reconnaître au premier abord, en lui ôtant le masque imposteur dont elle se couvre.

SYMPTOMATOLOGIE.

Invasion fébrile ou plutôt mouvemens pyrétiques sans périodicité, anomalie dans l'état du pouls, malaise indéterminé. Tout n'offre jusque-là qu'un obscur diagnostic; mais interrogeons le malade : des chagrins, des ennuis, l'habitation dans un lieu malsain ; enfin diverses causes débilitantes ont provoqué cette prédisposition à la maladie. Bientôt on observe des horripilations plus fortes, des frissons plus marqués suivis de chaleurs récurrentes et de sueurs peu copieuses, la peau sèche et brûlante, la langue muqueuse, inappétence, nausées, vomituritions, céphalalgie gravative, plus sensible vers la région occipitale; prostration des forces, découragement absolu, veilles continues ou sommeil agité par des songes tristes, crainte de la mort, décoloration de la peau, regard sombre et morne, et indifférence pour tous les objets qui doivent le plus intéresser. Dans la seconde période, amertume de la bouche, perte des sens du goût et de l'odorat; la langue s'épure mais devient rouge, sèche, ensuite brune et parcheminée ; obturation de l'ouïe, stupeur, fixité dans le regard, le pouls plutôt lent que naturel, urines insignifiantes, selles liquides, soif presque nulle, délire sourd, mouvemens spasmodiques des membres, ictère de la peau ou pâleur générale, oppression précordiale, aberrations mentales, langue tremblotante.

Troisième stade : sueurs inégales, visqueuses, froides, déjections alvines crues, liquides, délire comateux, froid des extrémités, respiration glacée, abandon des forces vitales et mort.

Quelquefois la maladie à son début présente le caractère inflammatoire du Causus ou de la Synoque, avec chaleur sèche et brûlante, coloration des joues, inflammation des yeux, ardeur dans la palme de la main, vertiges, tintemens d'oreilles, délire ou murmure soliloque du malade.

D'autres fois, symptômes gastriques qui imposeraient l'apparence d'une fièvre de cette espèce : vains prestiges qui disparaissent au bout de quelques jours, pour faire face aux véritables phénomènes morbifiques de la maladie. Bientôt la prostration des forces, les deliquium, les syncopes survenant aux moindres mouvemens du malade, les sueurs froides et partielles du front et du métacarpe annoncent le début de la seconde période qui est la première véritable de la fièvre lente nerveuse génuine.

PRONOSTIC.

Signes funestes. — Flux de ventre immodéré, sueurs colliquatives qui augmentent la prostration des forces, tremblement et difficulté de mouvement de la langue, froid des extrémités et de la respiration, fluctuation ou vermiculation du pouls, soubresauts des tendons (carphologie), amaurose, déjections involontaires, aphonie, paralysie de l'œsophage, crocinisme, yeux larmoyans et vitreux, aphtes gangreneux dans la bouche, respiration nasale et face hippocratique.

Signes favorables. — La langue redevenant humide du neuvième au douzième jour; expectoration grasse et facile, diarrhée modérée ou sueur douce et chaude, abcession aux oreilles, éruptions pustuleuses aux lèvres ou au nez, et exanthématiques survenant les 7ᵉ, 9ᵉ, 11ᵉ et 14ᵉ jours ou plus tard. Les aphtes blancs et benins, le pouls plus fort et plus égal, la respiration plus facile et plus libre, la peau vaporeuse, la cessation des spasmes et le maintien ou la réaction des forces.

La surdité, les hémorragies éventuelles et passagères, le délire et l'assoupissement ne sont en général que des symptômes épiphénoméniques assez indifférens.

Il est essentiel, dans le pronostic, de faire entrer en considération les complications qui peuvent augmenter les accidens de la maladie principale, et la constitution particulière des individus.

AUTOPSIE CADAVÉRIQUE.

S'il est des cas où l'état pathologique des parties internes du corps humain ne présente aucun signe inductif des causes et même des effets de la maladie, c'est surtout dans la fièvre lente nerveuse; aussi, ni les auteurs les plus illustres, tels que Bonnet, Morgagni, ni nos recherches particulières sur un assez grand nombre de sujets, ne nous ont pu fournir à cet égard des observations positives, surtout lorsque la maladie n'a été compliquée d'aucun phénomène inflammatoire ni adynamique. En effet, quelques traces légères de turgescence dans les vaisseaux cérébraux, lorsqu'il y a eu du délire, des épanchemens séreux dans les ventricules, tels qu'on en trouve dans tous les cadavres, une diminution ou une absence de fluide dans le péricarde, la fonte des glandes mésentériques et de l'épiploon, la flaccidité du foie, la matière pultacée de la rate, ne sont tous que des signes pathologiques obscurs, qui sont loin de jeter quelque lumière sur les causes et les effets de la maladie. Sa phénoménologie paraît exister dans les systèmes nerveux, dont la connaissance intime et approfondie n'a pas été donnée à l'homme. Cependant, dans l'ouverture de quelques cadavres, nous avons remarqué une atrophie du plexus solaire et des ganglions qui en dépendent.

TRAITEMENT.

Dans les fièvres ataxiques, dit un praticien célèbre, les forces de la vie semblent être attaquées dans leur principe par une cause interne, et des signes extérieurs attestent d'avance la direction favorable ou mortelle qu'affecte la nature.

Voilà cette direction que le médecin doit bien saisir. Aider la première, et combattre la seconde par tous les moyens de l'art: voilà la véritable médecine d'observation, hors de laquelle il n'existe plus qu'un aveugle empirisme. Quelles

8..

sont donc les indications curatives que nous présente la phénoménologie de la fièvre lente nerveuse ? Interrogeons ses symptômes et suivons sa marche. Le médecin observateur ne se laissera point séduire par ces premiers signes inflammatoires qui paraissent souvent signaler le début de la maladie, et il se gardera bien d'éteindre, par une saignée funeste, la vitalité chancelante du malade ; à peine se permettra-t-il un évacuant émétique indiqué par un état gastrique, pour ne point porter le trouble dans le système cérébral qui joue un si grand rôle dans cette maladie. Il cherchera plutôt à faire fluer par les selles les embarras des premières voies et du tube intestinal, dont il sollicitera les contractions avec la rhubarbe, le tamarin, le tartrate de potasse antimonié en lavage, ou les poudres résolutives. Mais si la prostration des forces était considérable, tout évacuant deviendrait dangereux.

Le caractère de la fièvre lente nerveuse étant une ataxie générale, il faut la combattre en soutenant les forces déclinantes ou en les relevant. Les moyens en sont faciles lorsqu'on les emploie à temps ; ainsi les limonades vineuses, le petit-lait vineux ou légèrement sinapisé, le posset, le punch léger, l'eau et le vin aiguisés avec la liqueur anodine, le sirop ou l'infusion de vanille, ou de quelqu'autre plante aromatique, la décoction de quinquina alkoolisée, les frictions spiritueuses, les céphaliques de même nature remplissent cette indication.

La soporosité, le coma, la prostration des forces, exigent des stimulans, tels que les vésicatoires, les rubéfians, les ventouses sèches, les frictions répétées sur tout le corps.

Le désordre des sens, qui annonce celui du système nerveux, invoque l'usage du musc, du camphre, de la liqueur anodine, du nitre, des teintures de valériane, d'assa-fétida, de castoréum, de l'huile pyrozoonique.

Le renouvellement de l'air, l'exposition des malades au courant de cet air, quand il est pur et frais, une grande propreté, une diète légère, mais analeptique, le vin généreux ; enfin les consolations morales, les encouragemens, c'est-à-dire, la médecine de l'esprit et du cœur, sont des moyens secondaires qu'on ne doit point négliger.

Enfin, nous le répétons avec l'illustre Pinel, ce n'est point à l'aide de quelques formules administrées au hasard, que l'on osera prétendre de suspendre ou modifier le cours d'une maladie aiguë. Mais seconder la marche et les effets de la nature, toujours plus sage et souvent plus puissante que l'art, en observant avec soin les diverses périodes de la maladie : voilà le seul secret de l'art de guérir pour le médecin philosophe qui a fait, d'après notre grand maître Hippocrate, une étude approfondie des prénotions et des aphorismes que cet homme immortel a consignés dans ses ouvrages.

ENCÉPHALITE

OU FIÈVRE CÉRÉBRALE.

Il est douteux si cette maladie est une fièvre *sui generis*, ou une encéphalite, ou le *sphacelus cerebri* d'Hippocrate, que Pline appelle *morbus solstitialis*, et Rhazes *Skakilos*.

Rivière, Bonnet, Baillou, de Fleers, Brassavola, et quelques autres anciens écrivains en ont donné des observations assez confuses. Nous possédons peu d'histoires de cette dangereuse maladie considérée comme épidémique. Conrad Rhumelius, Félix Plater, Willis, Saalmann, Sauvage, Vieusseux, Boyle, sont les auteurs qui nous ont fourni celles que nous allons exposer ici.

En 1503, une épidémie parut en Europe; elle consistait en un violent mal de tête, avec pulsation des artères temporales, rougeur du visage, cardialgie, anxiétés précordiales, douleurs ostéocopes, veilles, délire, toux, crachemens de sang et convulsions.

Cette maladie reparut en 1510 avec vertiges, délire et parotides mortelles.

Elle se renouvela en 1517.

On la revit en France en 1545; elle fit périr les jeunes gens les plus robustes , ce qui lui fit donner le nom de *trousse-galant*. C'était une fièvre *amphimériné*, s'exacerbant le soir, avec veilles continuelles, délire phrénétique, ou soporosité profonde qui dégénérait en une léthargie mortelle. Les malades se plaignaient d'un mal de tête atroce, de grandes douleurs dans les reins, et d'une lassitude qui abattait les forces. Après de violens efforts pour vomir, ils rendaient beaucoup de vers vivans par la bouche. Ces efforts étaient si terribles, que les malades paraissaient près de suffoquer. Il survenait, au plus grand nombre, des éruptions exanthématiques qui étaient salutaires, si elles avaient lieu vers le déclin de la maladie.

La saignée largement répétée, les ventouses scarifiées , les purgatifs minoratifs, les apozèmes réfrigérans et les vermifuges , étaient les remèdes qu'on opposait avec le plus d'efficacité à cette maladie, qui se terminait ordinairement le quatrième jour; rarement elle allait jusqu'au onzième.

Après l'hiver rigoureux de 1553, cette maladie se manifesta au mois d'avril dans la Sibérie , où elle emporta beaucoup de monde.

Elle se combina , en 1557 et 1559, avec l'épidémie catarrhale qui parcourut successivement l'Allemagne, la Hollande, la France et l'Espagne; elle fut mortelle pour les enfans. Elle attaqua, en 1559, les gens riches principalement.

Ph. Ingrassia rapporte que vers ce même temps la céphalée épidémique se montra en Sicile , et surtout à Palerme; les symptômes étaient la rougeur du visage, chaleur brûlante par tout le corps , vertiges, douleur de tête des plus atroces, fièvre vive. La maladie ne durait guère que quatre jours. Le seul remède efficace était de saigner et de faire boire de l'eau à la glace : les potions et les purgatifs étaient inutiles. Les personnes qui portaient un cautère, souffraient à peine pendant douze heures. La matière morbifique se portait sur cet émonctoire, qui s'enflammait pendant les quatre jours que durait la maladie , mais dès le second jour les malades étaient soulagés.

Cette épidémie se manifesta, en 1571, dans le comté de Mansfeldt en Haute-Saxe; entre la Saal et la Wupper; elle se porta ensuite en Bavière, où elle causa de grands ravages.

L'année suivante, elle s'annonça dans le canton de Berne, avec frisson, délire, nausées, vomissemens, chaleur brûlante universelle, épistaxis, urines troubles et fétides; elle attaquait plutôt les hommes que les femmes, et enlevait les plus robustes et ceux adonnés à la crapule.

La céphalée se combina encore, en 1580, avec l'épidémie catarrhale qui parcourut toute l'Europe; elle fut si terrible, qu'on la crut pestilentielle; elle enleva dix mille personnes à Rome, douze mille à Venise, et deux mille à Madrid. La saignée et les purgatifs furent employés avec succès.

Il régna, en 1588, dans le canton de Bâle, au rapport de Félix Plater, une céphalée maligne que l'on nomma *hauptwehe*, qui attaquait les hommes les plus robustes, et particulièrement ceux adonnés à la débauche. Les femmes et les enfans y furent moins sujets : elle fit périr beaucoup de monde. Le corps se couvrait de taches violettes avant la mort, qui arrivait du septième au douzième jour, rarement après le quatorzième; ceux qui en réchappaient, ne se rétablissaient guère qu'au bout de six semaines. Le cas suivant fera connaître le caractère de la maladie.

Un homme âgé de quarante-un ans fut surpris au mois de juin, à minuit, d'un frisson suivi d'une chaleur violente et d'un mal de tête atroce. Dès le lendemain matin, prostration extrême des forces; application sur la tête du malade d'un pain de roses humecté d'oxicrat : il survint des nausées et des vomissemens. Le malade refusant de prendre des remèdes, on sollicita les selles à l'aide d'un suppositoire. A neuf heures, saignée généreuse, et pour boisson de l'eau pure.

Le soir, julep avec l'eau de scabieuse, le sirop de limon et un jus de citron. La douleur de tête n'avait point diminué; pulsation des artères temporales, nuit inquiète. Le lendemain matin, urines colorées troubles et fétides, pouls fréquent, élevé, chaleur ardente à la peau : on répéta le julep et l'épithème sur le front.

3e jour. Purgatif avec le séné, la chicorée, la rhubarbe et les fleurs de pêcher, cinq selles; la nuit suivante, subdélire, veille et inquiétude.

4e jour. Délire furieux, le malade demande du vin, on lui donne du sirop de groseilles avec de l'eau; il avale les boissons avec avidité, et les rejette en partie.

5e, 6e et 7e jour : délire phrénétique. Le 6e jour à minuit, julep avec le sirop de pavots qui amène un peu de tranquillité et de sommeil; vers le matin, application de ventouses à l'occiput; dans la nuit du 7e au 8e, le malade but abondamment du julep coupé avec de l'eau.

8e matin. Sommeil soporeux; application d'un poulet ouvert vivant sur la tête. Le malade s'étant réveillé arrache l'animal avec fureur et le jette loin de lui en poussant des cris; le soir, cessation du délire, mais faiblesse extrême et fièvre; julep avec eau scabieuse, d'oseille, de buglose et de cannelle, et les sirops de roses et de violettes; un lait d'amandes pour aliment, le malade refusant tous les autres.

9e jour. Déjection alvine spontanée de matières fétides; friction sur les jambes et les pieds avec un linge imbibé de vinaigre et de sel.

10e jour. Comme la crise paraissait s'annoncer par les urines et les sueurs, on prescrit une potion sudorifique; le soir, épistaxis, nuit très-inquiète et grande faiblesse, présages ordinaires des crises, éruption de quelques pétéchies.

11e jour. Le matin, sommeil profond, et quoique le malade eût le corps presque découvert, il fut couvert d'une sueur abondante et fétide; les urines devinrent copieuses avec sédiment; la sueur se soutint le jour suivant, dès-lors tous les symptômes s'amendèrent. Le malade ne fut rétabli qu'au bout de trois semaines, ayant encore éprouvé divers accidens, tels que la constipation, de la toux et des fluxions qui se dissipèrent.

Cette épidémie se manifesta, en 1598, à Fischbach et à Lutzelbourg où elle occasionna une grande mortalité.

On trouve dans les Recherches sur la France, de Pasquier

une lettre écrite à M. de Bussi, auditeur de la chambre des comptes de Paris par son frère, dans laquelle il lui donne avis de l'épidémie qui s'était déclarée dans l'armée catholique et huguenote en 1616. Voici l'extrait de cette lettre :

« Ce qui me fit haster mon partement de Paris pour m'en-
» venir en nostre pays, fut l'avis certain que je receus que
» ceux de la religion prétendue réformée estoient à la veille
» de prendre les armes, que le prince de Condé tour-
» noyoit la tête de son armée pour les aller joindre. Trois
» jours après mon arrivée ils se sont mis aux champs. De
» là à six semaines le prince les a joincts qui a été suivi de
» près par l'armée du Roi passé Poitiers. Tous désordres ont
» été permis tant à l'une qu'à l'autre armée, et ne faut point
» demander s'ils ont faict du mal, mais quel mal ils n'ont
» pas faict.

» Il s'est mis une maladie nouvelle dans les deux armées
» qui les a ruynées l'une et l'autre. Le mal leur prenoit en la
» tête; vous eussiez jugé qu'ils estoyent furieux, et ne sen-
» tant de prime face leur mal, dansoient et sautoient disant
» qu'ils n'estoient malades, et après s'estre bien pourmenez
» deçà et delà, on estoit contrainct à cause de leur grande
» foiblesse de les coucher d'où ils ne vouloyent plus bou-
» ger, croyant, comme on les vouloyoit faire lever, qu'ils
» estoient attachés, les uns au chevet, les autres au lict.
» Ce mal a duré trois à quatre mois pendant lesquels peu se
» sont sauvés.

» Les pluies exorbitantes, la réplexîon des viandes et mé-
» langes, ont produict les altérations et changemens adve-
» nus dans leurs corps. »

L'hiver de 1661 fut si doux, que peu de semaines après son solstice les arbres commencèrent à pousser, et les oiseaux à faire leur nid; à cette saison succéda un printemps très-pluvieux, après l'équinoxe une fièvre anomale se déclara et au bout d'un mois elle devint épidémique; on la nomma *newdisease* (maladie nouvelle), elle attaquait principalement les enfans et les jeunes gens ; quelques vieillards qui en furent atteints, succombèrent.

Cette maladie était tellement obscure à son début, qu'à peine en apercevait-on alors quelques signes ; mais il survenait tout à coup une grande prostration des forces, avec langueur et engourdissement, gastricisme, répugnance pour les alimens, vomissemens rares, et les malades incapables de se mouvoir, restaient immobiles dans leurs lits. A cette première invasion succédaient de graves vertiges, tintement d'oreille et trouble dans les fonctions cérébrales, d'où s'ensuivait une fièvre plus ou moins intense avec soif et sécheresse de la langue ; les sueurs étaient rares et purement symptomatiques ; quelquefois la maladie se jetait sur la poitrine et excitait une toux violente. Dans la seconde période, qui arrivait ordinairement le huitième jour, les symptômes nerveux et encéphaliques devenaient plus graves ; dès-lors, phrénésie ou soporosité. Les malades et surtout les femmes et les enfans perdaient la parole et la connaissance, les déjections devenaient involontaires ; le délire frénétique était ordinairement mortel chez les gens robustes ; cet état était accompagné de mouvemens convulsifs et de soubresauts des tendons ; le ventre était relâché et les selles copieuses, claires, jaunâtres ou séreuses et d'une fétidité extrême, l'urine (excepté dans le cas de délire) était très-rouge, quelquefois les glandes du cou étaient compromises ; mais au lieu de passer en suppuration, elles s'ouvraient difficilement, et il en découlait une humeur ichoreuse, ténue et fétide qui, après un certain laps de temps, procurait du soulagement.

Willis observa aussi dans d'autres parties du corps des éruptions de pustules aqueuses qui dégénéraient en ulcères d'une guérison difficile ; il parut aussi quelquefois des pétéchies.

L'ouverture des cadavres donna peu d'éclaircissemens sur cette maladie ; on ne vit que quelques épanchemens séreux dans les cavités du cerveau dont les vaisseaux étaient légèrement injectés.

La guérison de cette maladie était longue et difficile,

des malades n'entraient en convalescence qu'au bout de trois à quatre semaines.

La saignée, les émético-cathartiques et les diaphorétiques légers, étaient les remèdes les plus efficaces; dans l'affection soporeuse, on employait les vésicatoires, l'esprit de corne de cerf à haute dose et les sangsues aux bras ou aux veines hémorroïdales. S'il y avait de la toux, on prescrivait des décoctions appropriées.

La crême d'orge ou d'avoine était le seul aliment que l'on permit aux malades.

Nous avons une lacune de près d'un siècle dans l'histoire de la céphalée épidémique, nous n'en avons trouvé aucune dans les auteurs qui ont écrit depuis Willis jusqu'en 1757, époque où le docteur Marteau de Grandvilliers décrivit l'épidémie qui régna à Aumale aux mois d'octobre et de novembre.

Cette maladie débutait par un sentiment de malaise général qui augmentait par degré jusqu'au troisième ou quatrième jour que les malades se tenaient au lit; ils éprouvaient dans ces premiers jours quelques frissons récurrens aux lombes et entre les deux épaules, mais jamais l'invasion n'en fut marquée par un frisson général; il n'y avait ni rapports ni nausées; la langue était vermeille, humide, parfois un peu blanche, mais sans crasse; les urines naturelles ou légèrement orangées; la couleur des joues et des lèvres était naturelle, rien n'était aussi insidieux que cet appareil de symptômes; l'insomnie accompagnée d'un mal de tête pulsatif, était le seul signe qui pût inquiéter.

Vers le huitième ou le dixième jour, le mal de tête augmentait; le malade était agité d'une cruelle insomnie, le pouls devenait accéléré, petit et serré, les yeux plus brillans et plus rouges, les urines variables; un grand saignement de nez survenait et se répétait souvent; les malades devenaient bouffis, les convulsions, le délire, le météorisme et quelquefois un flux de ventre colliquatif terminaient la scène; les malades succombaient entre le 14e et le 21e jour, quelquefois avec des taches brunes à la peau; toujours avec une langue noire, gercée, aride, rétrécie et tremblante, les dents sèches, les lèvres plombées, la face livide, quelquefois les hémorragies nasales se montraient jusqu'à la mort. Le sang était dissous. La maladie sévit principalement contre les filles; c'était une inflammation sourde du cerveau; la violence et la continuité du mal de tête avec pulsation, le tintement d'oreilles, l'intolérance de la lumière, en étaient les symptômes pathognomoniques.

La saignée de la saphène était le remède héroïque; il fallait la réitérer jusqu'à quatre fois brusquement, et sans égard même à la présence des règles que la maladie faisait souvent reparaître avant le terme.

La saignée répétée de la jugulaire était plus puissante, si celle au pied ne suffisait pas; on tenait le ventre libre par des lavemens; la boisson était une tisane simple et nitrée, et le soir on donnait une émulsion à laquelle on joignait le sel sédatif. La saignée provoquait une moiteur jusqu'au onzième ou au quatorzième jour, qu'il se faisait une éruption peu considérable de miliaire cristaline aux bras, à la poitrine et au bas-ventre; elle se soutenait durant cinq à six jours et emportait le reste des accidens. Si la fièvre subsistait encore, elle devenait intermittente et cédait aux purgatifs; à la fin de la maladie, on alliait le diacode aux émulsions.

Saalmann.   Ce fut au milieu du mois de mars de l'année 1788, qu'une céphalée épidémique se déclara à Munster en Westphalie, où elle attaqua principalement les gens pauvres; elle s'annonçait par une douleur de tête avec vertiges, et, chez quelques-uns, par une migraine; elle était accompagnée de douleurs au dos, aux lombes et aux membres qui éprouvaient une grande lassitude, oppression précordiale, propension au sommeil qui était court, fugitif, et troublé par des terreurs et un subdélire; la difficulté de l'ouïe s'observa chez quelques malades; d'autres, et surtout les femmes, éprouvèrent une espèce de douleur et de constriction dans la gorge, semblable à une affection hystérique.

Les 3e, 4e et 5e jours, les symptômes s'aggravaient, et, le 6e ou 7e, survenait le délire : les yeux étaient fortement injectés et larmoyans, la respiration de plus en plus laborieuse; quelques malades paraissaient subictériques, d'autres avaient une diarrhée bilieuse, accompagnée d'une copieuse excrétion de vers lombrics et ascarides. On vit même de ces derniers rendus par le haut. Dans le progrès de la maladie, les selles devenaient très-fétides; elles étaient tour à tour bilieuses ou blanchâtres. Ces symptômes étaient suivis de soporosité et d'une surdité récurrente. L'urine, d'abord pâle, devenait ensuite plus jaune; et, après avoir déposé un sédiment trompeur blanc ou rouge, elle devenait noirâtre. Enfin, aux approches de la mort, on la vit semblable à de l'encre. On observait chez la plupart des malades une sueur partielle à la tête et au haut du tronc. Les hypocondres, durant tout le cours de la maladie, étaient durs, tendus, tuméfiés et douloureux. On y sentait une pulsation, surtout pendant les exacerbations.

Le pouls était à peine fébrile et comme dans l'état naturel. Ce qu'il y eut de singulier, c'est que chez les vieillards, il était si tardif, même dans le moment des exacerbations, qu'on aurait jugé apyrétique un malade qui d'ailleurs était dans le péril le plus imminent.

On observa chez quelques sujets des traces de sang dans les urines et dans les selles; d'autres eurent des hémorragies nasales ou un flux hémorroïdal. La perte de la mémoire et la soporosité qui dégénérait en carus devenaient plus intenses; elles étaient bientôt suivies du hoquet, de l'aphonie, de sueurs partielles, et de la mort qui survenait après le 12e ou 20e jour.

La langue, dès le commencement, était blanche et ordinairement très-sèche; rarement elle noircissait, et seulement peu de temps avant la mort; il survenait souvent des tremblemens convulsifs dans tous les membres, et les malades qui conservaient l'usage de leurs facultés mentales, se plaignaient de douleurs intolérables aux pieds, aux jambes et aux mains. D'autres éprouvaient un engourdissement presque universel et une rigidité si grande dans les membres, qu'à peine les hommes les plus robustes pouvaient-ils les remuer dans leur lit.

Tels étaient en général les symptômes observés chez ceux qui furent les moins malades; mais ils furent beaucoup plus graves chez d'autres sujets; et ordinairement la mort survenait du 7ᵉ au 9ᵉ jour. Alors la maladie commençait par des horripilations récurrentes comme dans la fièvre catarrhale, et même avec les symptômes de celle-ci, tels que le coryza, le larmoiement des yeux, l'enchifrènement, et quelquefois même une excrétion de sérosité de la muqueuse de Schneider. Le sommeil était de courte durée et tumultueux, bientôt il y avait insomnie absolue, suivie de délire avec nausées, vomituritions, respiration laborieuse et douleurs pectorales simulant une péripneumonie; céphalalgie atroce, langue blanche ou rouge, rarement noire, tremblement des mains. Tels étaient les symptômes des trois premiers jours. Le quatrième jour, on observait le regard des malades fixe, les yeux pulvérulens un peu enflammés et larmoyans; les cils et les paupières chargés d'une humeur sébacée. Le nez distillait des sérosités provoquées par des éternumens. La veille était continuelle, l'ouïe très-fine, quoique la surdité eût existé dès le commencement. Le tremblement des membres augmentait de plus en plus. Des sueurs partielles couvraient le front et la région précordiale. Les urines étaient aqueuses, pelliculeuses et blanches; les déjections alvines tantôt aqueuses et bilieuses, tantôt accompagnées de ténesme et striées de sang.

Dans l'état de la maladie, le délire était tantôt taciturne et tantôt furieux, la voix sourde et tremblotante, la langue rétractée. La surdité reparaissait avec le coma vigil ou le délire continuel. Les muscles de la face entraient en convulsion, et les malades mouraient dans cet état, ou avec un râle, après avoir paru reprendre leurs sens; d'autres quittaient la vie dans un état léthargique.

Si, dans le progrès de la maladie, il survenait une exacerbation fébrile avec frissons, c'était parfois d'un bon augure, pourvu que ce frisson fût suivi de chaleur et d'une sueur générale; mais si une éruption pourprée se manifestait, la maladie continuait avec force, et l'événement en était douteux. Enfin, s'il n'y avait aucune crise manifeste, la mort était certaine.

Pronostic. — La maladie fut plus dangereuse pour les individus au-dessus de l'âge de quarante ans, que pour les jeunes gens. Les tremblemens, les convulsions, les urines pelliculeuses étaient de fâcheux symptômes. Le flux de ventre bilieux et les matières blanches, fétides, étaient de mauvais augure. Les yeux larmoyans, fuligineux, le changement de couleur du visage, les sueurs partielles, le grincement des dents, le délire furieux, la soporosité continuelle, la pulsation des hypocondres, les hémorragies nasales passives étaient autant de signes mortels. Ceux favorables étaient l'irruption des hémorroïdes, les urines sanguinolentes, les hémorragies actives copieuses, l'hémoptysie même et le vomissement de sang, le retour du sommeil qui apaisait le délire, l'exacerbation fébrile, suivie d'une sueur critique, et la diminution de la surdité.

Quant aux causes de cette maladie, Saalmann ne donne que des raisons scholastiques, telles que l'abus des six choses non naturelles, etc., qu'il est inutile de rapporter ici.

Le traitement qu'il prescrivit fut les boissons abondantes acidulées; la saignée répétée suivant l'urgence des cas, les clystères largement nitrés, les purgatifs avec les sels neutres, la rhubarde unie au mercure doux pour débarrasser le bas-ventre, ensuite un vomitif d'ipécacuanha seul ou aiguisé avec le tartre émétique, qui soulageait considérablement les malades : tels étaient les moyens les plus efficaces avec lesquels on combattait cette maladie. Mais le remède le plus héroïque fut l'usage prompt des vésicatoires appliqués à l'occiput et aux jambes : on en secondait les effets avec des potions camphrées.

Il était important de conserver la liberté du ventre durant tout le cours de la maladie.

Enfin on terminait le traitement par le quinquina uni aux antisceptiques.

Le nombre des malades, depuis le 2 avril jusqu'au 20 juin, s'éleva à plus de cinq cents ; il en mourut trente-deux. Il est à remarquer qu'aucun individu au-dessous de vingt ans ne succomba.

Saalmann nomma cette épidémie *phrénésie et paraphré-nésie*, par rapport à l'inflammation des méninges et du cerveau, et ensuite eu égard à l'inflammation consensuelle des viscères de la poitrine et du bas-ventre.

Deux savans médecins de Genève, MM. Vieusseux et Mathey, nous ont donné une excellente description de l'épidémie qui régna en 1805 dans cette ville et dans les environs; c'était une fièvre cérébrale ataxique. En voici un extrait :

Quoique la maladie qui a régné le printemps dernier à Genève et dans les environs, n'ait pas été considérable par le nombre des malades et des morts, et qu'elle n'ait duré que trois mois environ, elle n'en est pas moins remarquable par les symptômes qui la distinguent de toute espèce de fièvre qui se soit présentée depuis plus de trente ans dans ce pays.

L'hiver précédent a été extrêmement long, le printemps très-froid, et la végétation singulièrement retardée. Ce fut au froid et à la sécheresse qu'on fut porté à attribuer la cause de la maladie dont s'agit; et quoique les premières pluies du printemps ne parussent contribuer en aucune manière à sa diminution, néanmoins il est vrai qu'elle cessa complètement lorsque la chaleur eut décidé le développement entier de la végétation.

La maladie attaqua tous les états, et les divers quartiers de la ville et de la campagne, sans aucune trace de contagion; ce qui la fit attribuer avec raison à l'influence de l'air. Elle débuta de la manière la plus suspecte et la plus effrayante aux Eaux-Vives, bourgade près de la ville, sur la rive gauche du lac, habitée par des gens pauvres, malpropres, et dont le genre de vie favorise le développement de toute maladie contagieuse. Il est même assez ordinaire de voir ces individus attaqués de fièvres putrides et malignes au printemps, quand le vent du sud-ouest règne et pousse de leur côté les exhalaisons marécageuses des fossés et des bords du lac.

Sur la fin de janvier, dans une famille composée d'une

femme et de trois enfans, deux de ceux-ci furent attaqués de la maladie, et moururent en moins de vingt-quatre heures. Quinze jours après, le mal se manifesta dans la famille Desgras, du même lieu, composée du père, de la mère et de cinq enfans, dont quatre furent attaqués presque en même temps, et moururent tous du 10 au 12 février, après quatorze à quinze heures de maladie, avec des symptômes frappans de malignité.

Le premier enfant se coucha bien portant à huit heures; à minuit, il commença à se plaindre; à trois heures du matin, il se leva avec une violente douleur de tête et d'estomac. Une heure après, la fièvre et la chaleur augmentèrent avec des rêveries, la face devint rouge; le délire s'accrut rapidement. A dix heures, deux hommes furent obligés de le tenir dans le lit. A onze heures et demie, il était dans une espèce d'assoupissement, sans pouls. Mouvemens convulsifs de la face, qui était couverte d'une légère sueur. Déglutition impossible; l'œil était très-vif. A mesure que la fièvre baissait, le visage pâlissait; l'enfant mourut à la fin de l'accès, vers les deux heures.

La jeune fille de onze ans se plaignit le lundi 11 février, à huit heures, d'une douleur légère à la tête et à l'estomac; à neuf heures, elle alla encore à la ville; à midi, le mal augmenta. La marche de la maladie fut la même que celle de son frère, et, comme lui, elle mourut avec des mouvemens convulsifs le mardi 12, à huit heures du matin, ayant le visage un peu bouffi.

La petite, âgée de six ans, mourut une heure après sa sœur, avec les mêmes symptômes et les mêmes angoisses.

La plus jeune, qui avait treize mois, et qui était encore à la mamelle, mourut de même le 12, à sept heures du soir. Le corps était blanc et sans tache, et les lèvres pâles.

Ces morts promptes et nombreuses effrayèrent. On prit dès-lors les plus grandes précautions pour arrêter les progrès du mal que l'on crut contagieux; en conséquence tous les meubles et vêtemens des deux familles furent brûlés, les maisons lavées, blanchies et désinfectées avec grand soin, et les individus qui restaient furent transportés ailleurs.

. Au bout de quinze autres jours, un jeune homme demeurant dans la maison attenante aux précédentes, fut attaqué de la même maladie, et mourut du soir au matin, ayant le corps violet jusqu'au bout des doigts quelques heures même avant sa mort. Du reste, la maladie ne se propagea point dans le voisinage. Un jeune enfant de quatre ans mourut dans la ville le 25 février. Alors le mal parut se calmer; mais au bout de douze jours, il reparut en plusieurs endroits, et depuis le 16 mars jusqu'au 8 mai il y eut environ trente morts dans la ville, sans compter ceux de la campagne, qui ne furent pas de moitié si nombreux.

. La manière prompte dont les malades mouraient, encore plus que le nombre des morts, augmenta la terreur. Cependant on s'aperçut bientôt de deux choses rassurantes : la première, c'est que, lorsque les remèdes étaient donnés à temps, il était rare que les malades ne fussent pas promptement hors de danger; la seconde, c'est que la maladie attaqua en même temps des individus de tout état, de toute condition et dans les différens quartiers de la ville indistinctement, soit dans les petits logemens malpropres et habités par plusieurs personnes, soit dans de grandes maisons où les malades étaient seuls et parfaitement propres.

. Ceux qui soignaient les malades ne contractèrent point la maladie, qui paraissait tenir à une constitution particulière de l'air et non à un principe contagieux. Dans l'hôpital, où le nombre moyen des malades est de 90, il ne mourut de cette maladie qu'un seul individu, qui avait été amené du dehors, et elle ne s'y propagea point. Il n'y eut presque jamais qu'un seul malade dans une maison.

DESCRIPTION DE LA MALADIE.

Elle débutait tout-à-coup par une prostration de forces souvent extrême. Le visage était décomposé, le pouls faible, petit et fréquent, quelquefois presque nul, dur et élevé dans un petit nombre de cas. Il se manifestait une violente douleur de tête, surtout à la région frontale, ensuite venaient des maux de cœur ou des vomissemens de matières vertes, de la roideur dans l'épine du dos, et, chez les enfans, des convulsions. Dans les cas qui menaçaient de devenir funestes, la perte de connaissance succédait à ces accidens. Le cours du mal était très-rapide, soit qu'il se terminât par la mort ou par une guérison; sa durée, dans l'un et l'autre cas, était depuis douze heures jusqu'à cinq jours, et non au-delà, quelquefois cependant elle se prolongeait et suivait le cours d'une fièvre bilieuse ordinaire, souvent aussi elle prenait le type d'une intermittente, et on aurait pu la regarder comme une pernicieuse, dont le premier accès emportait la malade.

Chez la plupart de ceux morts dans vingt-quatre heures ou environ, le corps se couvrait de taches violettes au moment de la mort ou peu après, ce qui offrait un aspect effrayant et une grande apparence de malignité aux yeux du vulgaire. Mais l'expérience prouve que ces changemens dans la couleur du cadavre, et ces taches violettes ou livides se rencontrent souvent dans les morts très-promptes, qu'il y ait ou non de la malignité, tandis qu'on voit souvent des malades de véritables fièvres malignes, mais dont la mort est moins prompte, chez lesquels il n'y a aucune altération semblable après la mort.

Dans quelques cas l'invasion proprement dite de la maladie était précédée plusieurs heures auparavant d'un mal de tête peu violent, suivi d'une rémission qui en imposait, mais le plus souvent elle débutait brusquement et sans avant-coureur.

La maladie attaquait principalement les enfans et les jeunes gens.

L'ouverture des cadavres montra le plus souvent un engorgement sanguin dans le cerveau, sans aucune altération particulière des autres viscères: dans quelques-uns, cet engorgement était peu considérable. Dans un petit nombre, le cerveau était dans son état naturel. L'affection des autres parties était purement nerveuse et symptomatique. D'après cet exposé on nomma cette maladie *fièvre cérébrale maligne non contagieuse*. La violence, la singularité et l'uniformité des symptômes ne permettent pas de refuser à cette maladie le titre d'épidémie, puisqu'elle régna pendant trois mois dans tous les quartiers de la ville et à la campagne; et quoiqu'il soit mort le quart des individus attaqués de cette maladie, la mortalité en général n'a pas été augmentée; car elle fut, en 1803, du 10 février au 10 mai, de deux cent dix-huit; en 1804, de deux cent quarante-trois; et en 1805, de deux cent trente-cinq.

Traitement. — Les premiers malades succombèrent tous promptement. Ils furent en général secourus trop tard. L'émétique et le quinquina furent les remèdes sur lesquels on fonda le plus d'espérance. En peu de temps les médecins, qui se communiquaient journellement leurs observations, établirent une méthode de traitement qui réussit généralement, surtout lorsque le médecin était appelé à temps.

Le premier, le principal, et souvent le seul remède fut le tartrate antimonié de potasse donné à dose capable de produire un plein et entier vomissement. On l'administrait ordinairement à six grains dans six onces d'eau. Cette dose, donnée par cuillerée de dix en quinze minutes, n'était pas trop forte pour des jeunes gens, et même pour des enfans : parfois elle ne suffisait pas. Plus rarement la moitié de la dose produisit l'effet désiré.

Souvent le vomitif faisait cesser sur-le-champ les douleurs de tête, le vomissement et la fièvre. Si ensuite on prescrivait un purgatif de précaution, le malade n'en devait pas moins être considéré comme guéri uniquement par l'émétique. Ce moyen fut si généralement reconnu utile, qu'il y avait dans la plupart des maisons des doses d'émétique préparées avec une instruction sur la manière de s'en servir, dans la crainte de n'avoir pas le médecin assez à temps.

Ordinairement l'état du pouls n'exigeait pas la saignée; quelquefois néanmoins il était dur et plein; et cette opération était utile et devait précéder l'émétique. Mais lorsque l'état du malade et la violence du mal de tête indiquaient l'emploi des sangsues, il y aurait eu trop de temps à perdre en commençant par là. Il fallait d'abord faire vomir, et ensuite appliquer les sangsues aux tempes, si le vomitif n'avait pas

apaisé les douleurs. Quelquefois il fallut appliquer les sangsues quand la douleur revenait après avoir été calmée par
l'émétique.

Les troupes anglaises, après avoir évacué Ischia, petite Boyle.
1808.
île sur la côte sud-ouest du royaume de Naples, débarquèrent
à Melazzo en Sicile, où elles éprouvèrent diverses fièvres;
mais vers le milieu du mois de juillet, une épidémie s'y
déclara, le thermomètre de Farenheit était à quatre-vingt-
huit degrés (39 $^1/_9$ R.), et le vent du Sirocco dominait. Il
paraît que la maladie fut causée plutôt par la chaleur brûlante
du soleil, à laquelle les soldats étaient exposés, que par le
mal aria.

La maladie se déclarait ordinairement par un accès de
froid, et quelquefois elle était précédée par un état de langueur et des étourdissemens, le paroxysme fébrile était bientôt
suivi par une violente céphalalgie, avec vertiges, douleur
pulsative aux régions temporales, langueur et lassitude; le
pouls était d'abord plein et vibré, battant souvent au-delà
de cent pulsations par minute, la face était rouge; mais si
l'invasion avait été précédée pendant long-temps d'étourdissemens, alors le visage était pâle et abattu; les yeux, rarement rouges, étaient néanmoins étincelans, et ne pouvaient
supporter la lumière; le ventre était toujours constipé; la
langue humide, et recouverte d'un mucus blanc et jaunâtre
vers son milieu, avait ses bords rouges; la soif, jamais
urgente, devenait nulle dans le progrès de la maladie; au
commencement, la peau était brûlante et aride, sa température s'élevait souvent à cent deux degrés (*Farenheit*), et
quand la maladie devait se terminer favorablement, il survenait des sueurs copieuses.

Aux premiers symptômes succédait un état de somnolence
voisin de la stupeur; quoique les malades ne dormissent point,
on n'observa jamais de délire frénétique; au contraire, les
malades restaient tranquilles dans leur lit, ils avaient toujours
des nausées et parfois des vomissemens bilieux. Dans le
progrès de la maladie, le pouls devenait faible et tremblotant, la pupille se dilatait, le visage pâlissait, et ses

muscles se relâchaient, les yeux étaient larmoyans, la peau couverte d'une sueur froide; il survenait des mouvemens convulsifs qui annonçaient une mort prochaine.

L'ouverture des cadavres montra les sinus de la dure-mère remplis de sang, les veines très-distendues; entre la dure et la pie-mère, des épanchemens séreux, et leur surface recouverte de la même substance que l'on trouve sur les membranes frappées d'inflammation; les autres parties étaient dans leur état naturel. Tandis que la chaleur excessive régna, le caractère de la maladie fut toujours intense; mais, au commencement de septembre, l'épidémie devint plus bénigne et moins fréquente.

Cette maladie est semblable à celle dont Lucien parle, qui parut à Abdère au milieu de l'été, et qui se déclara d'abord parmi les citoyens rassemblés au théâtre en plein midi, pour y voir jouer une pièce dramatique d'Euripide. Son attaque fut subite, le délire qui l'accompagnait n'était pas furieux; la maladie se jugeait le septième jour par quelque hémorragie copieuse.

La maladie de Melazzo fut traitée de la manière suivante: plusieurs cas légers furent guéris par des applications de glace, ou des affusions d'eau froide sur la tête et par les purgatifs : mais ordinairement les saignées généreuses étaient le principal moyen curatif. Les étourdissemens et la céphalalgie, plutôt que l'état du pouls, l'indiquaient, et ces symptômes s'apaisaient effectivement, même lorsque le sang coulait encore; dès-lors, le pouls devenait plus plein et plus régulier : la saignée de l'artère temporale était d'un effet plus actif et plus permanent. Les médecins siciliens appliquèrent les sangsues aux tempes, et prescrivaient des boissons acidulées et à la glace. On tirait jusqu'à quarante onces de sang à la fois de l'artère temporale avec un grand succès.

Les vésicatoires à la tête étaient un puissant moyen dans les cas d'étourdissement long-temps prolongés, il fallait les renouveler souvent.

On remédiait à la constipation par des purgatifs.

Quand la maladie était prise à temps, et bien traitée,

elle ne durait pas plus de quatre à cinq jours, les étourdissemens et les vertiges étaient les symptômes qui subsistaient
le plus long-temps ; il y eut peu de rechutes.

Dans l'épidémie qui régna à Gueret en 1809, M. le docteur Jouilleton donne un exemple de la fièvre cérébrale.

Un tailleur d'une haute stature, très-robuste, âgé de 50
ans, s'enivrant fréquemment, tomba tout-à-coup malade dans
les derniers jours de février ; au début, horripilation et vertiges, la surdité et l'insomnie surviennent avec un délire
loquace, le malade d'ailleurs assure qu'il ne sent aucun mal.
Un matin il s'échappe de son lit et de la maison ; on le
trouve caché sous un tas de pierres, on le ramène chez lui,
il se refuse aux remèdes, assurant qu'il n'en a aucun besoin,
et qu'il se porte bien ; pouls naturel, langue belle, yeux
hagards, conjonctive légèrement injectée, visage pâle et
défait, tremblement de la lèvre inférieure ; le malade s'op-
pose avec violence à l'application des sinapismes aux pieds
et des sangsues derrière les oreilles ; il consent seulement
à prendre quelques cuillerées d'une potion calmante, et à
se laisser mettre les vésicatoires aux jambes ; la nuit du 4 au
5 est assez tranquille ; mais vers le matin, le hoquet se manifeste avec une couleur ictérique à la peau et à la cornée,
et la nuit suivante le malade meurt.

COROLLAIRES.

Ce n'est point dans l'informe Dictionnaire des sciences
médicales qu'il faut chercher des notions précises sur l'encéphalite ou céphalite ; car on n'y trouve à cet égard que deux
petits articles fort incomplets ; nous ne partagerons pas le
sentiment du docteur Recamier sur l'inflammation isolée de
la substance cérébrale, nous sommes convaincus au contraire,
avec notre illustre compatriote Bichat, qu'elle ne peut avoir
lieu que successivement ou contemporairement à celle des
méninges. D'ailleurs, les ouvertures des cadavres rapportées
dans les épidémies de Londres, de Genève et de Melazzo prou-
vent évidemment la vérité de cette observation.

On ne distingue cette maladie de la phrénésie ou phrénite que par le délire furieux qui caractérise cette dernière, Hippocrate a décrit en peu de mots la céphalite sous le nom de *sideratio cerebri* (de morb. lib. III), ce qui signifie brûlure et non point œdême du cerveau, comme l'a écrit un traducteur.

Nous avons vu par la marche précipitée et sévère de cette maladie, combien il est important d'en bien saisir le vrai caractère pour y apporter les remèdes les plus prompts et les plus actifs. Heureusement que le diagnostic en est simple et tel que nous allons l'exposer.

SYMPTOMATOLOGIE.

Les causes premières des maladies sont ordinairement si obscures, que le médecin est obligé d'en négliger la recherche pour s'en tenir aux symptômes actuels qui se présentent à son observation ; l'encéphalite ou fièvre cérébrale, considérée sous le point de vue épidémique, ne peut provenir que d'une constitution particulière de l'air, tout-à-fait inconnue, et qui agit soit sur le système sanguin, soit sur celui biliaire : mais est-ce le premier qui excite la réaction du second ou *vice versâ ?* Il n'est guère possible de le décider, nous pencherions pour la première opinion. Mais nous ne nous engagerons point dans cette discussion physiologique, et nous nous en tiendrons aux symptômes qui nous offrent des notions plus exactes.

La maladie s'annonce rarement par des préludes de malaise et quelques frissons récurrens. Son début est ordinairement spontané et brusque, douleur de tête violente s'étendant parfois au dos et aux lombes ; dans quelques cas, rémission marquée temporaire et retour avec plus de violence et d'intensité.

Prostration subite des forces, chaleur vive et brûlante, visage tantôt rouge et tuméfié, plus souvent pâle et décomposé ; pulsation des carotides et des artères temporales, yeux brillans et larmoyans, pouls petit, serré et fréquent, nausées, vomissemens bilieux ou glaireux, veilles et délire tranquille, rarement furieux, ou bien stupeur et soporosité léthargique, tension de l'épine dorsale, tremblement de la lèvre inférieure et des mains, trisme, aphonie, respiration brève et sublime, obscurcissement de la vue, incontractibilité de la pupille comme dans l'hydrocéphale, convulsions et mort, précédée ou suivie assez fréquemment d'une éruption d'échymoses grisâtres, plombées ou violettes par tout le corps, comme dans les fièvres malignes ou dans certains empoisonnemens.

Si la maladie affecte, par consensus, les viscères de la poitrine, on a des symptômes de pleurésie ou de péripneumonie ; elle peut simuler l'angine suffocative, si l'irritation se porte à la gorge; enfin, si les viscères abdominaux participent à ce consensus, on aura l'ictère, les déjections alviner, bilieuses, les urines sanguinolentes, l'irruption des hémorroïdes; quelquefois il se fait une éruption miliaire par tout le corps. On peut aussi confondre cette maladie avec l'apoplexie ou la fièvre pernicieuse carotique, dont elle offre souvent tous les symptômes.

PRONOSTIC.

C'est bien ici le cas du *judicium difficile* d'Hippocrate ; car jamais pronostic ne put être plus incertain que dans cette maladie, dont le cours rapide n'admet aucune période déterminée, et ne laisse que de courts instans à l'observation.

Le délire phrénétique ou la soporosité continuelle, l'excrétion des vers par la bouche, le hoquet, le trismus de la face, les yeux larmoyans ou chassieux, l'écoulement puriforme par le nez, la carphologie, la déclinaison du pouls, les convulsions, les sueurs partielles, l'aphonie et la paralysie de la déglutition, sont tous les symptômes mortels, de même que l'immobilité ou l'incontractibilité de la pupille.

Quibus cerebrum sphacelatum est, in tribus diebus pereunt, si veró hos evaserint, sani fiunt. (Aph. 30, s. VII.) L'épistaxis abondant est, au contraire, un signe favorable, tandis que la stillation par gouttes du sang par le nez en est un mortel.

A peine peut-on se permettre quelque espoir, d'après la

rémission soutenue des symptômes, et quelques évacuations critiques, telles qu'un vomissement bilieux abondant, suivi de la cessation du mal de tête, l'écoulement subit et abondant des règles ou des hémorroïdes, le retour des forces et la vibration soutenue du pouls, quoique devenant moins fréquent.

AUTOPSIE CADAVÉRIQUE.

Injection bien caractérisée des vaisseaux de la pie et de la dure-mère de l'arachnoïde, et souvent des veinules qui serpentent sur la surface du cerveau; épanchement séreux abondant dans les ventricules.

L'estomac ne présente que de légères traces d'irritation secondaire, s'il y a eu de violens vomissemens; les autres viscères ne présentent non plus que des symptômes semblables, s'ils ont participé à l'inflammation primitive.

TRAITEMENT.

Dans les épidémies de 1545, 1580, 1757 et 1788, on regarda la saignée comme le remède le plus héroïque. Vieusseux, dans celle de Genève, ne l'admit que comme un moyen secondaire quand le pouls était dur et plein, et l'application des sangsues quand la douleur de tête récidivait, après l'emploi de l'émétique, qu'il regarda avec le quinquina comme les seuls moyens de tronquer la maladie. L'ouverture des cadavres, dans cette dernière épidémie, ayant fait voir l'action violente du sang sur le système cérébral, mettait hors de doute la nature des moyens à employer, et il nous semble que la saignée devait précéder tout autre remède, et surtout celle de la jugulaire, et même l'artériotomie temporale, sans avoir égard à l'état du pouls, qui, dans cette maladie comme dans tous les débuts des inflammations vives et profondes, est souvent petit et déprimé : les sangsues sont d'un effet trop long dans les cas urgens. Il faut les appliquer dès le début dans les inflammations des membranes séreuses. Les extractions du sang faites tardivement précipitent la marche de la maladie vers la mort et augmentent les épanchemens loin, de les arrêter.

Les vomitifs doivent être donnés avec précaution et après la déplétion sanguine, car ils portent violemment le sang au cerveau. Il vaudrait mieux agir sur le bas-ventre par des purgatifs ou des lavemens stimulans, et provoquer comme moyens dérivatifs une gastro-entérite, toujours moins dangereuse que l'encéphalite.

Le quinquina peut être prescrit après ces deux évacuations, s'il y a quelque rémission dans les symptômes, sinon il est parfaitement inutile; les vésicatoires, les sinapismes, les bains de jambes animés, les frictions vives et spiritueuses aux extrémités inférieures, l'application de la glace, l'eau froide, du bain de Smucker fait avec deux livres d'eau, six gros de vinaigre, un gros de nitre, un gros d'ammoniaque, ou de la glace pilée sur la tête, et mieux encore des frictions fréquemment répétées sur cette partie avec l'éther sulfurique, moyen qui nous a parfaitement réussi plusieurs fois; l'exposition à un air frais, un cautère potentiel à la base de l'occiput, le silence, l'obscurité, sont des moyens subsidiaires que le médecin ne doit pas négliger.

Les sternutatoires propres à provoquer un épistaxis, seraient peut-être dangereux par la commotion qu'ils donneraient au cerveau. On pourrait employer les fumigations avec l'eau chaude, le vinaigre ou l'acide acétique reçus par le nez. Mais, nous le répétons, ces secours ne sont employés qu'après la saignée, car il n'y a pas de temps à perdre dans le cours rapide de cette maladie des plus dangereuses.

APOPLEXIE ET LÉTHARGIE.

Deux médecins illustres, Baglivi et Lancisi, nous ont transmis des observations d'apoplexie épidémique, nous allons les rapporter :

Baglivi (*Diss. de experim. anat. pract. app.*) s'exprime ainsi : On observa en 1694 et 1695, non-seulement à Rome, mais dans presque toute l'Italie, des apoplexies épidémiques qui firent périr un grand nombre de personnes, et jetèrent tout le monde dans la terreur et la crainte de la mort. L'été de 1693 avait été tellement chaud et brûlant, que tout paraissait être consumé. L'année suivante s'annonça par un froid extrême et extraordinaire pour l'Italie. On vit, dans le Latium et la Pouille, de la neige jusqu'à une coudée de hauteur, ce qui fit périr un grand nombre d'animaux ; à cet hiver rigoureux succéda un été beaucoup plus brûlant que le précédent. Il ne tomba pas de pluie pendant cinq mois, il en survint au mois d'octobre, accompagnée d'un vent du midi ; et elle dura jusqu'au mois d'avril 1695. Elle fut si continue que, sur quinze jours, à peine en avait-on deux sereins. A cette constitution atmosphérique, se joignirent différentes autres causes capables de produire des désordres dans l'économie animale et des maladies : l'Europe était alors toute en guerre, le commerce était nul, et depuis sept ans tous les fléaux semblaient se succéder. Des tremblemens de terre se faisaient sentir depuis 1687 ; en 1691 la Pouille avait été en proie à la peste et à la famine.

Les saignées étaient le secours le plus puissant qu'il fallait administrer sans retard. Ensuite, si la respiration devenait libre et le pouls égal, on pouvait espérer de sauver le malade. Dans les autres cas, la maladie était toujours mortelle ; les vésicatoires ne furent pas d'une grande utilité.

Lancisi, dans son livre *De subitaneis mortibus* (op. omn. t. 1), rapporte qu'en 1705 et 1706, il y eut à Rome et dans les environs un grand nombre de personnes qui périrent d'apoplexie ou de syncope cardiaque. Cette épidémie fut due aux variations extraordinaires de la constitution atmosphérique ; car l'été fut très-chaud et sec, l'automne chaude et humide, et l'hiver mêlé d'une température froide et austrine ; les gens valétudinaires en furent particulièrement affectés. Cependant les personnes aisées auxquelles on apporta de prompts secours, échappèrent promptement à la mort ; mais beaucoup n'en furent quittes qu'au moyen d'une hémiplégie dont elles restèrent frappées.

Les hommes furent plus sujets à ces accidens que les femmes; ceux qui menaient un régime de vie modéré en furent presque tous exempts.

Une efflorescence à la peau était quelquefois l'avant-coureur d'une attaque apoplectique qui survenait brusquement à la rétropulsion subite de cet exanthème; d'autres étaient affectés, long-temps auparavant, de dispnées, de palpitations, de vertiges, de défaillances; quelques-uns éprouvaient de violentes convulsions au moment de la mort; d'autres, enfin, parurent affectés d'un vice scorbutique, et étaient emportés à la suite d'un violent choléra.

Quant au traitement, il n'y en eut pas de plus convenable que la saignée soit au pied, soit au bras, et même aux membres frappés de paralysie. Les sangsues à l'anus chez les hommes, et aux grandes lèvres chez les femmes, convenaient dans le cas de suppression des hémorroïdes ou des règles. La saignée de la jugulaire et des veines frontales et nasales convenait aussi dans les menaces de congestion au cerveau. La section des veines sublinguales (Ranines) était parfois utile dans l'aphonie; cependant, Lancisi dit que ces moyens ne réussirent pas toujours à Rome, pour les gens pléthoriques et bien nourris; après la saignée, on employait tous les moyens qui pouvaient porter par révulsion, l'irritation du centre à la périférie, tels que les vésicatoires, les rubéfians, les ventouses, les frictions.

Le docteur Mistichello essaya même l'ustion de la plante des pieds avec le fer chaud, et il parvint à rappeler par ce moyen quelques malades à la vie. L'acuponcture fut aussi conseillée par plusieurs praticiens.

Les purgatifs administrés promptement, et provoquant d'abondantes évacuations, produisirent quelquefois d'excellens effets. Le vomitif même fut utile à ceux qui pouvaient avoir quelque congestion dans l'estomac, ou des alimens non encore digérés.

Enfin, les délayans, les tempérans, les cordiaux, l'inspiration de l'alkali-volatil n'étaient point négligés, mais les spiritueux augmentant l'action du sang sont dangereux, en ce qu'ils favorisent le transport de ce fluide au cerveau.

. Thomas Bartholin, dans ses Centuries médicales (*hist.* VI), rapporte qu'en 1657 l'hiver fut froid à Copenhague, mais il n'y eut pas beaucoup de neige. Dans cette saison, un très-grand nombre de personnes furent attaquées d'affections soporeuses continues ou périodiques, qui souvent les conduisaient au tombeau. Cette maladie durait jusqu'à un mois entier, et lorsqu'on excitait les malades pour les réveiller, ils retombaient de suite dans leur état de soporosité léthargique.

Les frictions sur la tête et surtout les ventouses au dos, suffirent souvent pour obtenir une guérison complète.

COROLLAIRES.

Il n'est aucun médecin qui ne sache parfaitement combien les saisons influencent l'organisme animal, grâces aux observations du vieillard de Cos, qui sont devenues pour nous des maximes de doctrine et des préceptes de pratique auxquels on a ajouté bien peu depuis deux mille ans.

Les époques des deux équinoxes sont surtout remarquables par leurs effets sur les hommes, il semble que celle de l'automne tende à affaiblir la vitalité et à diminuer l'activité de la circulation; aussi remarquons-nous, dans ce temps-là, la prédominance des affections asthéniques, telles que les fièvres, les dégénérescences cachéctiques, les fluxions, etc.; tandis que l'équinoxe du printemps redonne, pour ainsi dire, une nouvelle vie à tout ce qui est organisé. La circulation du sang reprend une nouvelle vigueur; de-là, les maladies inflammatoires, les fièvres angéioténiques, les affections cérébrales et surtout les apoplexies.

Les tremblemens de terre, les malheurs des temps, la terreur et les violentes affections de l'ame ne contribuent pas moins que les saisons à imprimer chez nous une prédisposition à certaines maladies qui prennent une forme propre à notre constitution. Nous avons été témoin à Livourne, en 1808, d'un tremblement de terre qui occasionna plusieurs

morts subites, et si nous osons rappeler l'époque désastreuse
du mois de mars 1815, nous pourrons affirmer que la nouvelle du débarquement inopiné de Bonaparte sur le territoire
français, et sa marche dirigée sur Paris, produisirent en
plusieurs lieux, mais surtout à Lyon, un grand nombre d'apoplexies. Nous fûmes même témoin d'un cas semblable. Un
vieillard respectable avec qui nous étions à table, ayant appris
cette nouvelle par un étranger qui arrivait, s'écria, en se
levant avec vivacité :

Le voilà donc connu ce secret plein d'horreur !

Il retomba aussitôt sur un fauteuil dans un état absolument
apoplectique. Les secours furent administrés sur-le-champ,
mais ils furent inutiles, et dix heures après, ce bon vieillard
cessa d'exister.

L'apoplexie est souvent si foudroyante, que tous les secours
de l'art sont inutiles. Nous avons connu en Italie la femme
d'un illustre médecin, qui étant couchée la nuit auprès de
lui, se sentit tout-à-coup frappée de cette maladie; elle n'eut
que le temps de s'écrier : je meurs ! Le mari se lève aussitôt,
court à son cabinet et revient pour la saigner sur-le-champ;
le sang ne coule plus, il ouvre la jugulaire, quelques gouttes s'en échappent; un autre médecin, son élève, qui logeait
chez lui, vient aussi; on administre tous les secours ima-
ginables : tout fut inutile, la malheureuse femme avait rendu
le dernier soupir.

Nous n'irons point tracer ici la marche à suivre par le
médecin; il n'est pas de praticien éclairé qui ne connaisse
parfaitement tous les moyens à employer dans cette maladie
terrible, et cet aphorisme *ad extremos morbos, extrema
remedia exquisitè optima*. Nous signalerons seulement comme
un puissant remède l'extrait de la noix vomique donné de 1 à
4 grains par jour, ou la strychnine, au quart de cette dose,
lorsque l'attaque a laissé un engourdissement dans les membres et même un commencement d'hémiplégie. Nous avons
été à même d'expérimenter les effets salutaires de ce remède
durant notre longue pratique à l'Hôtel-Dieu de Lyon. Les

frictions avec la teinture de cantharides unie à l'huile de cro-
ton tillium, nous ont été parfois très-efficaces.

Enfin, le vésicatoire fulminant que nous avons aussi prescrit avec succès, avec la poudre à canon, est un moyen héroïque pour rappeler la vitalité.

GLOSSITE.

La glossite ou inflammation de la langue, est une maladie
assez rare, surtout lorsqu'elle n'a d'autres causes que celles
des inflammations ordinaires, tandis qu'elle peut être souvent
produite par des blessures, des acuponctures, la morsure
d'un insecte, la grenouillette, les calculs sous la langue, sa
compression entre les dents dans un accès d'épilepsie, la
brûlure, les boissons ou les alimens trop irritans, l'impression de poisons âcres ou corrosifs, ou enfin la salivation
mercurielle. Sennert, Riverius, Vogel, Dolæus, Gobius,
Haller, Raggi, Franck, et plusieurs autres auteurs en ont
parlé. Tissot en fut lui-même attaqué. Sandifort vit, dans
une maladie de cette espèce, la langue sortir de la bouche de
quatre pouces, sans empêcher cependant la déglutition.

Cette inflammation idiopatique est d'autant plus rare, que
Richter, Lassus, Kruiksanck, Home et Inglis ont prouvé
qu'on peut impunément lier et amputer une partie de cet
organe, et y appliquer même le feu, sans redouter une inflammation; à plus forte raison, cette maladie doit se montrer
bien rarement sous une forme épidémique. Cependant, en
lisant l'ouvrage du professeur Reil de Hall, sur la doctrine
des fièvres, nous avons trouvé un exemple de glossite épidémique à Hall, causée par les variations de l'atmosphère, la
transpiration des pieds arrêtée et l'abus de la pipe. Il con-
seilla les saignées et le traitement anti-phlogistique, qui, en
effet, est le seul qui convienne dans ce cas.

Le savant professeur Raggi, de Pavie, observa plusieurs
cas de glossite, et la décrivit avec une telle exactitude,

qu'elle peut nous servir de modèle dans la description que nous allons en donner.

Le 17 décembre 1806, Siro Majocchi fut amené à la salle clinique; c'était un paysan robuste, âgé de 47 ans, et d'un tempérament sanguin. Depuis six jours il était attaqué d'une inflammation à la langue; depuis trois jours la maladie était stationnaire, la douleur était modérée, et se faisait sentir parfois aux oreilles; le malade ne se plaignait que lorsqu'on touchait et que l'on comprimait la langue profondément et vers sa racine, la tension était médiocre, et l'enflure était comprise entre l'arcade alvéolaire qu'elle outrepassait de peu; la déglutition et la parole n'étaient pas embarrassées, cependant celle-ci était moins claire et désagréable; la langue était couverte d'un mucus blanc et épais : on n'observait ni pulsation ni battement sensible dans la partie enflammée, seulement elle était plus chaude qu'à l'ordinaire ainsi que l'haleine; la respiration était libre.

Le pouls, quoique plein et un peu tendu, était légèrement fréquent, la chaleur de la peau peu augmentée, le visage, les yeux, la gorge légèrement rouges; à peine le malade accusait-il une douleur ou plutôt un embarras à la tête, quoiqu'elle fût chaude, les artères frontales et temporales battaient d'une manière plus accélérée et plus vibrée que celle du carpe.

Le malade, très-loquace d'habitude, ne sut attribuer sa maladie à d'autres causes qu'aux vicissitudes du froid et de la chaleur auxquelles il s'était exposé plusieurs fois, et à l'abus du vin.

On mit aussitôt en usage les moyens qui pouvaient procurer la résolution de cette inflammation, et dans les trois premiers jours de son entrée à la clinique, le malade fut saigné plusieurs fois. On appliqua des sangsues aux côtés du cou; on donna plusieurs purgatifs, l'état de la langue et la facilité de la déglutition le permettant. On ouvrit la jugulaire et l'on appliqua même des sangsues à la langue. Enfin, pour éviter, par une trop fréquente déglutition, les mouvemens de la langue, on appliquait fréquemment des clystères nitrés .

auxquels on ajoutait de légères doses de tartre émétique : on fomentait la langue avec du lait tiède ou avec du petit-lait.

Dans la matinée, la fièvre et les symptômes locaux présentaient toujours une rémission notable. Dans la soirée du troisième jour, la tuméfaction de la langue s'augmenta subitement, et surtout vers sa base. La déglutition devint difficile, et le malade parlait avec peine ; le pouls devint plus tendu et plus fréquent, avec soif ardente, toux moleste et respiration gênée. Ce n'était que l'annonce d'une exacerbation plus dangereuse ; et quoiqu'au moment même on renouvelât les secours les plus efficaces, tels qu'une nouvelle saignée à la jugulaire, des sangsues à la langue, d'où elles tirèrent beaucoup de sang, ces moyens ne suffirent point pour arrêter la violence toujours croissante du mal ; au contraire, cet état empira considérablement pendant la nuit ; car, à l'accroissement de la tuméfaction de l'organe, à sa tension et dureté, à la difficulté d'avaler et de respirer, aux efforts fréquens de la toux, se joignit un délire si violent, que le malade sortit plusieurs fois de son lit et chercha à s'évader de la salle.

Le matin du quatrième jour, quelque rémission ; cessation de délire, respiration moins difficile, mais augmentation de l'enflure de la langue qui était poussée entre les dents, et qui était plus tendue et plus douloureuse ; le pouls peu fréquent, mais dur et large, les urines troubles et en petite quantité ; le ventre était constipé malgré les fréquens clystères nitrés et émétisés. Nouvelle saignée de la jugulaire, indiquée par la pulsation violente des artères de la tête et par sa chaleur. On pratiqua deux profondes scarifications sur la langue près de sa ligne médiane et de la base à la pointe ; il en sortit beaucoup de sang, au moyen des fomentations qu'on y pratiqua avec une éponge imbibée d'eau tiède. On n'omit pas non plus les fomentations froides, répliquées sur la tête et au cou, et on continua les clystères.

Mais le mal ne cédait à aucun remède : l'enflure de la langue augmentait à tout moment ; le cou se tuméfia aussi, et il était douloureux sous la compression. La difficulté de respirer devenait toujours plus menaçante, déjà l'on pensait à la bronchotomie ; cependant on appliqua de nouveau vers midi plusieurs sangsues au cou et aux tempes, et des clystères fréquens d'oxycrat nitré, que l'on activa avec six grains d'émétique. On les répétait toutes les quatre heures.

Le soir, la respiration était presque interceptée ; le râle commença à se manifester sous les efforts de la toux ; le malade ne pouvait rester couché ; il avait de temps en temps des aberrations mentales : l'enflure de la langue était énorme, elle remplissait entièrement la bouche et la gorge, elle sortait de plus d'un pouce et demi hors des lèvres, elle ne pouvait supporter aucune fomentation ni se mouvoir d'aucun côté ; il en transsudait une humeur plus épaisse et visqueuse qui y restait adhérente. Un mucus épais et sanguinolent découlait des narines ; la face et le cou se tuméfiaient de plus en plus. La réduction de la langue essayée par le malade augmentait le danger de la suffocation.

On ouvrit de nouveau la jugulaire, on pratiqua de nouvelles scarifications longitudinales par-dessus et par-dessous ; il en sortit peu de sang, quoique la ranine droite eût été coupée. Le malade tomba dans un état de délire et de soporosité ; la face devint livide, et le malade attaqué d'une angoisse stertoreuse était sur le point de suffoquer. Ces symptômes paraissaient avoir de temps en temps quelque rémission, et le malade était assez calme depuis cinq heures du soir jusqu'à dix. Le pouls, quoique inégal, conservait toujours de la vigueur, et la peau un certain degré de chaleur. Il y eut durant la nuit une violente exacerbation, le pouls devint très-inégal, obscur et intermittent ; déjà les extrémités étaient froides ; les bras et les mains devinrent œdémateux. La bronchotomie paraissait être le seul moyen de sauver le malade, et déjà on en faisait les apprêts, lorsque vers les dix heures du soir, après plusieurs nausées, il sortit tout-à-coup, des scarifications pratiquées sous la langue, une petite quantité d'humeur puriforme, mêlée à quelques concrétions membraneuses ; ce qui sembla soulager d'abord le malade, et diminuer son oppression. Demi-heure après, les efforts de la toux ayant provoqué une envie de vomir, il sortit successivement de toutes les scarifications une humeur plus abondante avec une expectoration copieuse; dès-lors, l'enflure de la langue diminua sensiblement, ainsi que la difficulté de la respiration et de la déglutition. La stupeur et le délire ne parurent plus; le malade put prendre quelque boisson et un peu de nourriture; il s'endormit ensuite d'un bon sommeil, qu'il n'avait pas goûté depuis trois jours, l'agrypnie étant un des symptômes les plus inquiétans de la glossite. Le malade s'étant éveillé au bout de quelques heures, se trouva soulagé, et fut encore plus tranquille après avoir eu plusieurs déjections bilieuses consécutives. Le matin du jour suivant, le pouls était plus large et égal, le malade était tranquille; la chaleur était revenue aux extrémités et était égale par tout le corps; les mains et surtout la droite, étaient encore légèrement œdémateuses. Il sortait, des scarifications de la langue, une matière puriforme, épaisse et mêlée à des concrétions membraneuses. La toux et l'expectoration étaient faciles. Cette première matière ne changea presque point par un mélange de carbonate de potasse. Dans la journée, l'amélioration se fit plus sensible; la couleur naturelle du visage reparut et la physionomie revint à son état naturel. Cependant la tuméfaction de la langue et sa tension subsistaient encore; il fallut répéter les saignées du bras et appliquer d'autres sangsues au cou; et dès que la déglutition fut libre, on continua l'usage des boissons émétisées.

Le sixième jour, progrès au bien, la langue molle et humide. La nuit fut assez inquiète.

Le matin du septième jour, le malade se plaignit de pesanteur et d'embarras au cerveau, et ensuite d'une douleur aiguë à la tête, le pouls fréquent mais légèrement tendu. Fomentations froides à la tête, clystères réitérés, boissons et poudres nitrées, qui parurent modérer ce nouveau symptôme; mais, vers midi, la douleur devint plus aiguë; les artères temporales battaient avec une nouvelle force; la tête était beaucoup plus chaude. Il survint une obscure aberration mentale; le pouls était petit, peu fréquent et un peu tendu. Vers le soir, on appliqua un grand nombre de sangsues aux tempes et au cou; mais, comme elles tiraient peu, le délire devint plus manifeste; l'aspect du malade se fit plus menaçant : on ouvrit aussitôt la jugulaire; on insista sur les fomentations froides à la tête, on continua la boisson émétisée et les clystères; cependant la langue conservait son état naturel, étant seulement un peu aride. Durant la nuit, le malade eut plusieurs nausées suivies d'évacuations alvines copieuses; ce qui produisit un tel soulagement que le lendemain les symptômes avaient entièrement disparu. Cependant le pouls conservait une dureté singulière. Les jours suivans, les douleurs et la tension à la langue parurent vouloir se renouveler, et menacer d'une récidive; mais, sous l'emploi de la digitale à laquelle on eut aussitôt recours, l'état du pouls se changea; la langue rendit beaucoup d'humeur muqueuse, les urines devinrent copieuses, et enfin le malade se rétablit parfaitement et sortit de l'hôpital dans les premiers jours de janvier.

Baudin, chirurgien français, a publié un Mémoire intéressant sur les abcès de la langue : les auteurs de la Bibliothèque chirurgicale d'Allemagne ont donné plusieurs observations sur cette maladie, et Franck cite une observation du professeur Raggi dans son *Epitome*, article *Glossite*.

Cet exemple nous suffit pour établir le diagnostic, le pronostic et le traitement de la glossite épidémique, qui ne peut être qu'idiopathique; car les cas de glossite consensuelle, ou par cause traumatique, ne peuvent être que sporadiques. Du reste, nous renvoyons, à cet égard, nos lecteurs à l'excellent article sur la glossite, inséré dans le Dictionnaire des sciences médicales, par MM. Breschet et Finot.

CARDITE.

Deux célèbres anatomistes dont s'honore l'Italie, Morgagni et Scarpa, et le savant professeur de Bologne, Testa, ont prouvé que le cœur était, comme les autres viscères, susceptible d'inflammation, et d'une inflammation d'autant plus

violente, qu'il est le centre de la circulation du sang. Comment
Pinel a-t-il pu en faire un doute philosophique ? Cette maladie est assez rare, ou peut-être la confondons-nous quelquefois avec la péripneumonie, l'angine de poitrine, la pleu-
ropéripneumonie, etc.

Le Journal de médecine de Vandermonde, de 1755, est le
seul ouvrage qui nous ait fourni une épidémie de cette espèce, nous allons la transcrire :

Il régna à Rocroy, au commencement de l'année 1746,
parmi les soldats de la garnison, une cardite épidémique
dont les symptômes étaient ceux d'une péripneumonie, mais
à un degré plus violent. Ils étaient accompagnés d'une dyspnée extrême avec un long intervalle entre l'inspiration et l'ex-
piration, d'une soif inextinguible, et une telle horreur pour
toute espèce de boisson, qu'à l'aspect de tout liquide, les
malades frémissaient et étaient tout troublés. Ils éprouvaient
à la région du cœur, une douleur si aiguë, qu'il leur semblait que cette partie était percée par un clou. Des nausées
continuelles, des palpitations, le pouls déprimé, les yeux
larmoyans et tristes ; la langue devenait noire et aride, le
sang extrait présentait une croûte pleurétique, jaune et dense.
Le cours de la maladie ne passait pas une semaine. Si les
malades pouvaient résister jusqu'au cinquième jour, il y avait
espoir de les sauver.

Le traitement consistait dans la saignée répétée quatre à
cinq fois dans l'espace de douze heures ; ensuite on purgeait
les malades avec une infusion de casse animée par le tartre
stibié. Mais si ces moyens n'étaient pas employés dès le premier jour, ils devenaient inutiles, et la mort était presque
certaine.

Les apozèmes délayans, la poudre tempérante camphrée,
les tisanes nitrées et les cathartiques réitérés presque tous
les deux jours, ajoutés à l'évacuation de sang, sauvèrent
plusieurs malades.

COROLLAIRES.

L'inflammation du cœur est souvent produite par celle du péricarde, car cette membrane n'en est que la tunique qui, après avoir revêtu le cœur, les oreillettes, et les gros vaisseaux sanguins, s'en détache pour former ce sac en forme de vessie, qui enveloppe l'organe de la circulation, et le tient comme suspendu et humecté par un fluide séreux qui transsude de toutes parts, de la même manière que la conjonctive qui, après avoir revêtu le globe de l'œil, se réfléchit sur les paupières, et sert à défendre l'organe de la vue des impressions de l'air et à le lubréfier.

On donne, pour symptômes caractéristiques de la cardite, une douleur pongitive à la région du cœur, anxiétés, difficulté de respirer, palpitations, syncopes, pouls petit, très-fréquent, inégal et intermittent. Analysons ces symptômes.

Les douleurs au cœur sont aiguës, dans tous les cas où il y a inflammation produite par une cause irritante quelconque. Vésale, Malpighi et Haller en rapportent plusieurs observations. Quelquefois, cependant, il existe des anomalies qu'il est bien difficile de distinguer; ainsi Richter rapporte quelques cas de cardite avec un seul sentiment de pesanteur à la région précordiale, et néanmoins la mort venue à l'improviste fit reconnaître une vaste inflammation au cœur. Assez souvent la maladie est annoncée par une chaleur brûlante dans toute la poitrine, sans localité particulière, comme l'ont remarqué Trecker et Kurtz-Sprenghel.

Les ulcères et les ossifications des oreillettes, simulent aussi une cardite; cependant leur marche chronique peut la faire distinguer des stades aigus et prompts que parcourt celle-ci.

Nous possédons, sur les maladies du cœur, les écrits les mieux raisonnés, les théories les plus savamment établies. Sénac, Corvisart, Testa, Malpighi, ont rendu leurs noms illustres par leurs doctes travaux; mais ils n'ont pas fait faire un seul pas dans la pratique curative de ces maladies.

L'anxiété, l'oppression et la palpitation s'expliquent facilement, quand on considère combien la circulation influe sur le système de la respiration. En effet, dans l'inflammation cardiaque, la réaction vitale accélère l'oxigénation, et réveille ces consensus qui sont comme assoupis dans l'état de santé. De là, la fréquence de la respiration qui provoque une augmentation de chaleur et l'angoisse. Le flux du sang distendant les vaisseaux sanguins de l'organe pulmonaire, rend la respiration plus difficile et augmente l'anxiété.

Le cœur, en se contractant plus rapidement par suite de l'augmentation d'irritabilité, constitue la palpitation qui devient parfois si violente, qu'elle excite la rupture des gros vaisseaux sanguins et du cœur même, ainsi que le raconte Sprenghel.

Le pouls petit, accéléré, inégal, est la conséquence des contractions rapides et inégales du cœur et des artères qui en suivent les mouvemens. Il n'est donc pas étonnant que Sprenghel ait compté jusqu'à deux cents pulsations par minute, dans une cardite. Sénac, Borsiéri et Trécourt, ont observé ces mêmes irrégularités.

Les syncopes et les évanouissemens ne sont qu'un effet de la contraction extraordinaire des extrémités artérielles, qui empêche souvent le sang de passer librement. De là, le froid et la pâleur de la face et des extrémités.

Nous avons cru nécessaire d'entrer dans ces détails physico-pathologiques, pour mieux juger et apprécier les symptômes redoutables de cette maladie, que nous allons décrire. Début semblable aux maladies inflammatoires, paroxysme fébrile suivi d'une douleur aiguë, pongitive ou obtuse à la région du cœur, qui s'accroît sous la compression de cette partie. Sentiment de chaleur brûlante interne à la même localité, difficulté d'avaler, de respirer, de rester couché sur les côtés. Anxiétés, inquiétude, oppression, syncopes et palpitation récurrente. On a vu survenir un état de soporosité qui simulait une apoplexie, des sueurs froides au visage et à la poitrine,

La prostration des forces s'accroît avec la difficulté du décubitus. Les défaillances deviennent plus fréquentes, il paraît des exanthèmes livides sur le corps qui en est parfois tout échymosé. Les sueurs froides partielles, le froid des extrémités et les syncopes, terminent promptement la vie.

Paschal Ferro observa la lividité des extrémités, l'aphonie, la toux sèche, le visage pâle, des vomituritions bilieuses, et le pouls petit et concentré.

En général, il est très-difficile de distinguer la cardite de la péripneumonie, surtout si le médiastin participe à l'inflammation. On ne peut guère regarder comme symptômes pathognomoniques de la première, que la douleur locale, l'intermittence ou l'irrégularité du pouls, les grandes anxiétés, les palpitations et la fréquence des syncopes.

Raggi a vu, dans le cadavre d'un paysan mort d'une cardite, le cœur ayant acquis une augmentation morbeuse et le péricarde rempli de pus.

Trécourt trouva la substance du cœur ulcérée, des concrétions polypeuses dans le ventricule gauche, le péricarde plein d'un pus fétide. Souvent il vit le cœur devenu en partie squirreux, les poumons adhérens et gangrenés.

Les causes occasionnelles de la cardite peuvent être regardées comme les mêmes que celles des autres inflammations des viscères en général, et nous n'en avons trouvé aucune de l'épidémie que nous avons rapportée plus haut.

La cardite est une maladie très-dangereuse, souvent elle donne la mort en peu d'heures ; Trécourt et Stoll la virent mortelle en vingt-quatre heures. Elle passe facilement en suppuration ou en gangrène. Cependant on l'a vue quelquefois prendre une marche chronique, et Boerhaave parle d'une cardite qui dura vingt-quatre ans chez un homme.

Si la marche ordinaire de cette maladie est vive et pressante, les secours thérapeutiques doivent l'être de même, puisque Sagar, Trécourt et Wogel prétendent que tous les remèdes deviennent inutiles après le troisième jour, et que si le malade résiste jusqu'au septième, il y a espoir de le sauver.

La saignée générale et généreuse répétée à de petits intervalles, est le principal moyen à mettre en usage. Trécourt ouvrait la veine toutes les deux ou trois heures. Sagar n'obtint de l'amendement dans les symptômes, chez une religieuse, qu'après lui avoir tiré quatre-vingts onces de sang. Raggi trouva avantageux d'ouvrir la jugulaire.

Les boissons nitrées froides, et les fomentations de même nature sur la poitrine, sont très-indiquées. Les boissons animées avec l'acide sulfurique ou oxalique, sont aussi recommandées, de même que la digitale.

S'il y a des signes de terminaison par transsudation, avec épanchement dans le péricarde, on peut prescrire le vinaigre camphré, l'ammoniaque succiné et autres moyens employés dans l'hydrothorax.

L'une des histoires de cardites les plus intéressantes, est celle du trop célèbre Mirabeau; il n'est aucun médecin qui ne connaisse la description animée qu'en a donnée son ami Cabanis qui le soigna jusqu'à sa mort.

PLEURÉSIE.

Synonymie : *Passio pleuritica* (méd. anc.), *febris pleuritica* (F. Hoffmmann), *morbus costalis* (M. Stoll).

Cette maladie a été connue de toute antiquité. Hippocrate, Celse et Aretée l'ont parfaitement décrite, et le professeur Triller en a publié une excellente monographie en 1756. Elle a souvent régné épidémiquement en France et surtout dans le Nord, à Lille, Dunkerque, Paris, etc. On en trouve plusieurs notices dans le Journal général de médecine.

La plus ancienne épidémie de ce genre, que nous ayons trouvée, est celle qui infesta l'Italie en 1535, et surtout les états Vénitiens; au rapport de Nicolo Massa, la saignée était mortelle; les ventouses scarifiées étaient au contraire le remède le plus efficace.

En 1537, elle gagna le Brescian et la Lombardie, ainsi que l'a noté Aloysius Mondella, *Epist.* 16.

En 1564, Conrad Gesner l'observa en Suisse. Les symptômes principaux étaient une oppression violente, avec une douleur pongitive sous les côtes, principalement du côté gauche, pouls très-accéléré, dur et profond, toux d'abord sèche, puis avec expectoration sanguinolente; presque tous les malades qu'on saigna au bras moururent, tandis qu'on sauva la vie à ceux à qui on fit une saignée au pied. Cette épidémie se propagea par toute l'Angleterre et les Pays-Bas. (*Dun miscellan. med.*) Dodonœus (*Medic. observ.*), Schenck et Wier en font mention : partout la saignée fut nuisible, plusieurs malades étaient emportés, du 2e au 3e jour, par un coup apoplectique.

Le docteur Barrey, de Besançon, dans son Mémoire sur les maladies épidémiques, publié en 1813, fait mention de la pleurésie épidémique qui régna à Chalezenle, département du Doubs, en 1812. Elle se montra sous deux formes, comme inflammatoire franche et comme catarrhale. (*Pleuritis humida* de Max Stoll.)

Cette pleurésie, traitée à son début par les excitans, prenait bientôt le caractère adynamique; on la vit se terminer par un empyème contenant près de deux litres de pus, auquel on donna issue.

COROLLAIRES.

Cette maladie, que l'on confondait parfois avec la péripneumonie, est maintenant assez bien connue pour ne pas exiger de longs commentaires. Les douleurs pongitives principalement sous les fausses côtes, l'oppression, la difficulté extrême de respirer, la toux sèche, l'expectoration rare, douloureuse de matières séreuses et sanguinolentes, le pouls vite, dur et serré. L'anxiété précordiale et les inquiétudes en sont les symptômes les plus caractéristiques.

L'autopsie cadavérique montre toujours la plèvre intercostale enflammée, fortement injectée, parfois couverte d'une lymphe coagulée, et si la maladie a duré plusieurs jours, des épanchemens séreux et sanguinolens dans la cavité thorachique.

Quant au traitement, il faut dès l'invasion de la maladie

appliquer sur le point douloureux des sangsues ou des ventouses largement scarifiées, que l'on recouvre de cataplasmes émolliens. La saignée des bras ne produit jamais de bons effets, celle du pied produit parfois une dérivation salutaire. Il faut se hâter d'employer ces premiers moyens, au plus tard dans les 24 heures de l'invasion de la maladie. Sinon il arrive que les évacuations sanguines, en affaiblissant l'action des canaux de la circulation du sang, dès qu'il y a commencement d'épanchement, ne font que favoriser cet épanchement; dans ce cas, les vésicatoires et les rubéfians sur la partie malade sont plus convenables. Le tartre émétique en lavage, les loocks kermétisés, les boissons emollientes, animées avec l'esprit de mindererus, la diète absolue, sont la médication la plus rationnelle à mettre en pratique, pour procurer une diaphorèse qui amène la résolution de la maladie. Les fumigations émollientes sont utiles.

Mgr. de Croît, évêque d'Inkoëpeng en Suède, raconte, dans son voyage en Islande, que la pleurésie *Tack* y est très-fréquente et parfois contagieuse; elle prend alors le nom de *Land-Farsot*.

PÉRIPNEUMONIE MALIGNE.

SYNONYMIE : *Peripneumonia notha*, *Pleuroperipneumonia biliosa*, *Erysipelatosa*, *Gangrænosa*, Gui de Chauliac, Dodonœus, Wierus, Sennert, Huxham, etc.

Nous ne trouvons, dans les Nosologistes modernes, aucune notion exacte sur la péripneumonie maligne. Bien loin de la considérer avec Pinel comme une complication avec quelque fièvre essentielle, nous sommes autorisé à la regarder, avec Stoll, comme une péripneumonie portée à un degré d'intensité extrême, puisqu'il est un principe en médecine, qu'une inflammation violente des tissus peut passer promptement à la grangrène : phénomène qui n'a été reconnu et vérifié que trop souvent dans les dernières guerres, à la suite des blessures graves et des grandes opérations, et qui est toujours accompagné d'un état adynamique mortel.

Bien plus, la régénérescence gangreneuse imprime souvent à la maladie un caractère contagieux, ainsi que l'observa Maret, dans l'épidémie de Gemeaux, près de Dijon, en 1784.

La peste qui désola Athènes, 430 ans avant Jésus-Christ, et que Thucydide décrit avec tant de concision et d'élégance dans le 2e livre de l'Histoire de la guerre du Peloponèse, n'était-elle pas une péripneumonie gangreneuse? C'est ce que nous examinerons en traitant de la peste.

Il paraîtrait que l'horrible peste noire du XIVe siècle, se montra-t-elle d'abord sous la forme de péripneumonie. Voici ce qu'en dit Fracastor, dans son poème de la siphilis :

> *Bis centum fluxére anni, quùm flammæa Marte*
> *Lumina Saturno tristi immiscente per omnes*
> *Auroræ populos, per quæ rigat æquora Ganges.*
> *Insolita exarsit febris, quæ pectore anhœlo*
> *Sanguinis sputum exagitans, miserabile visu !*
> *Quartâ luce frequens fato perdebat acerbo.*
> *Illa eadem Assyriæ gentes, et Persidos et quas*
> *Euphraten Tygrimque bibant, post tempore parvo*
> *Corripuit, ditesque Arabes, mollemque Canopum;*
> *Indè Phryges, indè et miserum trans æquora vecta*
> *Infecit Latium, atque Europá sæviit omni.*

Rambert Dodonœus, médecin d'Anvers, dans le chapitre XXI de ses Observations de médecine, donne la description suivante de deux épidémies qui régnèrent dans le Brabant en 1557 et 1564.

Dès le commencement de juillet de l'année 1557 la température fut sèche et médiocrement chaude; sur la fin de septembre il survint un vent de nord violent et très-froid, aussitôt on vit paraître des affections catarrhales qui furent suivies de toux véhémentes avec fièvre, point de côté, difficulté de respirer; le troisième jour, expectoration sanguinolente et mort du cinquième au huitième jour, si l'on ne saignait pas dès le premier ou le second jour. Cette opération, faite plus tard, était inutile, parce que la maladie était déjà confirmée; on employa avec succès les éclegmes avec les jujubes.

L'autre épidémie vint par une cause tout-à-fait différente. Le mois de décembre 1563 fut si froid, que l'Escaut gela à Anvers, ce qui est fort rare; il tomba beaucoup de neige, et en janvier le temps se radoucit un peu pendant une semaine qui fut obscurcie par un brouillard épais et humide; dès-lors, il se déclara une péripneumonie maligne qui attaqua un grand nombre de personnes à la fois, et subitement. Tous les malades qui eurent une expectoration ou des vomissemens bilieux succombèrent; on employa les boissons de jujubes, d'hyssope, de capillaire, de rhue, et les saignées.

Salmuth, *centurie* 1, *obs.* 42, parle d'une semblable épidémie.

Après un hiver très-rigoureux, suivi d'un printemps pluvieux et d'une température austrine, il se déclara à Paris une péripneumonie érisypélateuse qui fit périr beaucoup de monde, et surtout les malades que l'on saigna.

Jean Colle, médecin du duc d'Urbino, dans son opuscule intitulé : *Cosmitor medicæus*, rapporte qu'en 1601 l'hiver fut rigide, et qu'il tomba beaucoup de neige dans le duché d'Urbino et les Marches; le printemps et l'été furent très-humides; il y eut un grand nombre de fièvres tierces et continues, avec des pétéchies; l'automne fut froid et très-humide, et l'hiver arrivant avant le temps fut d'abord froid et boréal, se radoucit beaucoup vers son solstice; les mois de janvier, février et mars eurent une température de printemps et des jours sereins entremêlés de quelques pluies. Les vents du nord, de l'ouest et du sud régnèrent tour-à-tour. Ce fut alors qu'il se déclara dans ces provinces une péripneumonie épidémique maligne qui emportait les malades, du quatrième au septième jour. Elle attaqua principalement les adultes, les gens adonnés à des travaux pénibles, et les riches d'une constitution chaude, humide et grasse. Cette épidémie était semblable à celle décrite par Hippocrate, *épid.* vi, *sect.* vii, elle était ainsi caractérisée :

Premier jour, frisson suivi de chaleur et grande soif,

langue humide et blanche, ou sèche et rouge ; second jour, oppression, légère douleur à la clavicule, aux côtes, aux épaules et à l'épine dorsale ; troisième jour, grande difficulté de respirer, fièvre continue, toux véhémente, d'abord sèche, ensuite visqueuse, écumeuse, épaisse, rare, jaunâtre et sanguinolente ; les quatrième et cinquième jours, augmentation des symptômes, délire, tremblement et mort. La fièvre n'était pas accompagnée d'une grande chaleur ; mais les urines étaient épaisses avec sédiment ; le pouls dans le commencement était élevé, mou et parfois récurrent, très-vibré chez ceux qui guérirent, très-fréquent et débile chez ceux qui devaient succomber ; les forces vitales étaient la seule ancre de salut pour les malades ; il fallait les soutenir.

Les urines devenant claires et colorées étaient un bon signe ; les joues étaient colorées, les yeux injectés ; les malades respiraient plus facilement étant couchés à la renverse que sur le côté. La maladie se compliquait parfois d'angine, et les tumeurs du cou disparaissant subitement, annonçaient une métastase mortelle sur les poumons ; on vit des malades expirer par la rupture d'une vomique formée dans ce viscère.

L'ouverture de plusieurs cadavres fit voir une quantité d'eau fétide dans le péricarde, et les poumons pleins d'une substance pituiteuse, sanguinolente et purulente.

On vit mourir des malades du septième au quatorzième jour, malgré une expectoration facile et abondante ou une grande salivation, la langue humide, et les urines chargées ; dès qu'il survenait des efflorescences papuleuses, la maladie prenait un caractère décidé de contagion.

Dès les premiers jours, on saignait les malades si l'état des forces le permettait ; on prescrivait pour boisson la décoction d'orge miellée, l'émulsion d'amandes ou de noyaux de pins ; la tisane de raisins confits et de casse, ou celle de racines d'helenium, d'althéa, d'hyssope, de cétérach, d'iris. etc.; vers le cinquième jour on donnait des bouillons de mauve, d'althéa et d'orge, avec un peu de beurre et de miel pour soutenir les forces du malade. On appliquait des clystères, s'il y avait de la constipation. On facilitait l'expectoration avec les sirop de jujubes, de guimauve, d'hyssope, de marube, de vinaigre, de violette; l'oxymel, les décoctions d'origan, de fenouil, les loochs de scille, et de pas-d'âne nitrés; on recommandait aussi les cataplasmes émolliens sur la poitrine.

Cette même épidémie reparut en 1604 à Sinigaglia, à Pezaro, à Urbino et dans tous les environs; elle emportait les malades du quatrième au septième jour.

Codronchi, qui a écrit sur cette épidémie qui régna aussi à Imola, rapporte que Fracastor fait mention de la même épidémie qui régna en Italie en 1482; que Montamy, dans ses Commentaires sur Rhazes, rappelle celle de Venise en 1522; que Prosper Alpin parle de celle qui infecta Bassano et Villanova en 1586. Brassavola en observa une autre de même nature à Padoue, en 1537.

Vincenzo Baronio, médecin de Forli, rapporte qu'en 1633, il parut à Forli et dans toute la Romagne, vers le commencement de février, une épidémie contagieuse qui se présentait avec les caractères suivans : inflammation de la gorge avec aphtes ulcéreux, difficulté de la déglutition et de la respiration, avec fièvre hardie; à ces premiers symptômes succédait une douleur pongitive à la poitrine, accompagnée de toux, oppression et soif ardente; la douleur n'était point fixe, mais occupait tantôt l'une des parties latérales, tantôt le dos, les aisselles, le sternum, ou enfin les fausses côtes; elle quittait une partie pour se jeter sur une autre; parfois elle disparaissait après le quatrième ou septième jour, d'autres fois elle ne se montrait que du deuxième au quatrième jour, surtout après une saignée; le décubitus était impossible sur le côté affecté, il y avait des malades qui ne ressentaient la douleur qu'en toussant, d'autres qui, sans douleur, toussaient et avaient la respiration oppressée.

Dans le principe, la toux était sèche, et les crachats n'avaient lieu qu'après une copieuse saignée. L'expectoration était crue ou sanguinolente, safranée, érugineuse ou pituiteuse, la respiration stertoreuse. Lorsqu'un côté était douloureux, la joue correspondante était rouge, ou toutes deux l'étaient lorsque la douleur occupait la poitrine; la fièvre était une continue rémittente; la céphalalgie et les veilles amenaient le délire, à la seconde période de la maladie, avec une diarrhée colliquative et vermineuse, et des pétéchies, surtout chez les femmes et les enfans. La maladie était jugée, ou la mort survenait le septième, le onzième ou le quatorzième jour. L'expectoration copieuse se décidant du premier au septième jour, sauvait les malades.

Les saignées modérées et les boissons abondantes tièdes procuraient un sommeil paisible et des sueurs bienfaisantes. On crut que cette épidémie était un reste de la peste qui avait régné deux ans auparavant en Italie. Les sections cadavériques donnèrent peu d'éclaircissemens. On aurait pu rapporter cette espèce de maladie à l'*angina pectoris notha*.

Au commencement du printemps de 1688, une pleuropé- Vorster. ripneumonie se déclara dans le Brisgaw; elle commença par attaquer plus de cinquante hommes de la garnison de Philisbourg. On les guérit facilement par la saignée, les boissons et autres remèdes appropriés. Mais, comme le froid continuait encore vivement, la maladie prit un caractère épidémique plus marqué; elle attaqua un très-grand nombre de militaires français, et en fit périr une telle quantité, que l'on comptait vingt à trente morts par jour.

Le mois de mai fut âpre et sec. La rougeole vint s'unir à l'épidémie dominante, et fit périr beaucoup d'individus de tout âge. La petite vérole vint aussi former un triumvirat qui causa de grands ravages dans l'armée française.

Quelquefois la péripneumonie fut accompagnée d'une hémitritée pernicieuse qui emportait les malades au troisième ou quatrième paroxysme.

L'épidémie attaqua principalement les militaires, et surtout ceux qui vivaient d'une manière désordonnée. Elle s'annonçait par un frisson suivi de chaleur fébrile, ensuite douleur latérale et vive oppression de poitrine. Dans le progrès de la maladie, les symptômes devenaient plus imposans, et étaient accompagnés de délire, de diarrhée colliquative et de

convulsions, avant-coureurs de la mort qui arrivait du septième au neuvième jour.

Les chirurgiens militaires commencèrent par employer
les saignées généreuses et l'émétique; mais ils s'en trouvèrent
fort mal. Plusieurs militaires exposés à l'air dans leur transport à l'hôpital, moururent subitement. D'autres, dans le
progrès de la maladie, devenaient tout-à-coup de couleur
livide, et ne tardaient pas à succomber. Les phthisiques et
et les autres soldats attaqués d'autres maladies, qui contractèrent l'épidémie, furent emportés.

Le docteur Brünner jugeant que la maladie était de nature maligne, proscrivit la saignée et l'émétique, et adopta
la méthode diaphorétique et dissolvante, telle que la teinture bézoardique, le camphre, les boissons pectorales animées avec le sel volatil de corne de cerf, et il en obtint le
succès le plus heureux.

Cette épidémie dura jusqu'au mois de juin, et disparut
ensuite. L'ouverture des cadavres fit voir les poumons vivement enflammés et hépatisés, purulens et sphacélés sur plusieurs points; la poitrine et le péricarde remplis de sérosités
sanguinolentes, et des polypes dans l'oreillette droite du
cœur, phénomènes qui furent aussi observés à Landau, où
cette épidémie régnait aussi à la même époque; c'est pourquoi on la nomma péripneumonie maligne polypeuse. Elle
eut un caractère décidément contagieux, se communiquant
aux autres malades des hôpitaux, ce qui obligea à établir
des salles séparées pour arrêter les progrès de cette contagion.

On attribua la cause de cette épidémie au froid prolongé,
au vent du nord continu, aux fatigues que les soldats avaient
éprouvées durant le siége de Philisbourg, à leur mauvaise
nourriture, au campement de l'armée au milieu des marais
qui environnent cette forteresse, aux eaux limoneuses et mal
saines, et à la mauvaise bière dont s'abreuvaient les troupes.

Lancisi
et
Gagliardi.
Une influence maligne de maux de poitrine commença à
se faire sentir à Rome au commencement du xviiie siècle.
Elle était d'abord peu considérable, et l'on n'y fit pas grande

attention; mais en 1708, on s'aperçut de ses progrès effrayans par le grand nombre de victimes qu'elle immolait; elle fut ensuite assez modérée jusqu'en 1713; mais, depuis cette époque jusqu'à l'été suivant, elle exerça de grands ravages; le plus grand nombre des malades mouraient du troisième au septième jour. Depuis lors, jusqu'en 1719, sa férocité diminua, ou du moins fut plus restreinte. Elle frappait plus particulièrement sur la gent misérable et exposée aux injures de l'air.

La maladie s'annonçait par une fièvre forte, toux et grande difficulté d'expectorer; et quand l'expectoration avait lieu, c'était toujours une matière très-tenace et en petite quantité; la respiration était très-pénible. Dans les premiers temps, les malades avaient le visage ictérique et rouge; et, vers la fin de l'influence, cette couleur était sombre et fuligineuse.

En 1708, la saignée fut plus convenable que dans les années suivantes. L'ouverture des cadavres ne présenta point en 1709, comme en 1713, les poumons gangrenés et sphacélés, des concrétions lymphatiques très-tenaces, des adhérences à la plèvre, et la propagation des désordres à d'autres viscères. En 1713 et les années suivantes, les malades avaient le pouls très-inégal et très-bas, avec une grande prostration des forces. Les malades chez qui l'on observa la gangrène des poumons après la mort, éprouvaient une lassitude douloureuse, une grande difficulté de respirer; leur visage était de couleur de suie, le pouls inégal et languissant; la douleur de poitrine disparaissait, la fièvre était peu forte et l'expectoration devenait de plus en plus rare et foncée.

Ceux qui périrent avec le phlegmon des poumons, avaient dans le principe le visage rouge; la respiration devenait de plus en plus pénible et stertoreuse; les crachats rares et tenaces étaient un peu striés de sang, ensuite de couleur de lavure de chair, puis ils devenaient purulens.

Vers la fin de mars 1708, la maladie avait diminué, lorsqu'il survint quelques froids au commencement d'avril, ce qui lui fit reprendre de nouvelles forces jusque vers le mi-

11..

lieu du même mois, où un temps chaud survenu subitement y mit fin.

Le mois de mai était venu, et déjà l'on ne parlait plus de l'épidémie, lorsque des pluies survenant avec un vent du nord froid, la firent reparaître dans les quartiers les plus proches du Tibre et des cloaques, sous la forme d'une pleurésie maligne; et la saignée, si utile avant cette époque, fut mortelle cette fois-ci.

Les balsamiques, la myrrhe, la thériaque, l'huile de mathiole, et les vésicatoires étaient les remèdes qui réussissaient le mieux, lorsqu'on les employait dès le commencement de la maladie. Des boissons pectorales unies à la thériaque, servaient à calmer la soif et à faciliter l'expectoration. Les purgatifs occasionnaient des convulsions et le délire. On employait avec plus de succès les loochs avec l'huile d'amandes douces et le camphre, les ventouses sèches, les fomentations, les frictions générales, l'antimoine diaphorétique et les eaux de scorsonère, de fleurs de pavots, de scabieuse, de chardonbénit, etc.

Cette épidémie était contagieuse, lorsqu'elle était accompagnée d'exanthème pétéchial.

Le docteur Fantoni observa la même épidémie en Piémont, à cette même époque.

Antoine Deidier, dans le tome II de ses Observations de médecine, rapporte qu'au printemps de l'année de 1709, après l'hiver le plus rude qu'on eût encore vu, il se déclara, au Pujol en Languedoc, une épidémie maligne, dont les symptômes étaient les suivans : abattement, langueur, pouls concentré, douleur de tête; ensuite la fièvre se déclarait avec un pouls fréquent et inégal. Deux jours après, l'inflammation des poumons survenait avec crachement de sang et difficulté de la respiration, douleur latérale, toux fréquente, expectoration difficile. Dans l'état de la maladie, on observait des exanthèmes livides sur les bras, la poitrine et le ventre. La langue devenait aride, grisâtre et ulcérée. Le sang que l'on tirait alors faisait d'abord au fond de la palette un petit coagulum; il s'en séparait ensuite une grande quantité de sérosilé visqueuse, qui s'épaississait en peu de temps; alors il devenait de couleur livide, ayant la consistance de colle fondue refroidie.

Ceux qui attendirent, pour remédier à cette maladie, que l'inflammation de la poitrine fût survenue, moururent pour la plupart. Chez quelques-uns, l'inflammation se propagea jusqu'au bas-ventre, avec des douleurs insupportables. Le ventre était ordinairement constipé.

Les malades mouraient du quatrième au huitième jour de l'inflammation déclarée. La meilleure méthode de traitement était de saigner dès le début de la maladie, et, vers le cinquième jour, on passait aux lénitifs. Les boissons étaient antiphlogistiques. Il était parfois convenable d'aider la transpiration, comme aussi de prescrire les anti-vermineux.

Vers le quatrième jour, on donnait un léger cathartique avec la casse ou la manne, dans l'eau d'orge.

S'il y avait menace de frénésie, on ouvrait sur le champ la saphène du pied.

On donnait aussi les anthelmintiques et le quinquina, pour détruire la vermination, et combattre la fièvre et la prostration des forces.

Il se déclara à Fréjus, en Provence, et dans les environs, Sauvages. une épidémie qui s'étendit aussi en Languedoc. A Aigues-Mortes, il mourait sept à huit personnes par jour; la maladie s'annonçait par la fièvre, la dyspnée, la douleur latérale, la toux, et les malades mouraient inopinément. Dans les cadavres qu'on ouvrit à Fréjus, on trouva les poumons parsemés de points noirs et livides de la grosseur des grains de millet, pleins d'une liqueur fétide; et, dans les premières voies, une liqueur semblable, avec beaucoup de vers lombrics : les malades paraissaient emportés par une inflammation gangreneuse de la poitrine et de l'abdomen.

On essaya le nitre et le camphre sans succès. Un paysan des environs d'Alais qui, dès le premier jour de la maladie, s'était fait lever cinq livres de sang, guérit parfaitement.

Nous trouvons, dans le vingt-deuxième volume des Dissertations de médecine-pratique de Haller, l'observation suivante du docteur Bouillet fils : Aux mois de mars et d'avril 1748, une péripneumonie épidémique fit beaucoup de ravages à Servian et Lieuran, en Languedoc, et plusieurs personnes mouraient brusquement si on ne les secourait pas efficacement dès l'invasion du mal.

Cette même épidémie se renouvela à la fin de 1757 dans le village de Capestan; c'était une véritable fièvre maligne, qui portait d'abord à la poitrine, puis à la tête et au bas-ventre, et qui exerçait parfois sa fureur sur ces trois cavités en même temps; ses symptômes étaient variables.

A Servian et à Lieuran, le mal commençait par un froid plus ou moins fort, suivi de tremblemens, un point de côté ne tardait pas à se faire sentir; il survenait une fièvre aiguë, une violente oppression de poitrine, une toux sèche ou suivie de crachats sanguinolens ou rouillés. Le plus grand nombre des malades avait le ventre tendu et douloureux; quelques-uns avaient la tête prise, et malgré tous les secours qu'on put leur donner, le nombre des morts égala celui de ceux qui survécurent, et la mort survenait le second ou le troisième jour, quelquefois en vingt-quatre heures, et d'autres fois au huitième jour, très-peu de malades allèrent jusqu'au quinzième; les uns mouraient en jetant de hauts cris excités par la violence de la douleur latérale pongitive, les autres au milieu des convulsions ou d'un délire frénétique, très-peu avec un assoupissement léthargique; quelques-uns, en rejetant des vers par le haut et par le bas, et presque tous avec le météorisme du bas-ventre.

A Capestan, la maladie débutait par un froid d'environ deux heures, par une pesanteur de tête accompagnée de délire, de nausées et de vomissemens, d'un pouls très-petit, fréquent et concentré, et d'un grand abattement des forces; après le froid survenait une douleur pongitive au côté gauche de la poitrine avec toux et crachats sanglans, épais et visqueux, sans que le pouls s'élevât beaucoup, quoique les malades se plaignissent d'une ardeur intérieure et d'une soif presque inextinguible; leur langue devenait sèche et raboteuse; tous ces accidens augmentaient jusqu'au troisième jour, qui était le dernier de la maladie, et on ne put guérir aucun de ceux qui en furent atteints.

L'ouverture d'un cadavre présenta des inflammations gangreneuses à la poitrine et à la tête, mais point au bas-ventre; cependant, à Capestan, on trouva aussi les mêmes symptômes dans cette troisième cavité.

Quant au traitement : dès qu'un malade était attaqué du frisson par lequel débutait la fièvre, on lui donnait de quart-d'heure en quart-d'heure une solution émétique, alternativement avec une tasse de vulnéraire ou de thé très-chaud, ou bien on administrait quatre à cinq grains de kermès minéral incorporé dans un peu de conserve de violettes ou d'énulacampana, ou dans quelque potion huileuse.

En cas de prostration des forces, on ajoutait à la boisson de thé quelques gouttes d'eau vulnéraire, ou d'eau de cannelle ou bien d'eau thériacale camphrée.

Le vomissement fini, si le malade n'éprouvait pas une chaleur brûlante, on purgeait promptement avec un minoratif en lavage, mais s'il y avait de la chaleur et crachement de sang, on pratiquait de suite une ou deux saignées, et après, on en venait au purgatif; si les forces du malade n'admettaient pas la saignée, on appliquait les vésicatoires aux jambes; on faisait boire au malade une infusion de tussilage, de capillaire, de thé de Suisse ou de bourrache avec quelques jujubes et des fleurs de pavot nitrée; on donnait aussi l'eau de poulet ou une tisane émulsionnée.

Le second jour, on prescrivait un looch avec la pulpe de casse, la manne, l'huile d'amandes douces et le sirop de roses; on y ajoutait parfois une cuillerée de vin antimonial, et tous ces moyens se répétaient plus ou moins, suivant l'exigence des cas.

La saison, depuis le mois de novembre 1750 jusqu'à la _{Roulin.} fin de mai 1751, fut tellement pluvieuse, qu'il tomba environ vingt-six pouces d'eau; il survint ensuite pendant l'été des chaleurs considérables : il régna dans le printemps beaucoup de catarrhes opiniâtres suivis de fièvres intermittentes; en été il y eut des pleurésies et des angines peu intenses; au

mois de novembre le catarrhe, les fièvres intermittentes et
des douleurs vagues attaquèrent la classe laborieuse du peuple ; à ces maux succédèrent de légères douleurs de poitrine
avec fièvre, et, chez quelques-uns, de simples oppressions
de poitrine sans fièvres, mais avec une grande prostration
des forces suivie de mort subite. Voici la marche de cette
épidémie : légère réfrigération suivie de chaleur, pouls fréquent, désordonné, douleurs sourdes et peu sensibles dans
la poitrine, tantôt sous le sternum, tantôt sous les côtes,
accompagnées d'une grande oppression ; les douleurs étaient
récurrentes chez les uns et continues chez les autres, cet
état durait trois à quatre jours ; mais l'oppression augmentait, et la mort arrivait subitement vers le cinquième ou
septième jour après une cessation subite des douleurs. Celles
qui étaient aiguës, récurrentes et accompagnées de fièvre,
étaient moins dangereuses, si l'oppression n'était pas considérable ; la douleur latérale était quelquefois accompagnée
d'une toux sèche, et la douleur obtuse l'était d'une expectoration lymphatique ; d'autres n'avaient pas de toux, mais le
pouls était déprimé et irrégulier, peu de malades se plaignaient de la tête, tous avaient la langue jaune, les urines
blanches et le sang pleurétique, le sommeil était presque
nul ; quelques-uns eurent, dès le commencement, des sueurs
continuelles ; d'autres éprouvaient des envies de vomir et
même des vomissemens qui dégénéraient en diarrhées mortelles.

Les jeunes gens au-dessous de 15 ans ne furent point
attaqués de cette maladie. L'ouverture des cadavres fit voir
le sphacèle des poumons. Les malades de la classe pauvre
rendaient beaucoup de vers.

La méthode de cure était la suivante : lorsque le pouls
était élevé avec fièvre sans sueur, on saignait aussitôt ; mais
si le pouls était déprimé et apyrétique, on administrait pré-
férablement l'émétique, surtout si les malades avaient des
envies de vomir ; on le réitérait, si la propension au vomissement continuait avec menace de se changer en diarrhée.
Le jour suivant, on donnait un purgatif avec un vermifuge,

et on le réitérait tous les deux jours; la boisson était une
tisane de scorsonère, de scordium et de feuilles de bourrache animée avec l'alkool camphré. Le troisième jour, on
donnait deux scrupules de poudre de quinquina délayée dans
la boisson, ou en pilules avec deux grains de camphre; ce
fut la méthode qui réussit le mieux.

Ce fut en 1755 qu'arriva ce fameux tremblement de terre Barthès.
de Lisbonne, qui a tant influé sur les constitutions des saisons du midi de l'Europe. L'hiver de 1756 fut fort doux,
le printemps inégal; les vents du nord et du sud se succédaient souvent plusieurs fois dans la journée. On observa
bientôt, dans la Normandie, la Picardie et la Flandre, des
inflammations obscures dans les poumons, des péripneumonies illégitimes, et des rougeoles érysipélateuses qui furent
les avant-coureurs d'une péripneumonie funeste, qui fit de
grands ravages à Coutances, Perier, Carentan, Aumale, Valenciennes et autres villes.

Cette maladie s'annonçait le plus souvent le matin par un
frisson plus ou moins violent. La fièvre s'allumait avec altération à la peau : anxiété universelle, accablement de tête,
nausées, vomissemens bilieux. Le pouls était large, dur
et un peu fréquent; la fièvre s'animait de plus en plus; le
visage se colorait d'un rouge foncé; la respiration était fréquente et suspireuse; douze ou quinze heures après, les
malades se plaignaient d'un point de côté aigu qui coupait
la respiration, et qui occupait les vraies ou les fausses côtes.
Elle était tantôt fixe et tantôt récurrente, s'étendant parfois
jusqu'aux clavicules. Le premier ou le second jour survenait une expectoration sanguinolente, à laquelle succédaient
des crachats rouillés, safranés ou bruns et très-fluides; les
premiers jours, le pouls était large, mais, vers le quatrième,
il devenait petit, serré et précipité. Le sang extrait était
couenneux et d'une médiocre consistance; les urines étaient
le plus souvent brunes avec un nuage au milieu; quelquefois
elles devenaient troubles sans sédiment; communément elles
en déposaient un, les premiers jours, qui était briqueté,
inégal et furfuracé. La joue du côté de la douleur latérale

était ordinairement masquée d'une plaque rouge foncé ; le reste de la face était pâle et livide ; la langue humide se couvrait d'une crasse blanche ou jaune. Quelques malades éprouvaient un flux de ventre qui se supprimait le troisième ou le quatrième jour au plus tard. A cette époque, la douleur cessait subitement ; la respiration devenait plus égale ; mais l'oppression augmentait. Les malades se plaignaient d'un poids accablant sur le sternum ; du reste, la toux se calmait, les crachats devenaient écumeux et diminuaient avec la toux ; le ventre se météorisait, les urines devenaient bourbeuses : le regard égaré et un délire vague étaient le prodrôme de la mort. D'autres malades conservaient l'usage de leurs sens ; le pouls devenait intermittent, onduleux et fugitif, et le râle terminait ordinairement la scène, du cinquième au septième jour. Quelques malades mouraient frénétiques.

La maladie finissait par des sueurs critiques du cinquième au neuvième jour, quelquefois par une vomique après le quarantième jour.

M. Barthès vit des malades dont la respiration était tellement oppressée, qu'ils ouvraient les narines et tiraient la langue comme certains animaux pendant une longue course. Les lipothymies fréquentes étaient le signe de la dégénérescence érysipélateuse des poumons. On observa chez plusieurs malades une jaunisse universelle, les hypocondres tendus et douloureux, et tous les symptômes d'une hépatite. La crise s'opéra chez quelques-uns par des éruptions érysipélateuses à la peau, des abcès vers les clavicules, des hémorragies, des aphtes qui, de gangreneux, devenaient bénins. D'autres fois, survenaient des parotides symptomatiques, des convulsions mortelles, un empyème incurable. Des phlyctènes pleines d'une sanie putride, répandues par tout le corps, une gangrène générale, et ces symptômes étaient toujours suivis de la mort. Les céphalées, les ophthalmies et les angines gangreneuses se joignirent souvent à l'épidémie dominante.

L'ouverture des cadavres présentait les poumons gangrenés, les bronches farcies d'une sanie purulente, des épanchemens séreux dans la poitrine. Quelquefois aussi le tube intestinal était aussi gangrené; la plèvre enflammée avec des adhérences, la vésicule du fiel plus pleine que dans l'état naturel, et le foie souvent engorgé ou gangreneux.

Pronostic. — La petite quantité de sang dans les crachats était de mauvais augure.

Les crachats jaunes étaient mauvais, les roux plus fâcheux, et les bruns mortels.

La pâleur des joues et des lèvres, dès les premiers jours, était un signe dangereux, de même que le rouge violet sur les pommettes.

La suppression subite du flux de ventre, le météorisme, la cessation brusque de la douleur, l'oppression succédant au point de côté, étaient des signes mortels. Les douleurs erratiques étaient dangereuses, de même que celles qui s'étendaient vers les clavicules.

Le sifflement de la gorge avec une toux rare et éteinte, était un signe de gangrène des poumons.

La sueur manquant jusqu'au septième jour, ne laissait d'autre crise à attendre que la suppuration, et celle-ci était annoncée par la fièvre subsistant au-delà du quatorzième jour.

Traitement. — La roideur et la plénitude du pouls, la violence de la douleur latérale, demandaient promptement la saignée; les nausées et vomissemens bilieux, exigeaient un léger cathartique, aiguisé avec le tartre émétique; mais ce moyen n'était plus convenable au-delà du troisième jour, car le ventre commençait alors à se météoriser.

On répétait la saignée suivant l'exigence; ensuite on prescrivait les clystères émolliens, les ventouses et surtout les vésicatoires sur le lieu de la douleur.

La saignée du pied fut en général plus favorable que celle du bras. Quand la poitrine commençait à être oppressée vers la fin du quatrième jour, là saignée était alors mortelle.

Si l'expectoration se supprimait, on appliquait promptement les vésicatoires aux jambes.

Les poudres de nitre et de camphre étaient nécessaires

pour prévenir la gangrène. La boisson ordinaire était l'infusion de camomille.

Si, dans les trois ou quatre premiers jours, on pouvait placer le kermès minéral, il opérait un effet remarquable. Un militaire, à la suite de la maladie, tomba dans le dernier degré de phthisie. Il était fort jaune et avait les pieds enflés ; des sueurs nocturnes, un cours de ventre colliquatif, une fièvre hectique avec des redoublemens irréguliers. On lui fit prendre, plusieurs jours de suite, demi-gros de rhubarbe infusée à froid pendant quelques heures dans huit onces d'eau seconde de chaux. On le coupait avec du lait. Ce remède la rétablit parfaitement.

Sauvages. La constitution épidémique de la péripneumonie gangreneuse s'étendit peu à peu par toute la France, et on la vit au printemps régner à Paris et dans les environs, dans toute la Provence et le Languedoc, depuis 1756 jusqu'en 1758. Elle présenta absolument les mêmes phénomènes que ceux que nous venons de décrire. En général, le traitement consistait en saignées modérées, et aussitôt après on administrait le tartre émétique, l'ipécacuanha ou le kermès minéral. Ensuite on prescrivait les boissons légèrement diaphorétiques, et, dans les menaces de gangrène, on avait recours au nitre, au camphre, aux boissons de serpentaire, de contrayerva, etc. L'usage des vésicatoires fut généralement reconnu efficace.

Galetti. Ponte Longo est un beau village du Padouan sur les bords de la Brenta. Le printemps de 1761 y fut pluvieux, l'été très-chaud et sec, l'automne humide, et l'hiver s'annonça avec des pluies froides. Ce fut alors qu'il s'y déclara une épidémie maligne qui débutait par un accès en froid, suivi aussitôt d'une douleur à la poitrine, spécialement au sternum ; le pouls était très-petit et fréquent, la toux opiniâtre et fatigante, la respiration difficile, les crachats copieux mêlés de lymphe, de sérosité et de bile. Les malades avaient presque la face hippocratique, les yeux troubles et larmoyans, la langue noire et aride, l'intérieur de la gorge rouge, excorié et douloureux ; les hypocondres sen-

sibles et brûlans, le ventre tuméfié, la diarrhée était fréquente, aqueuse et putride, les urines étaient abondantes,
troubles, mais peu colorées et crues, le délire continuel, les convulsions survenaient ensuite, et chez quelques
malades, après le cinquième ou septième jour, on voyait
paraître des exanthèmes de couleur obscure; après le septième jour, la couleur verdâtre des crachats se délayait,
l'humeur séreuse se confondait avec celle lymphatique, et
l'expectoration devenait visqueuse quoiqu'abondante, et ne
donnait jamais des signes de coction. Le pouls graduellement
plus élevé était moins fréquent, la diarrhée et les autres
symptômes s'amendaient et la maladie se terminait sans crise
après le vingt-unième jour; mais elle finissait souvent par la
mort du cinquième au septième.

La méthode de traitement fut simple. On saignait modérément; la decoction de quinquina prévenait la dégénérescence
gangreneuse que les stimulans et les vésicatoires semblaient
provoquer; l'eau pure coupée avec un tiers ou un quart de
lait, quelques bols de thériaque, et un peu de vin de Chypre
lorsque les forces étaient abattues étaient les seuls remèdes
employés avec succès.

Tandis que cette épidémie parcourait la côte de l'est
et du sud-est de l'Italie, elle se propageait également en
Suisse; l'illustre Haller adressa à l'académie de Paris un
mémoire sur celle qui régna à Berne. Nous l'avons trouvé
dans le tome 3 de ses Opuscules pathologiques, observation
70, la voici:

L'été de de 1762 fut très-chaud et sec, et ce fut dans
les derniers mois de l'année que l'épidémie se déclara dans le
canton de Berne, où elle exerça de grands ravages; elle était
contagieuse. Dans le commencement elle simulait une pleurésie, mais le second jour ordinairement le pouls s'affaiblissait subitement, les forces baissaient et il survenait des
vomissemens; une diarrhée écumeuse, la céphalée et la soporosité; quelques malades périssaient en vingt-quatre heures
et d'autres au troisième jour, chez ceux qui résistaient plus
long-temps. On voyait, le quatrième jour, survenir les symp-

tômes d'une violente inflammation des viscères qui dégénérait
bientôt en gangrène, et les malades mouraient le septième
jour. Au commencement de la maladie il paraissait des sueurs
abondantes auxquelles succédait l'aridité de la peau et de la
bouche, quelques malades eurent une éruption miliaire.

On ne pouvait placer l'émétique que dès le début de la
maladie ; plus tard, il abattait les forces ; on provoquait plutôt
un cours de ventre favorable avec la crême de tartre mariée
avec le tamarin ou le petit-lait ; on donnait pour boisson
de l'eau miellée, aiguisée avec l'acide sulfurique.

On employait le soufre doré d'antimoine comme cardiaque, et à doses légères, pour ne pas exciter le vomissement.

S'il y avait de la toux, on donnait une infusion pectorale ;
on appliquait des fomentations émollientes sur la poitrine,
ou bien des cataplasmes de graines de lin cuites dans l'eau et
le lait ; la diète végétale, telle que la crême d'avoine.

La saignée fut reconnue funeste ; dans le commencement,
sur quatre-vingt-quinze malades, il en mourut quatre-vingt-
cinq, et, quand on les traita par la méthode ci-dessus, de
soixante-dix-sept il n'en mourut que dix.

Le froid extraordinaire du mois de mars 1763, mit fin à
cette épidémie.

Menuret. Le froid de 1767 fut très-vif, le printemps très-variable ;
au mois de mai une rosée visqueuse et malfaisante endom-
magea les plantes et les feuilles des arbres ; la volaille en
souffrit ainsi que les vers à soie, les chevaux, les chiens, et
surtout les bêtes à laine dans le Bas-Languedoc.

Bientôt il se déclara une épidémie parmi les hommes,
c'était une fluxion de poitrine rapidement mortelle, avec
des symptômes d'une fièvre putride et vermineuse. La saignée simple était funeste, les purgations seules ne réussissaient pas mieux, les cathartiques combinés avec les saignées, sans vomitifs, n'obtenaient qu'un succès imparfait ;
l'indication curative était de combiner ces divers moyens
selon le degré de complication de la maladie.

Les malades qui guérissaient, rendaient beaucoup de

vers; à l'ouverture des cadavres on trouva de ces insectes
dans-les premières voies, d'autres dans les poumons et même
dans le foie.

Cette épidémie gagna aussi le Vivarais et attaqua principalement le régiment de Conti qui y était en garnison. En
général les saignées combinées avec l'émétique et les évacuans furent les moyens les plus efficaces à employer dans
cette épidémie. On prescrivit aussi avec succès le camphre,
le kermès, le nitre en bols et les vermifuges.

Il régna à Rouen en 1773 une épidémie semblable à celle Lepecq.
observée par Huxham à Plymouth en 1746; elle enlevait en
trente-six heures, ou du troisième au cinquième jour au
plus, ceux qu'elle attaquait, et c'était principalement les ouvriers du port. En voici le caractère :

Horripilation sans frisson décidé, ou du moins il était
de courte durée; douleur aiguë et lancinante dans l'un des
côtés, oppression précordiale étouffante, haleine arrêtée,
douleur gravative de la tête, engourdissement, obscurcissement de la vue, les paupières appesanties, nausées dans le
début de l'invasion fébrile, toux modérée que les malades
retenaient à cause des douleurs qu'elle provoquait, expectoration de sérosités muqueuses, suivies de crachats jaunes,
souvent gélatineux et ensanglantés, devenant ensuite purulens, ou sanieux, noirâtres, atrabileux et secs; soif modérée, langue assez souvent humide; le ventre était constipé
quoique mou, mais les hypocondres étaient tendus, élevés
et douloureux; souvent il n'y avait que peu ou point de
fièvre, le pouls était faible, le mouvement de la circulation suffoqué, les forces vitales abattues; les urines étaient
troubles, épaisses, rares, la vue s'obscurcissait, et il survenait des absences, des disparates, un délire sombre, la
langue devenait sèche, aride, le point de côté disparaissait,
et un poids insoutenable se faisait sentir dans la poitrine.
Dès-lors les urines devenaient abondantes, mais claires et
crues, le ventre ne s'ouvrait que difficilement et avec ténesme,
l'abdomen se météorisait peu à peu, le pouls devenait plus
faible et irrégulier, le visage et les mains se faisaient œdé-

mateux, la langue se noircissait et se couvrait d'une mucosité ou d'une sanie gluante, et le hoquet était le signal de la
vie expirante.

Les poumons et l'estomac étaient gangrenés et sphacélés.

Le sang extrait n'était qu'une pure gelée verdâtre, aussi la
saignée fut-elle mortelle à tous ceux à qui on la pratiquait.

Les crises légitimes étaient des moiteurs grasses et fétides,
des crachats faciles, jaunes et cuits; des urines sédimenteuses qui s'annonçaient par une dysurie qui supprimait les
selles et l'expectoration par une douleur au sphyncter de la
vessie, et enfin, par un flux d'urines épaisses, rouges et en
partie purulentes. La gangrène suivait de près la saignée,
quelque petite qu'elle fût.

L'émétique, ou un émético cathartique, les vésicatoires
ou les rubéfians sur le point douloureux; les boissons avec
l'oxymel scillitique, celles d'hydromel, l'infusion des fleurs
pectorales, celles de sureau et d'hyssope étaient les moyens
les plus salutaires, mais il fallait les employer promptement.

Dupas. Ce fut au mois de juillet 1773 que cette épidémie se déclara à Ramoulu près de Pithiviers, dans l'Orléanais, où elle
dura jusqu'au mois de janvier de l'année suivante. Sur deux
cents personnes elle en attaqua cent dix-huit, et se communiquait à tous ceux qui soignaient les malades. Elle s'annonçait par une toux violente, avec douleurs dans les côtés, dans
les membres et à la tête. Les membres devenaient comme
engourdis; les yeux tantôt fixes et tantôt égarés, étaient ensuite affectés d'une amaurose complète : les malades tombaient dans un affaissement stupide, ou dans un délire furieux. Il survenait des alternatives de chaleur et de froid; le
pouls irrégulier avec soubresauts dans les tendons, mouvemens convulsifs et grincemens de dents, tristes avant-
coureurs de la mort. Les urines fétides coulaient involontai-
rement et n'étaient point sédimenteuses.

La langue était sèche et noire, le palais rouge et enflammé,
le visage pâle, le ventre météorisé; chez presque tous une
diarrhée séreuse d'une puanteur insupportable. Cet état était
accompagné d'une toux sèche ou avec quelque expectoration

crue ou brune, ou noire et fétide, et d'une éruption pourprée. La maladie se prolongeait parfois du seizième au trentième jour.

Tous ceux qu'on saigna moururent. Les vésicatoires provoquaient la gangrène; si celle-ci se formait au décubitus,
elle était souvent mortelle:

Les boissons acidules, le tartre émétique en lavage ou
dans une émulsion, étaient les premiers remèdes à prescrire; ensuite on employait les loocks avec le kermès minéral
et l'huile d'amandes douces, les potions cordiales camphrées,
la décoction de quinquina, et, dans la convalescence, l'infusion de germandrée.

Dans les paroisses voisines où la maladie se propagea et
où l'on n'envoya aucun secours, presque tous ceux qui en
furent atteints, moururent.

Ce fut en janvier que parut à St-Miniato cette épidémie, Marzi.
qui ne cessa qu'à la fin de mai, après avoir commis les plus 1775.
grands ravages. Les malades mouraient ordinairement du
troisième au quatrième jour. On trouva dans les cadavres
les poumons gangrenés, des polypes dans le cœur et dans
les grands vaisseaux sanguins, le sang noir et dissous, la
vésicule du fiel contenant une bile épaisse, le foie altéré,
grossi, et la superficie des viscères teinte en jaune.

On prescrivit le quinquina, le camphre et les toniques;
mais si le médecin n'était promptement appelé, tous ces secours devenaient inutiles, tant était rapide la marche de la
maladie.

Vers la fin du mois de mars 1776, une péripneumonie ma- Planchou
ligne se déclara épidémique à Eplechin, dans le Tournaisis.
Elle parcourait ses périodes avec une rapidité qui la rendait
dangereuse. Son début était prompt et inattendu. Il survenait
tout-à-coup des frissons, une lassitude extrême, douleur vive
à l'un des hypocondres, principalement à celui gauche; respiration difficile, oppression, anxiété précordiale, pesanteur
et resserrement à la région cardiaque, toux sèche ou accompagnée d'une expectoration glaireuse, écumeuse et parfois sanguinolente; nausées, langue peu chargée, pouls

accéléré, dur et tendu le premier jour, ensuite plus lent et inégal, chaleur âcre et brûlante à la peau; si l'issue devait être funeste, les extrémités devenaient froides le troisième ou quatrième jour: dès-lors, grande prostration des forces, sueurs colliquatives, augmentation de tous les symptômes, disparition subite de la douleur latérale, délire obscur, râle, face hippocratique, pouls misérable et mort paisible.

Si, au contraire, la nature était victorieuse, la moiteur s'établissait du quatrième au cinquième jour; les sueurs devenaient profuses, le pouls se relevait avec les forces, et souvent la fièvre cessait.

Sur les cinquante premiers malades, il en mourut trente, et la mortalité fut encore plus considérable ensuite; le sang extrait était long-temps à se figer, il se recouvrait d'une pellicule glaireuse, bleuâtre et facile à se séparer; la partie fibreuse était noire, sans consistance et presque dissoute.

L'ouverture des cadavres fit voir les poumons flétris, flasques et diminués de près des deux tiers de leur volume, pleins d'une sérosité sanieuse, qui paraissait contenue dans des vésicules qui se déchiraient facilement; la membrane qui recouvrait les poumons était pâle, cendrée et comme tombée en putrilage; la plèvre était de même, et adhérente aux poumons; le médiastin et le péricarde participaient aux mêmes désordres: le cœur était flétri et diminuait de volume, et souvent les lobes du foie et le centre du diaphragme étaient sphacélés.

On ne sut à quelle cause attribuer cette maladie dans le seul canton d'Eplechin; car les villages environnans qui sont tout aussi marécageux, n'en furent point infestés.

Les sueurs profuses survenant du troisième au quatrième jour, faisaient espérer la guérison. Les urines et les selles ne présentèrent aucun signe judicatoire.

Tous les malades que l'on traita comme d'une fluxion de poitrine inflammatoire, moururent. L'indication curative était de débarrasser les premières voies par un émétique ou un minoratif. Une seule saignée ou deux au plus n'étaient nécessaires que dans le principe et chez les sujets sanguins , forts et robustes , qui avaient le pouls plein et vibré.

Le petit-lait, l'eau d'orge, le rob de sureau et le vinaigre camphré surtout convenaient particulièrement; les vésicatoires sur le lieu de la douleur et aux jambes soulageaient les symptômes de la poitrine : la prostration des forces demandait une décoction de quinquina animée avec l'esprit de vitriol, et quelques cuillerées de vin et d'eau. Il fallait tenir les malades proprement et renouveler souvent l'air de leur chambre.

Au mois de décembre, au moment des grands brouillards, une barque de pêcheurs s'éloigna jusque vers les côtes d'Angleterre. Les matelots ne rentrèrent qu'après trois jours à Dieppe; à leur arrivée, ils furent tous attaqués d'une maladie qui les fit périr en peu de jours. La grippe se déclara épidémique; mais-elle fut remplacée par une violente péripneumonie qui attaqua vivement les matelots du Polet, ensuite les habitans, et surtout ceux qui avaient leur demeure près du château, sous les murs duquel on avait jeté une grande quantité d'huîtres gelées qui se putréfièrent et infectèrent tout ce quartier. De vingt-neuf malades qui habitaient sous ce château, dans de vieilles cabanes percées à jour et près de s'écrouler, vingt-trois en moururent.

Cette maladie attaqua tout le monde indistinctement, et n'épargna que les enfans. Elle débutait par un frisson égal à celui de la fièvre quarte, suivi de nausées , de vomissemens avec un mal de tête violent, douleur latérale, toux déchirante, expectoration difficile de crachats pituiteux, gélatineux et sanguins; chaleur générale, soif, sécheresse de la langue , le pouls rarement plein et dur, mais fréquent, irrité et parfois inégal. Le second accès amenait le délire ou le coma; le ventre se météorisait, l'épigastre entrait en convulsions , et les malades périssaient du troisième au neuvième jour, suffoqués avec toute l'apparence d'une inflammation gangreneuse.

Le traitement le plus sûr était d'administrer sur-le-champ un émético-cathartique, et pour boisson l'infusion de fleurs de sureau avec l'oxymel; d'appliquer les vésicatoires sur le côté, et de donner quelques loochs avec le kermès.

L'estimable collection des Observations physico-médicales du docteur Thierry, renferme l'observation suivante : Aux mois de février et mars, il régnait à Madrid des fièvres catarrhales accompagnées de mal de tête, d'un mélange de chaud et de froid, de faiblesses, de sueurs visqueuses : accidens qui ne disparaissaient que par une transpiration abondante et soutenue de plusieurs jours. Il survint ensuite des maux de gorge, des érysipèles au visage, et des douleurs latérales qui régnèrent jusque vers l'équinoxe. Les douleurs n'étaient ni vives, ni fixes; la respiration n'en était pas fort gênée; la tête était très-peu affectée, la fièvre médiocre, le pouls sans dureté, souvent mou et petit; le sang était peu couenneux et souvent même pas du tout. Néanmoins il périt un grand nombre de personnes, par la gangrenne des poumons, du quatrième au septième jour de la maladie.

La saignée, les boissons nitrées et le camphre furent les remèdes que l'on employa avec le plus de succès.

Louis Desbout, chirurgien du régiment Toscan de Livourne, observa l'epidémic qui se déclara dans cette ville, au mois de novembre 1779, et qui ne disparut qu'à la fin de mars suivant. Elle débutait par les phénomènes ordinaires de la fièvre; bientôt les malades avaient le visage enflammé ou seulement les pommettes des joues; d'autres avaient la face violette ou d'une couleur terreuse. Dans ces deux cas, la maladie était mortelle, l'expectoration jaune, verte ou érugineuse, plus ou moins striée de sang, constituait un danger éminent; la toux était violente, beaucoup de malades accusaient une douleur gravative dans tout le bas-ventre, qui était alors météorisé. Cette douleur à l'épigastre était un symptôme des plus alarmans, tous ces accidens survenaient du premier au troisième jour, et, au plus, vers le cinquième; peu de malades qui succombèrent, arrivaient au septième jour.

L'ouverture des cadavres montra le sphacèle des poumons, le foie très-gros; la vésicule du fiel pleine d'une bile noire ou érugineuse, et, dans quelques-uns, le coledoque tout-à-fait fermé.

On compta onze cent sept malades, dont cent quarante-un moururent.

L'émétique administré dès le principe; produisait une copieuse évacuation de bile porracée, qui rendait la maladie plus bénigne; la saignée était mortelle. Le quinquina, le camphre, l'opium, les laxatifs doux furent les moyens que la médecine employa avec le plus d'efficacité.

La fausse péripneumonie fut épidémique en plusieurs provinces de la France depuis 1780 jusqu'en 1785. La société royale de médecine reçut à cet égard plus de quatre-vingts mémoires particuliers, dont voici le résultat : Cette maladie présenta dans sa marche et ses symptômes deux modifications principales; dans l'une, elle fut plus ou moins inflammatoire; dans l'autre, plus ou moins putride; elle prit ce dernier caractère dans les lieux bas et humides, en proportion de la misère, de la malpropreté et de la mauvaise nourriture.

Dans les pays secs, et où le peuple est plus à son aise, mieux logé et nourri plus sainement, la maladie fut plutôt inflammatoire. Les environs de Quentin, de Moncontour, de Noyon, de Châteaudun, de Fougères, de l'Aigle et de Nantes présentèrent la putridité portée au plus haut degré, tandis qu'à Soissons, Dijon, St-Brieux, Paris et en Auvergne l'inflammation fut plus commune.

Dans les deux cas, la maladie fit périr beaucoup de monde du troisième au onzième jour. La plupart des malades mouraient du cinquième au sixième. On trouva, à l'ouverture des cadavres, une matière épaisse, couenneuse et jaunâtre, épanchée entre la plèvre et les poumons, et ce viscère gorgé d'une sanie purulente, sphacélé dans plusieurs parties.

Cette constitution épidémique tira, dit-on, son origine de la sécheresse extraordinaire de 1778, et des chaleurs excessives de 1779; elle dura depuis cette époque jusqu'à l'hiver long et très-froid de 1784. Toutes les maladies intercurrentes participèrent plus ou moins à cette constitution.

La méthode de traitement dirigée d'après l'avis de la société royale de médecine, consistait à prescrire les évacuans émétiques et purgatifs, la saignée, les vésicatoires, les délayans antiseptiques et le quinquina.

L'émétique en grand lavage ne convenait point lorsqu'il y avait des signes d'inflammation dans les premières voies, car il provoquait la gangrène; dans ce cas, les boissons délayantes tièdes, avec une infusion légère d'ipécacuanha, étaient plus convenables.

Les purgatifs minoratifs, et même les acidules, furent avantageux dans tout le cours de la maladie, surtout lorsque l'action de l'émétique avait amené la direction des mouvemens organiques vers le canal intestinal. La saignée, quoique non indiquée, fut cependant pratiquée avec succès dans les cas inflammatoires; une ou deux suffisaient, après quoi on plaçait avec succès l'émétique et les purgatifs.

Les vésicatoires étaient nuisibles lorsqu'il y avait beaucoup d'irritation, ou que la dissolution des humeurs était portée à un très-haut degré; le quinquina convenait après les évacuations et la cessation de la fièvre; il rétablissait promptement les forces digestives et abrégeait la convalescence.

Les boissons délayantes et adoucissantes, telles que le petit-lait, l'eau de veau, l'infusion de graines de lin, etc., méritaient la préférence.

La maladie abandonnée à elle-même, était presque toujours mortelle.

On ne remarqua aucune coction, et l'on ne pouvait déterminer les jours critiques, vu la marche rapide et violente de la maladie qui ne permettait pas de jouer impunément le rôle de spectateur.

Mauetti. Ce fut au moins de décembre 1780, que l'on vit régner épidémiquement, à Florence, diverses maladies qui y causèrent beaucoup de ravages, et surtout des péripneumonies qui se montrèrent tantôt bénignes et tantôt tellement meurtrières, que, dans l'espace de vingt à trente heures, elles terminaient par la mort, avec des signes manifestes de gangrène aux poumons, ce qui fut confirmé par l'ouverture des cadavres. Cette maladie approchait beaucoup de la fameuse épidémie de 1348, qui, au rapport de Boccace, emporta soixante mille personnes à Florence.

La saignée était nuisible dans ces derniers cas, mais elle était utile lorsque la péripneumonie se montrait légitime. Les vésicatoires, les saponacés et les expectorans étaient plutôt indiqués, surtout dans la complication bilieuse qui eut lieu fréquemment; l'émétique convenait aussi dans ce cas; quelques malades étant subitement attaqués de délire ou d'un état apoplectique, l'artériotomie fut pratiquée alors avec succès.

On employa aussi, selon les circonstances, les légers purgatifs, ensuite le quinquina, le camphre, etc.; l'épidémie ne régna que dans les lieux les plus aérés de la ville, et la mortalité frappa plus particulièrement sur les artisans et le bas peuple.

Quant aux causes productives, M. Saverio Manetti ne donnant que celles banales des écoles, nous croyons inutile de les rapporter ici.

Une épidémie, de même nature que celle de Florence, régna dans les provinces du nord et de l'ouest de la France; elle fut observée par MM. Hatté à Clermont en Beauvoisis en 1785, Moreau à Vitré en 1786, Lamarque à Poitiers en 1788, et Taranget à Douai en 1791, où elle succéda à une angine gangreneuse dont elle conserva quelques caractères.

Il se déclara à Joigny et dans les environs une épidémie qui était une fièvre très-aiguë, accompagnée de l'inflammation de quelques organes de la poitrine; elle était tellement rapide dans sa marche, quand on ne lui opposait pas dès son début le traitement convenable, qu'elle faisait périr du second au sixième jour. *Nysten. 1809.*

Dans un petit village près de Joigny, sur vingt-cinq malades il en mourut vingt-quatre. Souvent la maladie se compliquait d'une angine laryngée; comme cette maladie était presque toujours accompagnée d'un état bilieux, on se bornait d'abord aux émétiques et aux purgatifs, mais il fallait saigner dès le début et souvent à plusieurs reprises, et lorsque la douleur pongitive subsistait encore après ces évacuations, on appliquait un vésicatoire sur le point douloureux; mais ce moyen était inutile, lorsqu'on l'employait dès le commencement et avant d'avoir pratiqué la saignée.

Le docteur Chamseru rapporte qu'aux mois de septembre et octobre 1812, il se manifesta, assez près de Tonnerre, une péripneumonie qui attaqua successivement 36 habitans. Elle avait un caractère bilioso-inflammatoire, avec les symptômes ordinaires; on n'hésita pas à prescrire les vomitifs, la saignée fut inutile. Une péripneumonie gastrique nerveuse, dit le docteur Carron, se manifesta dans la commune du Grand-Barnaud et dans quelques autres de l'arrondissement d'Annecy en Savoie, au mois de février 1816. La maladie fit de grands ravages, éludant souvent les secours de l'art, et fut presque toujours mortelle, étant abandonnée à elle-même. Elle attaqua de préférence les femmes et les individus d'un tempérament faible et au-dessous de 20 ans. La saignée et les purgatifs furent infructueux. Voici la marche de la maladie : elle était précédée de malaise, abattement, inappétence, légers frissons, douleurs sourdes dans les reins; d'autres fois, invasion brusque et rapide, violent frisson, vomituritions bilieuses, parfois douleurs latérales aiguës, céphalalgie, assoupissement, toux rare, crachats rouillés; la toux augmentait ensuite avec expectoration de sérosités jaunâtres, striées de sang, oppression profonde, respiration suspireuse, difficile, angoisses, constrictions précordiales, terreur, crainte de la mort, chaleur ardente de la peau, langue pâle, sèche ou rouge; le pouls inégal devenait tremblotant, ensuite survenaient le délire, les soubresauts des tendons, aphtes, hocquet, ballonnement du ventre et diarrhée séreuse, souvent l'oppression et l'expectoration disparaissaient, la langue demeurait sèche, gercée, déjections fétides, noires et involontaires.

Dans les cas graves, on observait dès le principe, un grand changement dans la physionomie des malades, le visage était abattu et plombé; les urines devenaient briquetées, la langue parfois se chargeait d'un enduit jaunâtre, dans la complication gastrique. Alors il y avait pesanteur et douleur à l'estomac, l'expectoration devenait jaunâtre, visqueuse, et plus abondante; on vit quelques pétéchies et peu d'éruptions miliaires.

L'expectoration devenant facile, le pouls souple, avec une sueur douce et des urines briquetées, annonçaient la résolution de la maladie.

Le délire, l'assoupissement, la noirceur et la sécheresse de la langue, annonçaient un état adynamico-ataxique dangereux.

La respiration entrecoupée, la diarrhée, la faiblesse du pouls et les défaillances présageaient une prompte mort.

L'expectoration très-abondante, la fièvre irrégulière prolongée et des sueurs, faisaient craindre la phthysie pulmonaire.

L'autopsie cadavérique montra les poumons tuméfiés, flasques, gorgés d'un sang presque dissous, l'inflammation paraissait érysipélateuse, le tissu du poumon se déchirait facilement, il n'était pas hépatisé comme dans la péripneumonie franche, point d'épanchemens séreux dans les cavités, les intestins bouffis et parsemés d'aphtes gangreneux.

L'état des organes dirigea le traitement; on s'abstint de la saignée, excepté dans les cas ou l'appareil inflammatoire était manifeste. On prescrivit les vomitifs et surtout l'ipécacuanha, et parfois le tartre stibié, des potions animées avec l'esprit de mendererus; on donnait aussi le kermès uni au camphre, des laxatifs de manne, d'huile de Riccin; les vésicatoires dérivatifs et les sinapismes, furent très-utiles, des lavemens de décoction d'arnica camphrée, l'infusion légère de serpentaire de Virginie, des potions calmantes. Le quinquina produisit toujours de fâcheux effets. Il y eut 190 individus attaqués de cette maladie. Deux cents autres en éprouvèrent seulement les premières atteintes; il y eut 28 morts. La maladie cessa dans le mois de mai.

COROLLAIRES.

Si nous voulions retracer ici les causes des diverses épidémies, dans quel chaos inextricable ne nous trouverions-nous
pas engagés ? nous ne pourrions pas même établir à cet égard
une hypothèse raisonnable, nous n'avancerions que des para-
doxes faciles à réfuter. Ainsi, par exemple, Dodonæus attribue l'épidémie de 1557 à une température sèche et chaude,
suivie d'un froid violent, et celle de 1564 à un temps très-
froid et neigeux, suivi d'un radoucissement et d'un brouillard
humide; Jean Colle prétend que celle de 1602 vint après un
automne froid et humide, suivi d'un hiver doux et printanier.

Celle de 1633 parut dans un hiver doux, celle de 1661
arriva par un temps humide et austral, celle de 1684 éclata
à Londres pendant un hiver modéré et subsista encore durant une partie de l'été, celle de 1688 vint dans le printemps,
celle de Rome qui régna pendant onze ans fut, dit Lancisi,
causée par les inondations du Tibre, elle régnait en été
comme en hiver; celle de 1709 vint après le fameux hiver
de cette année-là, celle du Piémont en 1713 parut au mois
de juin, celle de 1722 eut lieu au mois de mai, et Vidal
l'attribua aux vers; celle de 1748 vint en mars et avril, celle
de 1757 en novembre et décembre; celle de Nerac en 1750
commença en novembre et dura jusqu'au mois de mai par un
temps chaud et pluvieux, celle de 1754 eut lieu par un froid
sec et rigoureux, celle de 1756 par un hiver fort doux et un
printemps inégal, celle de 1761 fut causée par un été très-
chaud et sec, un automne humide et un hiver froid et pluvieux; celle de 1762 crut à la suite d'un été pareillement
chaud et sec; Menuret accusa une rosée malfaisante du mois
de mai, d'avoir causé l'épizootie et l'épidémie de 1767 à
Montélimart; celle de 1768 se déclara à Ascoli après un été
chaud et sec, et un automne dont le commencement fut froid
et humide, le milieu serein et chaud, et la fin orageuse et
humide; celle de 1770, dans le Jutland, régna deux ans no-
nobstant les changemens de température et de saison; celle

de 1771, selon Guiton, fut due à un hiver froid et à la disette générale (quoique cette épidémie ne fût que locale); celle de 1773 se déclara au mois de juillet et, dura jusqu'en janvier 1774. Lepecq attribua celle de 1776 à d'épais brouillards; celle qui se déclara en diverses provinces de la France, en 1780, y domina jusqu'en 1785; celle de Florence de 1784 fut occasionnée, selon Manetti, par le mauvais tempérament, la mauvaise nourriture, les fruits verts, les vins frelatés, les variations de l'air et autres causes banales; et, selon Hatté, celle d'Ansauville de 1785 vint à la suite de deux années dont la température de l'air fut uniforme, et d'une sécheresse de quatre mois, accompagnée d'un vent de nord-est. Ecoutons enfin M. Geoffroi, et nous verrons que l'épidémie de 1807 fut causée par l'humidité constante de l'atmosphère, les pluies fréquentes, les lieux marécageux, les excès de fatigue, le défaut de nourriture saine et de boissons stimulantes.

Que devons-nous conclure, au milieu de ces disparates, sinon que l'épidémie péripneumonique peut survenir dans toutes les saisons et sous toutes les constitutions atmosphériques. Ne nous attachons donc point à des causes qu'il ne nous sera jamais donné de connaître, ni de prévoir, ni de détruire; mais cherchons à bien saisir la nature, le caractère et la marche de la maladie pour y apporter les remèdes les plus efficaces; c'est pourquoi passons à l'examen des phénomènes que présente la péripneumonie illégitime ou maligne.

SYMPTOMATOLOGIE.

Il paraît qu'une péripneumonie maligne se compliqua avec la peste de 1348, puisqu'on observa des bubons et des charbons; nous voyons, dans les autres épidémies subséquentes, une marche presque uniforme, frissons irréguliers, lassitudes, douleurs dans les membres, débilitation des forces, qui sont les symptômes précurseurs de la maladie; ou bien, invasion, et attaque brusque et inopinée qui s'annonce par un frisson plus ou moins fort, suivi d'une chaleur âcre et sèche avec fièvre continue à redoublemens. Dès le second

jour, douleur pongitive fixe ou errante dans la poitrine ou
à l'un des côtés, et se faisant sentir souvent jusqu'aux épaules, forte céphalalgie, toux sèche ou avec expectoration de
matières séreuses ou écumantes et striées de sang; oppression vive avec difficulté de respirer, anxiété précordiale,
insomnie; dès le second jour, exacerbation des symptômes,
crachâts sanglans, rouillés ou sanieux, langue chargée,
exacerbation fébrile, délire ou soporosité. Du troisième au
cinquième jour, exaspération des symptômes, cessation subite
de la douleur pectorale, affaiblissement considérable des
forces; le pouls, de dur et vibré qu'il était, devient misérable
et intermittent; la face ou les pommettes qui étaient rouges
deviennent livides, vineuses ou terreuses; oppression et
poids insupportable sur la poitrine; râle, lipothymies fréquentes et mort.

Mais si la nature ou l'art sont supérieurs au mal, dès le
troisième jour la peau s'amollit; l'expectoration devient
jaunâtre, abondante et facile, une diarrhée salutaire, des
urines épaisses et sédimenteuses, ou des sueurs profuses et
soutenues opèrent une crise salutaire, et la convalescence
est prompte.

SYMPTOMES ÉPIGÉNOMÉNIQUES.

On voit quelquefois la langue devenir sèche et comme
brûlée, l'inflammation des poumons gagner les bronches,
la gorge et l'arrière-bouche, et simuler une angine; les
urines sont crues, claires, indéterminées, une diarrhée fétide, tantôt critique, tantôt colliquative, une constipation
avec le météorisme, une amaurose complète suit l'inflammation des yeux. Les viscères abdominaux participent quelquefois à ce désastre de ceux de la poitrine, le diaphragme
n'en est pas exempt, et le hoquet se déclare; si les viscères
abdominaux s'engorgent, ils compriment l'aorte descendante;
dès-lors, le sang reflue vers le cerveau, et de là, ces délires
symptomatiques et autres affections cérébrales que l'on remarque dans ce cas, telles que la parafrénésie et la frénésie.

La maladie se termine aussi par un phlegmon qui dégénère

en vomique et étouffe le malade au moment où elle s'ouvre,
à moins qu'il ait assez de force pour l'expectorer, ou qu'elle
ne s'ouvre que peu à peu; d'autres fois l'inappétence, les
nausées, les vomissemens annoncent une complication bilieuse; celle adynamique se déclare par la dégénérescence
vermineuse, l'exanthème pétéchial, ou celui miliaire; ou bien
la fièvre se change en pernicieuse promptement mortelle,
comme dans l'épidémie de Philisbourg en 1688; les ulcères
gangreneux au décubitus, les aphtes, le visage fuligineux,
les yeux tristes et larmoyans, les convulsions, les soubresauts des tendons, la langue tremblante, ou comme paralysée, les hémorragies passives, le tintement d'oreilles, les
extrémités froides et les sueurs partielles et visqueuses, sont
encore des symptômes éventuels qui annoncent un état
adynamique ordinairement funeste.

En général le sang extrait par la saignée est de peu de
consistance, le serum en est verdâtre et visqueux; parfois
il se couvre d'une petite couenne bleuâtre ou livide, ce qui
n'est pas d'un pronostic heureux.

Cette maladie n'est infectieuse que lorsqu'elle se complique de pétéchies.

AUTOPSIE CADAVÉRIQUE.

L'ouverture des cadavres présente ordinairement la plèvre
enflammée adhérente aux poumons, ce viscère gangrené,
sphacélé, réduit en un vaste dépôt purulent, ou plein d'une
humeur ichoreuse, sanieuse; l'estomac est quelquefois dans
un état gangreneux, l'épiploon détruit, le foie tuméfié, les
intestins gonflés de gaz, le cœur vide de sang, flasque et
contenant des concrétions polypeuses. On a trouvé même
des vers jusque dans ce viscère et dans les poumons; enfin,
on a observé aussi des injections dans les membranes du
cerveau, suite du délire et des affections cérébrales, et nous
pouvons assurer qu'en général dans toutes les autopsies
cadavériques, on ne rencontre que les traces conséquentes
de la maladie, et les causes de la mort, mais non point les
causes qui ont produit la maladie; néanmoins ces sections

des cadavres servent à nous faire connaître les effets du mal, à les prévenir et à y remédier; et c'est déjà beaucoup pour l'esprit humain d'être parvenu jusqu'à ce degré de connaissance des phénomènes morbides.

Toutes les considérations ci-dessus exposées nous conduisent naturellement à établir des pronostics certains et aphoristiques sur la terminaison heureuse ou funeste de la maladie.

Signes favorables. — Une expectoration assez facile, qui, de crue et séreuse, devient jaune, épaisse et détachée, quoique striée de sang, une toux qui provoque l'expectoration sans causer trop de douleur.

Des sueurs chaudes et soutenues qui ne paraissent que vers le troisième jour, suivies de la diminution de la fièvre.

Une diarrhée bilieuse modérée qui n'affaiblit point le malade, et qui n'est pas accompagnée d'épreintes ni suivie de ténesme.

Des urines épaisses, sédimenteuses, bourbeuses, survenant du troisième au cinquième jour; ainsi que la suppuration des oreilles et des parotides; des hémorragies actives qui ont lieu dès le début et dans l'ardeur fébrile.

Enfin, une détente générale dans les symptômes annonçant tous une prompte et heureuse terminaison de la maladie.

Signes douteux. — Une fièvre irrégulière, hémitritée, douleurs vagues ou erratiques dans la poitrine, crachats visqueux rouillés, difficiles à se détacher, insomnie opiniâtre, nausées, vomissemens bilieux, flux de ventre trop frequent et fétide, langue sèche ou jaunâtre, prolongation de la fièvre avec quelque diminution des symptômes, et exacerbations fébriles avec frissons après le quatorzième jour, ce qui annonce un passage à la suppuration; amaurose, surdité, catalepsie même, comme l'a observé Klein, yeux rouges injectés, pommettes des joues d'un rouge foncé, inquiétudes ou penchant à la soporosité; le sang extrait, fleuri et couvert d'une couenne épaisse, blanche ou jaune; les aphtes, l'inflammation de la gorge, les éruptions exanthématiques, la vermination, et enfin les récidives.

Signes mortels. — Cessation subite des douleurs dans la poitrine, avec augmentation de l'oppression; le froid des extrémités, la respiration stertoreuse, bruyante, la frénésie, le délire, les yeux larmoyans avec le visage pâle et terreux ou livide, les convulsions, le hoquet, les déjections alvines involontaires, l'aphonie, la paralysie du pharynx, les ulcères gangreneux, la suppression subite de la diarrhée, le météorisme, les sueurs partielles et visqueuses, la disparition inopinée de la fièvre, les hémorragies passives qui surviennent après le cinquième jour; la dessication brusque de quelque ulcère naturel ou artificiel, la tuméfaction des pieds et la suppression des crachats, à moins que celle-ci soit remplacée par des urines ou des sueurs abondantes; enfin, la langue noire et tremblante, et les autres symptômes adynamiques, sont tous généralement mortels.

TRAITEMENT.

Interrogeons les observations que nous venons de rapporter, et voyons quelle a été la méthode de cure qui a le plus généralement réussi.

Les saignées très-modérées et faites dès le début de la maladie, furent reconnues utiles par Guy de Chauliac, Dodonæus, Colle, Baronio, Sylvaticus, Sydenham, Deidier, Huxham, Sauvages, Raulin, Pinot, Barthez, Marteau, Deplaigne, Galetti, Faletti, Guiton, Menuret, Caille et Nysten.

Wierus, Baillou, Vorster, Vidal, Haller, Fritsch, Le Pecq, Dupuy, Planchou et Desbout la regardèrent comme nuisible.

Bouillet, Guidetti, Ortica, Tissot, Daples, Marzi et Geoffroi n'en font pas mention.

D'autres ont admis la saignée suivant l'aspect que présentait la maladie, et le tempérament ou la constitution des malades.

Presque tous les médecins ci-dessus sont d'accord sur l'emploi de l'émétique dès le début, et surtout quand il y a des signes de gastricisme ; ensuite, sur celui de l'émético-cathar-tique, ou des minoratifs pour diriger l'action morbifique sur les intestins ; on prescrivit aussi dans ce but les clystères lénitifs, les boissons légèrement diaphorétiques, les loochs avec le kermès minéral, pour appeler les sueurs ou provoquer l'expectoration, les bols de camphre et de nitre, le quina, la serpentaire de Virginie, dans les menaces de gangrène.

Quelques-uns proposèrent les sangsues aux veines hémorroïdales, d'autres prescrivirent les clystères émolliens, les fumigations de même nature, inspirées par la bouche. Ortica fit pratiquer avec succès des frictions mercurielles sur la poitrine.

Tous, enfin, recommandent l'usage des vésicatoires sur le lieu de la douleur et aux jambes, appliqués, non dans le début, mais dans le progrès de la maladie.

On recommande aussi de réprimer la diarrhée trop forte par le moyen de la thériaque et des absorbans, tels que le cachou, ainsi qu'on le pratiqua en 1564.

Sylvaticus vante l'usage des ventouses sèches et scarifiées sur la poitrine et les frictions sèches ; Lancisi et Gagliardi employèrent aussi ces moyens avec efficacité.

On unissait les vermifuges aux remèdes généraux lorsque le cas l'exigeait. Pinot faisait mettre dans le lit du malade quatre à cinq bouteilles de grès pleines d'eau chaude, pour exciter une transpiration salutaire, et il rouvrit les vieux ulcères que quelques malades avaient aux jambes, pour y attirer un centre d'irritation.

Deplaigne fit prendre de la rhubarbe infusée à froid dans de l'eau seconde de chaux, à un militaire tombé dans la phthisie pulmonaire, à la suite de l'épidémie de Valenciennes, et il le rétablit complètement. Plusieurs autres médecins recommandent les fomentations émollientes et les cataplasmes de même nature sur la poitrine, dès le début de la maladie ; Faletti prescrivait aussi les fumigations émollientes et les bains de vapeurs aux jambes. On traitait les aphtes avec un liniment de borax et d'oxymel. Enfin, dans la convalescence on usait des cordiaux et surtout du vin, lorsqu'il y avait de la débilité; telle fut en général la méthode de traitement suivie dans cette épidémie.

MILIAIRE.

Miliaris (Sauvages et Sagar); *Febris miliaris* (Vogel); *Febris purpurata* (F. Hoffmann); *Fièvre miliaire* (Gastelier, Baraillon).

Les controverses qui se sont élevées depuis près d'un siècle et demi sur l'existence de la miliaire, comme maladie essentielle ou symptomatique, ne sont point encore résolues. Storck la regarda comme une affection *sui generis*, caractérisée par une éruption exanthématique particulière, accompagnée d'une sueur dont l'odeur ressemble à celle du vinaigre moisi, d'une anxiété précordiale, de constriction à la région épigastrique, et d'abattement des facultés morales et physiques. De Haen, et plusieurs autres, prétendent que la miliaire n'est qu'une affection symptomatique dans diverses maladies. Le docteur Gastelier, de Montargis, est celui qui en a traité le plus particulièrement. Fantoni, et surtout Allioni, en Italie, en avaient parlé savamment. Quoi qu'il en soit, la miliaire a été connue dès la plus haute antiquité. Hippocrate, ép. 2, sect. III, dit : *In febribus autem æstivis circà 7, 8, 9, diem, aspredines quædam miliares seu pustulæ enascebantur, quæ tamen non admodùm pruriebant in summâ cute subnascebantur et ad judicationem usque perdurabant;* et dans les *præn. coac.*, nᵒ 243 et 443, la même éruption exanthématique est rappelée, ainsi que dans le second malade du premier livre des épidémies, où il est dit : Silène, à la suite de travaux, de boissons et d'un exercice immodérés, fut attaqué de la fièvre...., Le huitième jour, sueur froide par tout le corps; il parut de petites pustules rouges, rondes, semblables à des grains de mil, et qui ne s'abcédèrent point..... Le onzième jour il mourut. Aetius, Galien, Avicène, Salius Diversus, et beaucoup d'autres médecins anciens, l'ont aussi décrite.

Baillou, *lib.* 2, *consil. med.*, *hist.* 5, parle clairement de la miliaire. Hoffmann (Fréd.) croit qu'elle parut en Allemagne vers le temps-où l'on commença à faire usage du thé et du café. Welsch et Langins furent les premiers qui l'observèrent en ce pays, vers l'an 1652, et qui la décrivirent. Home prétend qu'elle ne se montra sous forme épidémique en Europe que vers le milieu du dix-septième siècle, et qu'elle parut pour la première fois à Leipsick, où elle attaqua d'abord les femmes en couche; sur dix, neuf en étaient affectées, et la plupart en mouraient.

Riverius, *lib.* 17, *c.* 1, observa de même la miliaire en 1618, lorsqu'il décrivit la peste qui à cette époque régnait en France. Grunwal, *diss. de novà febre dictà miliari*, prétend qu'elle parut en 1666, en Hollande. Robert Sibbald, dans sa *Scosia illustrata*, imprimée en 1684 à Edimbourg, parle de cette même maladie. Sydenham, à la fin de son ouvrage, *in scedulà monitorià, de novo febris* 1685 *ingressu*, fait mention de la miliaire.

Bonnet, *med. sept.*, *tom.* 2, *lib.* 5, rapporte une dissertation de Reyger sur la miliaire en 1686.

Trumphius, qui décrivit la miliaire épidémique de Goslar, en 1737-38, prétend que ce furent les Polonais qui l'apportèrent en Saxe.

Ramazzini et Torti n'en font aucune mention, cependant on l'a observée souvent en Italie, compliquée avec la scarlatine. Dans le Padouan et la Lombardie, elle se montre souvent seule et dans son caractère idiopatique.

La miliaire parut épidémique à Francfort-sur-le-Mein, en 1653; à Augsbourg, en 1660; en Bavière, en 1666, à Hambourg, en 1675; à Philisbourg, en 1689; en Saxe, en 1694. Elle gagna la Hongrie en 1697. Sydenham l'observa, en 1684, à Londres; peu après, Hamilton en publia un traité. Huxham la vit arriver, en 1734, à Plymouth: et en 1758, Allioni, après en avoir recueilli beaucoup de faits en Piémont, publia son ouvrage *de miliarium origine*, écrit d'un style très-élégant. La Picardie et la Normandie furent les premières provinces qui la reçurent en France, en 1719 : elle est restée long-temps comme épidémique dans le Vimeux. En 1739, elle parut dans le Soissonnais ; en 1750, à Beauvais ; en 1750, à Guise et à Granvilliers. Dès 1740, elle se montra si maligne à Vire et à Falaise, qu'elle emportait les malades en douze heures. En 1756 et 1774, elle régna dans le Bourbonnais ; en 1757, en Auvergne ; en 1767, en Provence ; et en 1782, dans le Languedoc. MM. Vandermonde, Marteau, Poliniers, Planchon, et beaucoup d'autres médecins en ont donné des descriptions, ainsi que nous le verrons plus bas.

Fautoni, médecin de Nice, prétend que la miliaire est la même maladie que l'*hydroa* des Grecs, le *sudamen* des Latins, et l'*essera* des Arabes. Fracastor la nomma *suffersuræ*, les Espagnols *tarabadillo*, les Siciliens *brusoli*, el les Napolitains *migliarino*. Bontius dit qu'elle est fréquente dans les Indes, Vallesius l'a rarement observée en Espagne.

Sur la fin de novembre et au commencement de décembre Grunwal 1733, les montagnes de la Bavière commencèrent à se couvrir de neige, et l'hiver paraissait devoir être régulier, lorsque tout-à-coup, vers son solstice, il survint un changement de température si grand, que les neiges fondirent et que l'on crut être au printemps ; ce fut alors qu'une épidémie inconnue dans ce pays y éclata, attaquant les jeunes gens et les enfans, et épargnant les vieillards et les hommes faits. La maladie s'annonçait d'une manière assez modérée, par une morosité non ordinaire, diminution de l'appétit, nausées, légères horripilations, pouls accéléré, tantôt vibré et tantôt faible, mal de gorge, difficulté d'avaler ; la soif, d'abord peu pressante, augmentait dans le cours de la maladie, l'urine naturelle, la sueur avait une odeur forte, et parfois elle était d'une fétidité insupportable. Bientôt le corps se couvrait de taches innombrables qui se convertissaient en pustules semblables à des grains de millet, tantôt blanches, tantôt rouges, et quelquefois des deux couleurs sur le même sujet. Cette éruption était suivie de la diminution et même de la cessation de l'angine ; mais il survenait souvent des symptômes alarmans, tels que des inquiétudes, oppressions précordiales, flux de ventre, délire, mouvemens convulsifs : plusieurs malades avaient des épistaxis.

, Lorsque la maladie suivait son cours régulier, les pustules se desséchaient et tombaient en écailles. Dans la convalescence beaucoup de malades perdaient les cheveux. Il survenait de l'œdème au visage ou aux pieds, et quelques herpès miliaires se montraient aux malléoles ; cette épidémie disparut à la fin de février ; elle ne fut point contagieuse, mais il arriva quelquefois que dans le moment même où elle semblait marcher régulièrement, il survenait tout à coup des symptômes tellement funestes, que les malades étaient emportés subitement, et Muller avait fait la même observation.

La complication de la petite vérole ou des pétéchies avec la miliaire, les urines rouges et chargées dans l'état de la maladie, le crachement de sang, l'anxiété précordiale, le flux de ventre, la disparition des exanthèmes et les convulsions étaient tous des signes funestes.

La méthode de traitement consista dans l'emploi des absorbans, des boissons diapnoïques, dans la persuasion où étaient les médecins que le levain morbifiqne consistait dans un acide corrosif. On prescrivit aussi l'antimoine diaphorétique, le nitre antimonié, la décoction d'orge avec la rose rouge, le sel ammoniac, le sirop de vinaigre, de groseilles, l'eau de scordium, de sureau, etc. Pour l'angine, on donnait l'huile d'amandes douces avec le sirop de mûres, et l'eau de fleurs d'accacia, et l'emplâtre de mélitot extérieurement. Lorsque l'éruption n'était pas franche ou qu'elle rétrocédait, on appliquait les vésicatoires, on modérait le flux de ventre avec des absorbans, et les mouvemens convulsifs avec le cinabre, le castoreum succiné, l'eau de pivoine et de cerises noires. La saignée et les ventouses scarifiées furent aussi employées dans le commencement de la maladie, lorsqu'on craignait les congestions sanguines et l'inflammation de la gorge.

On faisait boire de l'infusion de véronique, ou de l'eau panée acidulée avec le jus de citron, ou quelques gouttes d'esprit vitriolique.

La diète se composait de crêmes d'orge ou d'avoine acidu-lées avec le suc de citron ou le vinaigre.

Depuis 1732 jusqu'en 1742, la miliaire fut quatre fois Wagner. épidémique à Lubeck, où elle attaqua principalement les en-fans. Les vomissemens ou la diarrhée, et quelquefois tous les deux ensemble marquaient l'invasion de la maladie. Les premières voies étant débarrassées par ce bénéfice de la na-ture, il survenait une sueur profuse à laquelle succédait l'é-ruption miliaire; ceux qui n'eurent pas ces premières évacua-tions furent plus gravement malades. Les anxiétés précordia-les, l'oppression, les soubresauts des tendons, la céphalalgie, les vertiges, les convulsions et les aphtes étaient tous des symptômes menaçans ; dès-lors on avait recours à l'ipéca-cuanha qui, en débarrassant les premières voies, modérait la maladie; on employa en général les tempérans et les diap-noïques.

En 1734, il régna dans l'hospice des Enfans-Trouvés à Burkart. Rostock une miliaire épidémique ; et cinquante-six enfans en furent attaqués. On les traita simplement avec l'eau de Sed-litz et il n'en mourut qu'un ou deux.

Jean-Godefroi Salzmann de Strasbourg a recueilli l'his-toire suivante de l'épidémie miliaire, qui régna dans cette ville en 1734 et 35.

Le vent du midi souffla durant tout l'été, les pluies furent très-fréquentes et la température des plus humides. Le Rhin avait débordé; l'armée française qui assiégeait Philisbourg, vit plusieurs maladies épidémiques se déclarer dans son camp, mais la miliaire n'y parut point; elle commença à se mon-trer sporadiquement à Strasbourg aux mois d'août et de septembre; elle devint plus répandue et plus forte dans l'hi-ver suivant, et ce fut vers l'équinoxe du printemps qu'elle prit une marche épidémique plus décidée ; voici quel était son caractère : frissons plus ou moins intenses, ou douleurs obtuses à la tête, vertiges, sommeil inquiet, tension spastique dans le dos, précédant le frisson qui était suivi d'une chaleur plus ou moins forte, prostration subite des forces, oppression précordiale, respiration laborieuse, anxiété, augmentation de la céphalalgie. Dans les paroxysmes suivans les frissons manquaient, il ne survenait que quelques réfrigérations aux oreilles, au dos et aux extrémités; tous les soirs il y avait exacerbation fébrile qui durait toute la nuit, et remettait vers le matin; souvent ces redoublemens étaient accompagnés de délire et d'anxiétés précordiales. Il paraît que la maladie attaquait d'abord le système cérébral et nerveux; souvent à ces symptômes se joignait la toux.

La diarrhée qui survenait du quatrième au septième jour, et qui subsistait pendant tout le cours de la maladie, était d'un caractère bilieux et quelquefois mucoso-séreux. Elle était plutôt critique dans l'état et vers le déclin de la maladie; à cette même époque survenait une sueur générale ou partielle plus ou moins abondante et exhalant une odeur spécifique particulière à l'exanthème miliaire, selon l'observation de F. Hoffmann, *med. rat. syst. trac.* 4. Elle était visqueuse et très-gélatineuse, la langue était tantôt rude et sèche, tantôt recouverte d'un mucus glutineux blanc, rarenent elle était noire; la soif plus ou moins pressante, perte d'appétit, dégoût pour les alimens, vomissemens bilieux, mais qui n'avaient pas toujours lieu; hémorragies nasales chez les jeunes gens ou chez ceux qui usaient de remèdes chauds; on vit rarement les aphtes et l'angine qui se compliquent fréquemment avec la miliaire, et quand il en survint, ces symptômes furent legers et de peu de durée; le visage était constamment enflammé et tuméfié; et plus la congestion au cerveau était forte, plus les yeux étaient rouges; les mains et la langue devenaient tremblantes. On observa les soubresauts des tendons chez presque tous les malades, mais rarement des convulsions; il survenait plutôt des tensions spastiques des pieds et des mains, la stupeur des sens et parfois une complication vermineuse; mais ces derniers symptômes avaient plutôt lieu dans les hôpitaux.

La miliaire paraissait quelquefois dès l'invasion de la maladie, et c'était un funeste présage; plus ordinairement elle survenait vers le septième, neuvième, onzième ou même quatorzième jour; elle se manifestait d'abord autour du cou, ensuite au dos, à la poitrine, puis aux cuisses; souvent elle commençait à la région précordiale, de là elle s'étendait sur tout le corps. Avant et pendant l'éruption, les malades éprouvaient une sensation moleste de prurit, de chaleur ou de tension spasmodique de la peau qui se tuméfiait principalement au visage, surtout si l'air ambiant était chaud. La miliaire sortait ensuite sous la forme de pustules crystallines transparentes, de la grosseur d'un grain de millet, pleines d'une humeur séreuse, limpide et âcre; quelques jours après, elles s'ouvraient, l'humeur s'écoulait et elles tombaient en desquamation; mais chez les malades qui succombèrent, cette éruption était confluente.

Le pouls était fréquent et accéléré, tendu et dur, ou bien intermittent et faible suivant le degré de la maladie; les urines étaient tantôt naturelles, tantôt rouges ou lixivielles.

La cause de cette épidémie, dit Salzmann, est dans les ténèbres des Cimériens; c'était, suivant les diverses opinions, un miasme spécifique, un ferment particulier, un *virus sui generis* qui s'introduisait dans le corps, un sel, un acide, un âcre, un sulfureux, un air caustique, etc. etc.

Voici la méthode de traitement qu'on employa : Dès le principe, on administrait un émétique, tel que le vitriol blanc (sulfate de zinc) ou l'ipécacuanha aiguisé avec un gros de tartre émétique ou 3 gros de sel d'absynthe; mais ce moyen ne convenait plus dans la maladie avancée, en ce qu'il provoquait les anxiétés et la prostration des forces. On agissait de même pour les purgatifs que l'on ne prescrivait que lorsqu'il y avait des signes de saburre dans les premières voies, et, dans ce cas, on donnait des médicamens doux, tels que la manne, la rhubarbe, le sel cathartique, ou la magnésie avec le mercure doux; les clystères émolliens étaient pareillement convenables. La saignée convenait chez les sujets pléthoriques ou habitués à quelque évacuation sanguine qui était supprimée. Mais on s'en abstenait lorsque les forces étaient abattuès. Dans les jours critiques , et surtout après l'éruption de la miliaire , on appliquait les vésicatoires dans les cas de délire ou soporosité. Les frictions et les ventouses étaient prescrites pour provoquer la sueur et la sortie de l'exanthème que l'on aidait aussi avec l'antimoine diaphorétique , et les eaux de scorsonère , de sureau , de scordium , la serpentaire de Virginie et le nitre. On remédiait aux divers autres symptômes suivant leur indication , dont M. Salzmann fait une énumération longue et inutile. Enfin , une diète sévère bornait les malades à l'usage de la crème de riz ou d'orge; et dans la convalescence on donnait quelques cuillerées de vin généreux.

Lepecq.   En 1740 il régna , à Berthonville en Normandie , une miliaire épidémique caractérisée par des sueurs immenses. Les cordiaux étaient mortels; les acides végétaux et minéraux en furent les meilleurs remèdes.

Roncalli , dans son ouvrage intéressant et peu connu , *Medicina Europæ* , rapporte l'observation suivante : Au mois de janvier 1744; une épidémie miliaire se déclara dans le pays des Grisons , et surtout à Coire. Elle débutait de différentes manières. La plupart des malades étaient attaqués d'un frisson qui durait une ou plusieurs heures , suivi d'une chaleur intense. Ce même paroxysme se répétait une ou deux fois les jours suivans , et la fièvre devenait continue avec chaleur sèche à la peau , céphalalgie , cardialgie modérée , le pouls tantôt serré et tantôt plein. Diminution notable des forces , grande soif , insomnie , nausées , vomituritions , les urines naturelles , et, dans les derniers jours , plusieurs malades eurent des sueurs spontanées ou artificielles.

Chez un petit nombre , la maladie débutait comme une fièvre intermittente qui durait une semaine. Chez plusieurs, elle simulait une pleurésie avec toux considérable , et les urines d'un rouge foncé , et précédée par un paroxysme fébrile brut en froid et chaud , oppression précordiale et grande prostration des forces , qui amenait souvent la mort entre le troisième ou le septième jour.

Dans la marche progressive de la maladie , la douleur de

tête devenait forte, et le délire s'annonçait par la rougeur du visage, la couleur foncée de la langue qui était très-sèche, et une soif inextinguible. On observait alors le tremblement des membres, les soubresauts et les mouvemens convulsifs. Chez quelques malades on observait des pétéchies sur la poitrine; mais c'était dans cette seconde période qu'il survenait par tout le corps un nombre infini de petits points rouges, qui, disparaissant au bout de deux ou trois jours, faisaient place à la miliaire blanche; cet exanthème subsistait deux ou plusieurs jours, et s'en allait en desquamation. Quelquefois il se maintint jusqu'au seizième jour. Dans le progrès de la maladie, plusieurs malades eurent des épistaxis, d'autres une diarrhée rebelle qui, venant à diminuer, faisait place à la miliaire. Dès-lors il y avait rémission des symptômes. Les jeunes gens et les femmes furent plus sujets à la maladie que les adultes et les vieillards.

Valthieri attribua la cause de cette épidémie, à la dépravation de la lymphe, au froid, aux changemens subits de l'atmosphère et aux effluves insalubres de la comète qui parut à cette époque. Les tremblemens, les convulsions, le délire durant plus de trois à quatre jours, le défaut des sueurs, la miliaire sortant sans amendement des symptômes, l'urine cuite et sédimenteuse dès l'invasion de la maladie, étaient des symptômes funestes; tandis que les hemorragies nasales, les sueurs spontanées et la toux, jusqu'au septième jour, jugeaient heureusement la maladie. La diarrhée, la dureté de l'ouïe, l'éruption érisypélateuse, étaient aussi des signes favorables.

Comme la maladie s'annonçait toujours par une congestion sanguine aux parties supérieures, la saignée était le premier moyen curatif à employer. Lorsque la maladie débutait comme une fièvre intermittente, on faisait d'abord prendre au malade une bonne dose de petit-lait préparé avec le cristal de tartre, et, une heure après, on lui donnait 30 grains d'ipécacuanha. Après l'émétique, on saignait; s'il survenait ensuite des nausées, on répétait l'ipécacuanha.

La boisson était de l'eau de tilleul, de l'infusion de roses,

de scabieuse , de pavots et d'iris. Si la fièvre devenait continue , on excitait et l'on soutenait les sueurs par les tempérans et les délayans. Quand la maladie était simple , on se
contentait de prescrire quelques émulsions diapnoïques et
tempérantes. La boisson ordinaire était la décoction de racines de scorsonère , et de raclures de corne de cerf , avec
un peu de semences de fenouil , ou simplement du bouillon
de veau. Dans les derniers jours de la maladie , on administrait un léger purgatif. Si la diarrhée était opiniâtre avec
prostration des forces , les vésicatoires aux cuisses y remé-
diaient promptement. Les spiritueux et les diaphorétiques
trop actifs tuaient les malades. Si la soif était extrême , on
donnait de l'oxycrat , ou bien du petit-lait ; s'il n'y avait pas
de diarrhée , les clystères avec l'infusion de camomille et
l'huile d'amandes douces obviaient à la constipation.

Quesnay.   Au commencement de l'été de 1750 , une épidémie miliaire
se déclara à Frenéuse , près de Mantes : elle débutait par
une fièvre aiguë , accompagnée d'une sueur modérée et presque continuelle ; le second ou le troisième jour , on voyait
paraître , sur toute la surface de la peau , de petits exanthèmes
rouges qui se changeaient ensuite en pustules blanches semblables à des grains de millet , et pleines d'une humeur limpide. Quoique la fièvre ne fût pas véhémente , les malades
éprouvaient une chaleur âcre et brûlante , les yeux étaient
brillans , mais larmoyans. Une chaleur fébrile plus violente,
le délire , les anxiétés , étaient des symptômes funestes. Les
cadavres répandaient une telle fétidité , qu'on était obligé de
les enterrer le plus tôt possible. Les remèdes alexipharmaques
et échauffans étaient mortels ; mais les acides délayans précédés de la saignée et de l'émétique , et l'eau de cerises
noires furent les moyens les plus efficaces employés dans cette
maladie.

Le docteur de *Augustinis* de Novarre , dans son ouvrage
intitulé : *Osservazioni teorico-pratiche intorno alle febbri
migliari* , a décrit l'histoire de celle qui domina épidémiquement dans cette ville , en 1755 , en ces termes :

   Un peu avant le solstice d'hiver , la saison fut un peu tiède

et humide. Au commencement de janvier, il tomba beaucoup de neige, il survint un froid insupportable qui dura jusqu'au milieu de février; dès-lors le *sirocco* souffla de nouveau. Le printemps s'annonça par un temps sec et tiède.
Avril fut trop chaud pour la saison, le vent du nord ramena
le froid en mai. Juin fut sec, mais d'une température incons-
tante. Juillet et août furent chauds et secs. Il régna pendant
l'hiver une fièvre continue rémittente, accompagnée de sueurs
et nausées, les rhumatismes, les céphalalgies et quelques
exanthèmes cutanés, parurent dans le courant de l'hiver. La
petite vérole domina au printemps avec l'ophthalmie, et des
fièvres continues et bénignes qui firent place à d'autres fièvres *sudatoires*, qui se masquaient d'abord sous l'apparence
d'une simple catarrhale, et se tournaient promptement en
miliaire maligne, qui emporta un grand nombre de malades,
souvent dès le premier ou le deuxième jour de l'éruption.
Bientôt la maladie devint épidémique, son invasion était
marquée par un sentiment de douleur à la gorge avec toux
convulsive, légères horripilations aux épaules, aux reins et
aux extrémités inférieures, la langue chargée et livide, quoique humide et molle, douleurs rheumatiques, chaleurs brûlantes, le pouls dur, inégal et bas, anxiété, syncopes, nausées, vomissemens séreux ou bilieux, borborygmes dans le
ventre; les urines abondantes et crues chez les uns, colorées, briquetées et sédimenteuses chez les autres, constipation ou cours de ventre opiniâtre. Dans la seconde période,
céphalalgie, tintement d'oreilles, veilles continuelles, agitations, les yeux rouges, immobiles, larmoyans, mouvemens
convulsifs comme épileptiques, ou stupidité comateuse et
subdélire continuel.

Quelques gouttes de sang distillant des narines étaient un
signe mortel. Mais s'il y avait une forte hémorragie, le malade guérissait. Tous ceux qui mouraient, se plaignaient, sur
la fin, d'un prurit incommode par tout le crâne.

Chez tous les malades, il survenait une sueur visqueuse,
exhalant une odeur particulière très-fétide, dès l'invasion
de la maladie; elle disparaissait du quatrième au septième

jour, pour faire place à l'éruption miliaire qui était rouge ou blanche, érugineuse ou livide, qui occasionnait un prurit très-incommode. Elle se déclarait d'abord sur le cou, les épaules, la poitrine, les mains, et de là partout le corps.

L'épidémie régna durant plus d'un an. Elle se présenta sous la forme bénigne et maligne : cette dernière ne prenait ce caractère qu'à la seconde période.

La fièvre ardente, la suspension de l'expulsion exanthématique, la couleur livide des pustules, le délire, la respiration pénible et profonde, les larmes involontaires, le sang sortant du nez par gouttes, le regard fixe et terne, les urines aqueuses et excessives, les veilles, le pouls inégal, dur, célère ou bas ; les mouvemens spasmodiques et presque épileptiques, le coma, les vomissémens impétueux, un prurit dans le cuir chevelu et à l'extrémité du nez, étaient tous des signes funestes.

Mais si, dès le commencement de la maladie, la fièvre était discrète, et se maintenait telle avec le pouls mou, les urines colorées et chargées, un épistaxis abondant et les autres symptômes modérés, la guérison était certaine.

La méthode la plus convenable dans le traitement, fut de débuter par la saignée, ensuite on administrait la casse, les clystères émolliens, des décoctions antiphlogistiques, acidulées et nitrées ; les émulsions d'amandes et de semences de pavots blancs, les fomentations avec l'eau tiède et le vinaigre : dans la diarrhée obstinée, on donnait la gélatine de corne de cerf.

Si l'exanthème se suspendait ou menaçait de retropulser, on employait les frictions et les ventouses sèches. Dans les symptômes de malignité, on avait recours aux émulsions camphrées, aux alexipharmaques, tels que le scordium et la thériaque. Mais l'opium était nuisible.

On avait soin de faire changer souvent de linge aux malades, à cause de la fétidité de la sueur.

Debut. La petite ville de Cusset en Bourbonnais est située dans une vallée dominée par des montagnes de tous côtés, excepté à l'ouest. Elle est arrosée par deux petites rivières, et entourée de fossés larges et profonds, pleins d'une eau fétide et limoneuse. L'air n'y est pas fort sain. Une épidémie de miliaire qui y avait paru pour la première fois en 1735 et 1740, s'y montra de nouveau en 1755, au mois d'avril, et dura jusqu'à la fin de juin. L'histoire suivante donnera une idée de la maladie :

Mlle Guardin, âgée de 15 ans, d'une complexion fort délicate, fut attaquée le 13 avril d'une fièvre aiguë avec redoublemens, nausées, vomissemens, grande douleur de tête et sommeil presque continuel. Le troisième jour de la maladie, le pouls était plein, dur, tendu, et la respiration gênée. On fit une saignée. Le jour suivant, potion minorative, qui fit beaucoup évacuer. Le cinquième jour, épistaxis, pouls plein, nouvelle saignée; et le lendemain, autre purgatif avec la manne et la casse. Le soir, expulsion de miliaires blanches et transparentes. Le septième jour, l'éruption était abondante. Boisson diaphorétique et cordiale. La fièvre continua avec la même violence jusqu'au treizième jour, et redoublait toujours vers le soir. Le treizième jour, l'éruption se répandit par tout le corps ; dès-lors la fièvre diminua, les urines furent limpides et le ventre libre. On continua les mêmes boissons. Le dix-huitième jour, les vésicules miliaires commencèrent à se dessécher. Le vingtième jour, purgatif avec la manne et la rhubarbe. Le vingt-deuxième, urines citronées, exacerbation fébrile. Le vingt-troisième, nouvelle purgation, dès-lors la convalescence se décida.

Ce fut en 1763 que les médecins de Bayeux signalèrent pour la première fois l'apparition de la miliaire dans ce canton; elle y fut d'abord très-meurtrière, elle dégénéra dans la suite. Elle y reparut encore en 1765, 69, 70, 73, 74, 75 et 76. Voici quels étaient ses caractères :

Préludes de froid et frissons récurrens, lassitude universelle, accablement extraordinaire, céphalalgie, nausées, perte du sommeil ou rêves effrayans, pouls petit, embarrassé, fréquent ou presque-naturel. Quelques malades avaient une diarrhée séreuse avec une grande soif. Dès les premiers jours, sueur par intervalle ou partielle et d'une odeur particulière, plus pénétrante aux approches de l'éruption miliaire. C'était ordinairement vers le neuvième jour que l'éruption se manifestait; elle allait croissant pendant quatre jours, on restait autant dans cet état, ensuite elle se desséchait et se détachait par écailles; ce qui terminait la maladie. On vit cependant des malades chez qui l'éruption se fit à diverses reprises; ce qui prolongeait le danger et le cours de la maladie.

La saignée, les émético-cathartiques, quelques apozèmes avec les plantes nitreuses, des sirops acidulés, et, aux approches de l'éruption, le quinquina comme cordial antisceptique, étaient les remèdes qu'on employait avec plus de succès. Dans le délire, l'assoupissement et la crudité des urines, on appliquait les vésicatoires aux jambes. Dans la prostration des forces, on prescrivait le camphre. La décoction d'orge nitrée, le petit-lait, le bouillon de veau avec l'oseille, formaient la boisson ordinaire. Les bains de jambes calmaient une agitation trop violente. Lorsque l'éruption était irrégulière, on donnait des potions cordiales et antispasmodiques.

Chaussier   Au mois de mai 1763, la miliaire se déclara épidémiquement à Noyers en Bourgogne. Elle débutait par une fièvre peu considérable, précédée de petits frissons et accompagnée de sécheresse et chaleur à la peau; courbature, violent mal de tête et constriction des mâchoires. Au quatrième ou cinquième jour, le pouls qui jusqu'alors avait été petit et presque naturel, devenait très-fréquent et plein; la fièvre, la chaleur et la céphalalgie augmentaient; la courbature se changeait en douleurs vives par tout le corps. Le resserrement des mâchoires devenait douloureux, la respiration difficile; le ventre se tuméfiait, et le corps se couvrait d'une miliaire rouge très-abondante.

Vers le septième ou huitième jour, le pouls se rapprochait de l'état naturel, et la fièvre paraissait diminuée. A la douleur de tête succédait le délire : il survenait un assoupissement profond et une grande prostration des forces. Le resserrement de la mâchoire augmentait; l'épine du dos se roidissait; la déglutition devenait difficile. La respiration se faisait stertoreuse; des parotides se formaient, le ventre se météorisait;

et si une expectoration abondante ou une diarrhée bilieuse ne s'établissait pas, la mort était inévitable; de même que si les parotides ne venaient pas à la suppuration, et si le corps ne se couvrait pas de sueur, ou du moins si la peau ne s'humectait pas sensiblement par une transpiration abondante. Cette troisième période, qui s'étendait toujours jusqu'au quatorzième jour et fort souvent au-delà, était suivie d'une quatrième, qu'on pouvait regarder comme le commencement de la convalescence; alors une nouvelle éruption se faisait; tout le corps devenait bouffi. Dès ce moment, les accidens se calmaient, et il ne restait plus au xmalades qu'une faiblesse extrême et un dégoût qui durait quelquefois long-temps.

Le traitement employé par M. Chaussier fut relatif aux différentes périodes de la maladie. Dans la première, il prescrivit l'émétique et les cathartiques; et, pour boisson, de légers diaphorétiques; rarement la saignée. Dans la seconde, il entretenait la liberté du ventre par des eccoprotiques; il revint souvent aux purgatifs et même aux vomitifs. Les évacuations par le haut et par le bas lui parurent encore nécessaires dans la troisième; mais il eut recours aussi aux vésicatoires, aux embrocations huileuses, aux fomentations émollientes et aux cataplasmes de même nature. Les potions béchiques, les tisanes détersives, et les apozèmes incisifs furent aussi employés avec succès.

M. Allioni, de Turin, a publié, ainsi que nous l'avons dit, un élégant traité sur la miliaire; nous en donnerons l'extrait suivant :

La miliaire fut observée en Piémont dès 1747, et elle se compliquait avec les maladies inflammatoires. Elle fut plus fréquente en 1758, et après 1771 on la vit aussi se combiner avec la pétéchiale.

La miliaire n'épargne ni âge, ni sexe, ni condition; elle se déclare également dans les pays bas et marécageux, et dans ceux élevés et montueux. Quatre stades ou périodes distinguent la phénoménologie de cette maladie.

Premier stade. — Céphalalgie, ou vertiges passagers, ou bien phlogose à la gorge avec enchifrènement, toux et enrouement qui cessent au bout de peu de jours, et reviennent sans règle. État apyrétique ou fièvre légère avec sueur un peu odorante et passagère. Chez quelques malades, odontalgie, ou douleurs abdominales récurrentes. Les urines plus copieuses et plus claires. Bourdonnemens aux oreilles, faiblesse dans les jambes. A ces symptômes se joignent presque toujours deux phénomènes particuliers, que l'on peut regarder comme pathognomoniques. L'un est le raccourcissement et l'atténuation de l'oreille et de son lobe (c'est presque toujours l'oreille gauche). L'autre est la faiblesse extraordinaire du pouls du carpe du même côté.

Quelquefois la céphalalgie et les vertiges passent et font place à des douleurs dans les bras. Du reste, le sommeil est bon et même prolongé. On observe aussi chez quelques malades des flattulences, des cardialgies, des constipations, et d'autres symptômes de l'hypocondrie, qui subsistent jusqu'à l'apparition de l'exanthème. Dans d'autres cas, après des coliques véhémentes, le ventre se durcit, les excrémens sortent compactes et d'une odeur cadavéreuse ou semblable à celle de la sueur dans la maladie avancée. On voit aussi la céphalalgie remplacée par une rougeur des yeux ou un érysipèle à la joue droite, disparaissant le second ou le troisième jour; ou bien des pustules prurigineuses, ou des taches rouges, principalement sur les mains. Ces divers symptômes sont souvent accompagnés de mouvemens spasmodiques et de contractions musculaires.

Il paraît qu'en général, le côté gauche est spécialement affecté, puisqu'il y a une différence notable dans l'état du pouls de cette partie d'avec la droite, et que les malades couchés sur la première ne peuvent dormir par les agitations, l'inquiétude et les vertiges qu'ils éprouvent.

Deuxième stade. — Efforts de la nature pour porter l'exhauthème à la peau. Mouvemens fébriles plus marqués avec des signes inflammatoires simulant une angine, une odontalgie, ou quelque fièvre périodique. Sueurs visqueuses d'une odeur fétide particulière tenant du moisi ou lixiviel, parfois cadavéreuse; mais ordinairement acide. Après un ou plusieurs

jours, l'exanthème paraît sous forme de taches rouges auxquelles succèdent des pustules de la même couleur, ou bien
ce sont des vésicules cristallines, ou enfin des pustules blanches semblables à un grain de millet. L'éruption est accompagnée d'une sensation d'acuponcture, ensuite de prurit,
lorsqu'elle est dans son apogée, avec chaleur brûlante et
intolérable à la peau. L'expulsion se montre d'abord au cou,
à la poitrine, au dos, puis au visage, aux bras, au ventre, aux
cuisses, aux jambes et même jusque sous la plante des pieds.
Ces exanthèmes sont ordinairement moins forts du côté
gauche, les vésicules ne s'écaillent pas toujours; mais elles
disparaissent ou demeurent quelque temps dans le même état.
Si les sueurs ne se soutiennent pas, l'éruption rentre; dès-
lors l'angine et les autres symptômes observés auparavant
se reproduisent. Chaleur véhémente, interne, insomnie,
inquiétude, délire, soporosité, prostration des forces et diminution de la fièvre, mais bientôt elle redouble et provoque
de nouveau la sortie de la miliaire qui fait son cours durant
sept jours, après lesquels les pustules se dessèchent et tombent peu à peu en desquamation, ce qui n'empêche pas une
nouvelle éruption qu'on a vu se répéter jusqu'à quinze fois
et même davantage.

Souvent le cours entier de la maladie dure plusieurs mois,
et si l'on cherche à expulser la matière morbide par les
sueurs ou les selles, aussitôt l'état des malades empire, et
les met en danger.

Le pouls est extrêmement variable dans le cours de la
maladie, il est d'abord petit, bas et serré, souvent même intermittent; dans le progrès, il devient plus fréquent et plus
mou. Enfin, il se ralentit et il est peu vibré lorsque les pustules passent à la dessication.

Les urines éprouvent aussi de grandes variations. D'abord
elles sont crues et claires, ensuite elles deviennent laiteuses
et troubles. Si le cerveau est affecté, elles restent claires avec
une écume blanchâtre; si le malade est bilieux, elles sont
citronnées et même rougeâtres. Si la maladie s'aggrave et
que le principe vital s'éteigne, elles deviennent rares, trou-

bles et d'une couleur obscure, et le malade meurt d'une lipo-
thymie. La nature la plus ordinaire des urines, dans cette
maladie, est celle du petit-lait.

Troisième et quatrième stade. — C'est l'époque de la dégénération de la maladie en phthisie, en dyspnée suffocative,
en syncope, en apoplexie, en gastrite, en entérite, en hydropisie, en diarrhée ou en quelque dépôt gangreneux.

C'est aussi l'époque où la miliaire se complique avec divers
autres exanthèmes, tels qu'avec la variole dont elle retarde le
développement, et elle ne fait son cours qu'après que celle-ci
a terminé le sien. Elle trouble de même le cours des autres
maladies exanthématiques, et occasionne les accidens les plus
fâcheux, tels que la péripneumonie dans la rougeole, la
dyspnée convulsive dans le feu sacré, l'angine et la péripneumonie malignes, l'hydropisie aiguë, l'hydrophobie consensuelle et les convulsions dans la scarlatine.

Pronostic. — Le danger de la miliaire est relatif à la den-
sité de la peau, la viscosité des humeurs et la durée de la
maladie. Les gens robustes et sanguins sont plus fortement
affectés que ceux d'un tissu lâche et spongieux : et ceux-ci
tombent plus facilement hydropiques, tandis que les premiers
sont emportés par un transport au cerveau ou une pulmonie.

La métastase de l'exanthème sur l'estomac est presque
toujours mortelle.

Une fièvre un peu forte n'est pas à craindre. Les sueurs
chaudes aux pieds avec des picotemens sont utiles. La sueur
froide de ces parties est un mal; mais la perfrigération constante des extrémités inférieures, est d'un très-mauvais augure. Les sueurs du tronc seulement ne sont pas bonnes;
celles partielles du cou et de la poitrine, indiquent une marche longue et difficile de la maladie; celles visqueuses et fétides, si elles se soutiennent, sont favorables, mais celles
aqueuses inodores et récurrentes sont d'un présage peu favorable. La cessation subite de la sueur après l'éruption est
mauvaise, et l'on ne peut espérer de guérir ceux qu'on ne
peut pas faire suer.

Le pouls peu fébrile et intermittent, ou celui faible, irré-

gulier et décroissant, est un signe fâcheux. Les taches partielles sont moins à craindre que la rougeur qui accompagne
les pustules rouges. Les stigmates en forme de papules annoncent la longueur de la maladie. La rétropulsion de l'exanthème est toujours dangereuse; les pustules larges, vésicu-
laires, pleines d'eau ou de pus sont les plus franches. Celles
petites sont dangereuses. Plus l'éruption est tardive, plus la
maladie est grave. La desquamation de la peau est une crise
nécessaire.

Le pouls lent et intermittent vers la fin de la maladie, fait
craindre une récidive.

Les hémorragies, dans la maladie avancée, ne sont d'aucune utilité. Les ulcères aux doigts et aux pieds sont utiles,
lorsque la maladie tend au chronicisme.

Le flux de ventre n'est utile que lorsqu'il y a surabon-
dance de bile. Les urines aqueuses dénotent un spasme nerveux, celles troubles et obscures signifient une dissolution
du sang; mais celles troubles et couleur de petit-lait, annoncent la résolution de la maladie.

La salivation et l'excoriation des gencives soulagent l'affection du cerveau.

La maladie se juge parfaitement par l'éruption exanthématique, durable ou réitérée, et soutenue par des sueurs
visqueuses, fétides et abondantes. La maladie dans l'état
chronique se juge par une goutte-rose sur le visage et par de
nombreuses tumeurs sur la face, sur la poitrine et au dos,
qui jettent une humeur purulente ou visqueuse. Enfin il survient une espèce d'éruption galeuse non contagieuse, ou des
croûtes sur l'épiderme, ou des abcès, ou bien des urines
épaisses et laiteuses.

Les malades meurent rarement pendant le premier ou le
deuxième stade, ils périssent ordinairement d'une manière
très-lente, à moins qu'il y ait complication d'autres maladies.

Autopsie. — Aucun changement notable dans le cerveau.
La substance corticale un peu plus molle qu'à l'ordinaire, le
cerveau et le cervelet au contraire plus fermes, surtout chez

14..

les sujets morts dans le délire. On observe souvent des hydatides dans le plexus choroïde. Le poumon gauche souvent vicié ; le cœur flasque, pâle et diminué de capacité ; l'abdomen et le tube intestinal tuméfiés, leurs vaisseaux fortement injectés et variqueux ; la rate contractée, noirâtre, molle, pleine d'un sang fluide et gangreneux ; le foie d'une consistance coriace, dure, de couleur cendrée ou d'un jaune pâle. La vésicule du fiel, pleine d'une bile verte et noire. Epanchement considérable de sérosité dans le bas-ventre.

Traitement..— Dans le premier stade, la saignée est nécessaire, quelque légère que paraisse la maladie ; dans le second, on emploie les délayans et les boissons acidules. Toute l'attention doit se porter à préparer une voie libre à l'éruption exanthématique, et l'on doit aider l'opération de la nature par des toniques, lorsqu'elle n'est pas assez forte pour agir par elle-même. Dans le troisième, on emploira les frictions générales et les bains chauds jusqu'à ce que l'éruption paraisse : et après qu'elle a fait son cours, on reprend ce traitement pour rappeler une seconde éruption si des symptômes indiquent qu'elle doive avoir lieu. On peut employer en frictions quelque huile volatile, pour leur donner de l'activité. Dans le quatrième stade, on emploie souvent les vésicatoires, et tous les autres moyens capables de rappeler et de soutenir les forces vitales.

S'il y a quelque complication d'autre maladie, on la combat par les remèdes qui lui conviennent.

Damilonio   La miliaire qu'on avait observée dès 1711 dans le Piémont, y parut de nouveau à différentes époques, et surtout en 1782, attaquant tous les sexes et tous les tempéramens. Elle débutait par la fièvre, suivie d'une sueur acide, dont l'odeur ressemblait à celle du vinaigre corrompu. La poitrine était oppressée. La fièvre, d'abord continue rémittente, devenait ensuite intermittente. Il survenait quelquefois de la toux avec une expectoration visqueuse. D'autrefois la miliaire paraissait sans fièvre. Mais son éruption, dès le principe de la maladie, était un signe funeste, de même que les défaillances, la rigidité des muscles et les convulsions.

La saignée, les altérans, les acides végétaux, les laxatifs, les sucs d'herbes étaient employés jusqu'après l'effectuation de la sortie de la miliaire. Si l'éruption était difficile, on la sollicitait par des fomentations émollientes et les bains de vapeur. On faisait boire beaucoup les malades. L'épidémie fut très-modérée.

Une miliaire épidémique se déclara, au mois de septembre 1781, à Castelnaudari, et s'étendit bientôt dans les diocèses de St-Papoul, de Carcassonne, de Toulouse, d'Aleth, de Castres et même de Lavaur et de Mirepoix. La maladie débutait par quelques accès fébriles, suivis d'une sueur copieuse, et, peu de jours après, il survenait une éruption érisypélateuse, parsemée de boutons ou de vésicules miliaires. La durée de son cours était de sept jours, avec fièvre continue rémittente. Les sueurs duraient pendant tout le cours de la maladie. L'éruption se montrait le troisième jour, et continuait les jours suivans. Le septième jour, il en survenait une nouvelle qui terminait la maladie par une desquamation complète.

Gallet du Plessis

L'invasion de la fièvre était marquée par un léger frisson avec douleurs dans les lombes, pesanteur de tête, céphalalgie, pulsation des carotides, tension du cou et insomnie.

La sueur exhalait une odeur acide, devenant ensuite alkalescente, urineuse et fétide. Les malades étaient environnés d'une vapeur épaisse qui obscurcissait la flamme des bougies qu'on approchait d'eux. La langue rouge et sèche, ou blanche et humide, devenait ensuite brune ou noirâtre vers sa base. Les malades étaient agités, la respiration gênée, profonde et suspireuse; cardialgie, nausées suivies dans quelques cas de vomituritions bilieuses, glaireuses et vermineuses. Quelquefois on observait une augmentation de l'appétit, qui était dangereuse, si l'on y satisfaisait. Constipation, urines peu abondantes, chaudes et brûlantes jusqu'à l'éruption; quelquefois même elles se supprimaient avec douleur à la région hypogastrique. Le visage était rouge et tuméfié. Le troisième jour, l'éruption se montrait d'abord au visage, ensuite au cou, à la poitrine, aux plis des bras et successivement sur

tout le corps. L'éruption était toujours précédée d'un picotement avec engourdissement dans les articulations, lassitude,
douleurs et crampe aux extrémités ; pulsations de l'artère
céliaque, et palpitations de cœur chez les sujets sensibles et
vaporeux. L'éruption étant achevée, la cardialgie cessait,
la fièvre augmentait d'abord ; mais bientôt elle se modérait,
ainsi que les autres symptômes. Souvent il y avait des hémorragies vers le cinquième jour. La maladie fut peu dangereuse, malgré ses symptômes menaçans. La suppression des
sueurs était l'accident le plus funeste à craindre, de même
que la comparution de la miliaire dès le premier ou le second
jour. La rentrée de l'exanthème était suivie de délire ou d'un
assoupissement profond ; et alors les malades périssaient
comme dans un état apoplectique, accompagné de convulsions. Les hémorragies qui survenaient avant le cinquième
jour, étaient toujours d'un fâcheux augure.

La maladie, dans son état simple, n'exigeait que des boissons délayantes et légèrement diaphorétiques, acidulées quelquefois avec le jus de citron ou le vinaigre : les sudorifiques
plus forts ne convenaient que lorsque les sueurs ne se soutenaient pas. Passé le huitième ou le neuvième jour, on donnait un ou deux purgatifs acidulés, tels que le tamarin, la
casse ou la crème de tartre. Il était prudent de débarrasser
les premières voies, dès l'invasion de la maladie, par l'ipécacuanha.

La diète la plus absolue était nécessaire jusqu'au cinquième
jour ; ensuite on permettait les bouillons légers acidulés avec
l'oseille. On ne permettait les alimens solides qu'après le
premier purgatif.

Les sinapismes, les vésicatoires, le camphre, le nitre, le
petit-lait et les émulsions convenaient dans les cas graves
où il y avait délire, soporosité, rétropulsion de l'exanthème, etc. On donnait aussi, dans ces cas, la décoction de
quinquina acidulée avec l'élixir de vitriol. La faiblesse du
malade exigeait les diaphorétiques décidés, les cordiaux, les
frictions avec l'esprit volatil de corne de cerf. L'invasion de
la maladie avec des symptômes inflammatoires indiquait la

saignée. La strangurie ne demandait que des cataplasmes, émolliens sur la région hypogastrique, et les boissons adoucissantes. L'huile d'amandes douces, unie au sirop de limons et au camphre, combattait l'affection vermineuse.

En général, un traitement rafraîchissant réussit à tous les médecins, d'après l'avis donné par la société royale de médecine.

COROLLAIRES.

L'un des argumens dont se servent quelques théoriciens pour n'admettre la miliaire que comme un symptôme épigénoménique dans différentes maladies, est, qu'on peut, suivant eux, la provoquer par un régime échauffant. Si cette hypothèse eût été vraie, on en aurait vu certainement des preuves multipliées vers la fin du dernier siècle, lorsque l'Angleterre, l'Allemagne et l'Italie étaient infestées par le système médical de Brown, et où toutes les maladies étaient traitées par la méthode la plus incendiaire : et cependant il est à remarquer, au contraire, que depuis 1782 on trouve très-peu de relations d'épidémie miliaire. Ces faits positifs militent assez, nous le pensons, contre l'opinion erronée ci-dessus exposée, qui d'ailleurs n'est pas plus admissible que celle que l'on émettrait, en disant que le typhus n'est point une maladie primitive, car on peut le procréer artificiellement, en entassant un grand nombre de criminels dans des cachots infects, ou des malades dans un hôpital non aéré. Il en est de même des fièvres intermittentes que l'on provoque facilement, en exposant des individus mal nourris et mal vêtus, à l'influence des marais, tels que ceux *Pontins*. Si l'on a regardé la miliaire comme symptomatique, c'est qu'on l'a souvent observée compliquant d'autres maladies. C'est ainsi que nous voyons souvent plusieurs exanthèmes paraître chez un seul individu dans le cours d'une maladie. De Haën, Tissot et Franck en fournissent plusieurs exemples intéressans.

La miliaire est une maladie exanthématique primitive *sui generis*, et distinguée par des caractères qui lui sont propres, et par d'autres qui lui sont communs avec quelques autres exanthèmes, ainsi que nous allons le faire voir.

Symptômes communs avec quelques exanthèmes.—Invasion fébrile, douleurs comme rhumatismales dans les membres, céphalalgie, bouffissure du visage, cardialgie, nausées, vomissemens, inquiétude, oppression, quelquefois complication angineuse ou gastrique. Chaleur brûlante par tout le corps. Dessication et desquamation de l'exhanthème, urines ardentes et parfois supprimées. Le ventre constipé.

Symptômes particuliers.—Crampe des extrémités inférieures. Picotemens sur tout le tissu dermoïde. Sueur profuse et vaporeuse, ayant l'odeur pénétrante de moisissure ou de vinaigre gâté. Constriction presque tétanique des muscles de la mâchoire inférieure. Éruption de pustules rouges ou blanches, communément de la grosseur d'un grain de millet, tantôt pleines de sérosité sanguine, et tantôt d'une eau transparente et cristalline. Dessication de l'exanthème, et recomparution d'un nouveau, qui se reproduit même dix, douze et quinze fois de suite, et se termine par une desquamation de l'épiderme,

Les aphtes et l'angine se compliquent fréquemment avec la miliaire. Au lieu de convulsions, on observe des tensions spastiques des pieds et des mains.

La peau du visage se tuméfie assez souvent avant l'éruption miliaire, et les épistaxis sont assez fréquens du troisième au septième jour. M. Gallet vit une augmentation trompeuse de l'appétit avant l'éruption; elle était dangereuse, si l'on y satisfaisait; et des pulsations de l'artère céliaque chez des sujets sensibles et vaporeux. Allioni vit en Piémont des symptômes hydrophobiques compliquer la miliaire et la rendre mortelle; enfin, dans la fièvre miliaire, l'éruption, la marche et la desquamation de l'exanthème sont les crises judicatoires de cette maladie.

Récapitulons ici la description de la fièvre miliaire et de ses phénomènes, d'après l'excellent traité de M. Gastelier.

Cette maladie se masque sous une infinité de formes dans sa première invasion; aussi celle-ci est-elle souvent incertaine. La diversité des symptômes qui se manifestent dans le commencement, et ses variations infinies dans sa marche, semblent dépendre des dispositions particulières des individus qui en sont attaqués. Elle débute chez les uns par des frissons et une chaleur plus ou moins forte, se succédant irrégulièrement, comme dans une intermittente non caractérisée; mais le quatrième, cinquième ou septième jour, des douleurs lancinantes se fixent sur une partie de la tête qu'elles occupent rarement toute entière. D'autres douleurs aiguës se font sentir à la région épigastrique et dans tout le bas-ventre, avec respiration laborieuse et un point du côté gauche. Le pouls plus petit, serré et languissant, chaleur brûlante à la peau, langue humide, soif, urines limpides et crues, ou rouges et briquetées, ou bien laiteuses. Météorisme. Le pouls se relève ensuite, comme par bourasque. Ses pulsations sont fortes et vigoureuses, fréquentes et irrégulières, et bientôt il retombe et devient petit, faible et languissant. L'oppression de poitrine semble diminuer un peu, comme pour reprendre de nouvelles forces. Respiration singultueuse, voix entrecoupée, augmentation des anxiétés précordiales; les sueurs d'abord modérées viennent ensuite inonder tout le corps, et leur odeur est aigre. Démangeaison générale, suivie de l'éruption de la miliaire.

Chez d'autres sujets, la maladie s'annonce comme la synoque putride: lassitudes spontanées, dégoût, pesanteur de tête, abattement universel, serrement de poitrine du côté gauche, nausées, vomissemens, anorexie, fièvre et chaleur ardentes, exacerbations plus marquées les jours impairs, comme dans l'hémitritée; insomnie opiniâtre, pouls dur, vibré et intermittent; le ventre et les hypocondres se météorisent, et se relâchent en très-peu de temps; borborygmes bruyans, alternatives de froid et de chaud, urines citrines et claires, le ventre tout à fait constipé ou tout à fait dévoyé, déjections huileuses, fétides, très-alkalescentes et souvent vermineuses, parfois aussi séreuses et sanguinolentes, comme dans la dyssenterie; la peau se couvre d'une sueur visqueuse abondante. La miliaire se déclare par de petites taches rouges; elle occupe souvent toute la périphérie du corps, depuis le cuir chevelu jusque sous la plante des pieds.

La miliaire est comme la petite vérole; quelques malades en sont tout couverts, d'autres n'en ont que quelques grains comme par constellations, et d'autres même point du tout, quoiqu'ils aient tous les symptômes les moins équivoques de la maladie, comme dans la fièvre varioleuse décrite par Thouvenel.

La miliaire débute quelquefois brusquement par une subite prostration des forces, abattement, terreur, pouls dur, petit, fréquent et serré; vomissement érugineux qui dure parfois quarante-huit heures, céphalalgie atroce, agitation, angoisses, respiration fatigante, froid à l'extérieur et chaleur dévorante interne, soif inextinguible, ventre dur et sensible, urines claires comme de l'eau, yeux nébuleux, douleurs contondantes dans tous les membres, points de côté aigus, exacerbations fébriles intenses, surdité, hoquet, augmentation de la fièvre et de l'oppression, signes précurseurs de l'éruption, sueur d'une odeur forte, générale ou partielle, qui ne paraît souvent, comme l'éruption, que les quatrième ou septième jours; la langue est alors chargée d'une mucosité visqueuse, et les yeux sont larmoyans: le raccourcissement du lobe de l'oreille gauche, et la faiblesse du pouls du même côté, sont deux phénomènes singuliers qui n'ont été observés que par Allioni.

Quelquefois encore cette maladie s'annonce long-temps auparavant par une simple fièvre tierce, insomnie, inappétance, bouche mauvaise, malaise général et inaptitude aux moindres mouvemens, tête lourde, langue chargée, douleurs erratiques dans tout le corps, léger dévoiement avec éructations et quelques légères anxiétés précordiales; le pouls est à-peu-près naturel dans l'apyrexie, les urines sont comme dans l'état de santé, les autres fonctions de même. Cet état dure jusqu'à quinze jours, et alors la fièvre devient conti-

nue avec redoublemens, et est accompagnée de tous les symptômes précurseurs de l'éruption qui se montre enfin.

Il y a trois sortes d'éruptions miliaires : la première consiste en petits boutons cristallins, pleins d'une liqueur limpide et diaphane, ils ressemblent aux vésicules de la feuille
de la glaciale; la seconde a les boutons de même, mais
incrustés dans une petite tache purpurine; la troisième est
celle dont les boutons sont rouges comme la tache.

Dès que l'éruption est complète. La fièvre tombe, le pouls
se relève et devient plus fort et plus distinct; les sueurs deviennent plus abondantes et soulagent les malades, les urines
n'en sont pas moins copieuses, la chaleur de la peau diminue,
le ventre se détend, la soif s'éteint et la fièvre tombe; l'éruption miliaire subsiste huit, dix, quinze, vingt, et même
quarante jours, se faisant successivement; les pustules sé-
chant pour faire place à d'autres, jusqu'à la dernière desquamation, les convalescences sont longues et ennuyeuses,
troublées par des fièvres erratiques et de mauvaises diges-
tions; enfin, la maladie est irrégulière dans son début, son
invasion, sa végétation, sa desquamation et sa convalescence.

Lorsque l'éruption est imparfaite, ou qu'elle disparaît sitôt
qu'elle s'est montrée, les boutons jaunissent, noircissent et
se dessèchent; de-là, une délitescence qui donne lieu aux symptômes les plus graves, tels que les affections comateuses, le
délire, le hoquet, le soubresaut des tendons, les sueurs froides, les convulsions, les syncopes, et enfin la mort, qui arrive ordinairement du dixième au quatorzième jour.

AUTOPSIE CADAVÉRIQUE.

L'ouverture des cadavres ne présente guère d'altérations
sensibles que l'on puisse attribuer à la miliaire propre, mais
plutôt à ses complications; les viscères abdominaux paraissent seuls les plus altérés. S'il y a eu du délire, le cerveau est
injecté; s'il y a eu des symptômes d'angine, la gorge, les
bronches et les poumons portent des traces d'inflammation,
l'estomac généralement est dans l'état naturel : on observe

quelquefois des épanchemens séreux dans la cavité abdominale.

Acutorum morborum non omninò tutæ sunt prædictiones neque mortis neque sanitatis, dit Hippocrate. Rien n'est, en effet, plus douteux que le pronostic dans les fièvres aiguës, mais surtout dans celles exanthématiques. Voici ce qu'on peut établir de positif sur la miliaire.

La fièvre modérée, les sueurs abondantes d'une odeur aigre ou moisie, chaudes, soutenues, et non débilitantes ou colliquatives; l'éruption franche de l'exanthème du cinquième au septième ou au onzième jour, et sa desquamation, sont autant de signes de la marche régulière et de l'heureuse terminaison de la maladie.

Le délire, les convulsions, et autres accidens nerveux, annoncent un état grave; les nausées, les vomissemens et les flux de ventre bilieux, indiquent une complication gastrique.

La prostration des forces, l'affaissement du malade, les sueurs froides et visqueuses, le mal de gorge, l'aphonie, les sueurs abondantes, mais colliquatives; le météorisme du ventre, l'angine, la strangurie, la rétropulsion de l'exanthème ou son éruption incomplète, le pouls faible, petit, intermittent; les yeux nébuleux, le dessèchement subit des pustules qui se noircissent, leur comparution dès le premier jour de là maladie, les anxiétés précordiales, l'oppression étouffante de la poitrine, le hoquet, les dévoiemens séreux et colliquatifs, l'incrustation des dents et les aphtes, sont tous des symptômes mortels.

Il faut se défier aussi du mieux subit que les malades éprouvent. Cette sécurité trompeuse est bientôt renversée par les symptômes les plus graves qui emportent les malades inopinément; le mal de gorge avec l'enrouement annoncent une mort prochaine, qui ne tarde pas vingt-quatre à quarante-huit heures. Si une humeur glaireuse se répand sur les yeux dès les premiers jours, et qu'elle disparaisse au bout de douze heures, on peut assurer que le malade n'en reviendra pas : le saignement de nez goutte à goutte est aussi dangereux.

Les sujets les plus vigoureux sont plutôt emportés par la maladie, que d'autres d'un tempérament ordinaire.

En général, les urines n'offrent aucun pronostic certain; les épistaxis survenant du premier au cinquième jour, sont de bon augure; le trisme.de la mâchoire et les roideurs des muscles sont, au.contraire, accompagnés de danger.

TRAITEMENT.

Tous ceux qui ont observé et traité des épidémies miliaires, conviennent que la saignée est utile dans le début de la maladie, surtout lorsque le point de côté existe avec un pouls dur et vibré.

Les symptômes de gastricisme indiquent l'emploi des émétiques et des évacuans. Gastelier vante, comme un des meilleurs médicamens dans la miliaire, le tartre stibié en lavage; il l'administrait à la dose d'un grain par pinte d'eau de veau, de poulet ou de petit-lait.

La boisson ordinaire doit être des décoctions de racines de chiendent, de guimauve, d'oseille; on emploie de légers diaphorétiques lorsqu'il faut appeler les sueurs, et on les soutient par de légers toniques.

Les vésicatoires ambulans conviennent dans les affections cérébrales ou celles de la poitrine, et lorsque l'exanthème sort imparfaitement ou se répercute. Il est un moyen plus actif encore à employer dans ce dernier cas, c'est l'application de nombreuses ventouses scarifiées sur la poitrine, au dos et aux cuisses, et une friction générale avec le liniment volatil.

Les bains chauds de quelques minutes conviennent également, pour aider la sortie de l'exanthème. Sur la fin de la maladie, le quinquina comme fébrifuge et tonique donné simplement, ou sa décoction acidulée avec l'acide sulfurique, est le remède le plus convenable à administrer à cette époque.

On s'est souvent bien trouvé, dans la miliaire simple, d'une boisson telle que la limonade, ou bien de l'eau et du vin.

Les diaphorétiques, les spiritueux, les cordiaux et autres remèdes stimulans, sont tous contraires et souvent mortels dans la miliaire.

On doit avoir soin de faire changer souvent de linge aux malades, surtout dans le temps des sueurs abondantes, et dont la fétidité les incommode beaucoup.

Quant aux complications, on y adapte le traitement qui leur est approprié, en le combinant avec celui de la maladie principale.

On soutient la convalescence par quelques toniques tirés surtout des végétaux amers. On prescrit une nourriture analeptique qui, dans le cours de la maladie, n'a été composée que de crême d'orge ou de riz, et de quelques fruits cuits. On recommande des vêtemens chauds, et un exercice modéré en plein air, si le temps est beau.

SUETTE DE PICARDIE.

Febris sudatoria.

Des écrivains justement célèbres ont confondu la suette de Picardie avec la peste d'Angleterre, qu'on nomma *sudor anglicus*, *febris helodes sudatoria* : mais une observation de Lavoisien, que nous trouvons consignée dans le tome VIII d'un Journal de médecine italien, intitulé : *Giornale della più recente letteratura medica*, établit entre ces deux maladies la distinction suivante :

La suette (*sudatio febris helodes*) fut connue des médecins grecs, qui la nommèrent *hydronosos*. Ses accidens sont les mêmes que ceux des fièvres inflammatoires, dont elle ne diffère que par les sueurs profuses qui surviennent dès le principe de la maladie. Elle parcourt ses périodes avec rapidité, et les symptômes funestes ne se déclarent que du quatrième au cinquième jour. Son cours le plus ordinaire est de qua-

torze jours ; elle se prolonge cependant jusqu'au troisième
septénaire, lorsqu'elle admet quelque complication, ou que
son premier stade a été bénin. Son danger est bien moindre
que celui du *sudor anglicus*, car les cinq-sixièmes des malades en échappent quand ils sont traités méthodiquement.

La suette n'est qu'épidémique ; elle parut pour la première
fois en France dans la province de Picardie, en 1718, et se
propagea peu à peu dans les pays environnans.

La suette débute ordinairement pendant la nuit. Ceux qui
en sont atteints se réveillent, après quelques heures de sommeil, avec une grave oppression et une chaleur des plus
vives. Le visage est enflammé et rouge comme tout le reste du
corps : on voit fuir cette rougeur sous la pression du doigt.
Les yeux sont étincelans, la langue sèche et blanchâtre, le
pouls dur, tendu et extrêmement plein. A ces accidens se
joint assez fréquemment un délire frénétique, vers le troisième ou le quatrième jour, avec accroissement de la fièvre,
et qui est souvent l'avant-coureur d'une éruption miliaire générale. Quelquefois le corps se couvre de taches rouges si
pressées, qu'elles présentent l'apparence d'un érysipèle général, avec des phlyctènes crystallines sur le cou et la poitrine ; ce qui est un symptôme dangereux.

Le *sudor anglicus* parut pour la première fois en Angleterre en 1485, et s'y remontra cinq fois dans l'intervalle de
soixante ans. C'était une maladie pestilentielle, dont le cours
était si rapide, qu'elle emportait les malades en vingt-quatre
heures, et même en six : à peine avait-on le temps d'administrer quelques remèdes. Ses symptômes étaient ceux des
fièvres continues putrides-malignes à un degré suprême ; et
celui dominant, une sueur telle, qu'elle éteignait en peu de
temps la vitalité.

Les hémorragies sont rares dans le *sudor anglicus*, mais
très-fréquentes dans la suette.

La suette a été exactement décrite par M. Bellot, médecin
d'Abbeville. M. Boyer, dans sa Méthode à suivre dans le
traitement des différentes épidémies, repète les mêmes observations que nous venons de consigner plus haut ; mais

l'une des meilleures descriptions que nous ayons de cette maladie, est celle recueillie et publiée par M. Malouin, dans l'Histoire des maladies épidémiques de la généralité de Paris en 1747. Nous allons la transcrire :

Il a plu par giboulées en juillet ; il est tombé dix-sept lignes et demie d'eau à Paris ; le baromètre a été à vingt-sept pouces et demi pendant plus d'un mois ; le vent dominant a été l'ouest.

Les maladies qui ont régné ont été des fièvres de différens caractères ; au commencement, elles étaient de la nature de cette fièvre épidémique qui, dans les deux mois précédens, avait déjà fait beaucoup de ravages dans Paris.

Cette fièvre est communément appelée Suette. Ce fut en 1718 qu'elle parut pour la première fois en France dans le Vimeux, canton de Picardie. De-là, elle passa à Abbeville, et, s'étendant chaque année, elle a percouru la Picardie et une partie de la Flandre, et elle est venue en 1747 à Paris.

La suette est, par sa vivacité, de l'espèce des maladies qu'on nomme aiguës ; elle est cruelle par les accidens terribles qui l'accompagnent ; et maligne, par la façon cachée dont elle agit le plus souvent. On meurt de cette maladie quelquefois dans les vingt-quatre heures de son invasion. M. Boyer a vu des malades mourir en quinze heures : cependant la mort n'arrive que le troisième ou le cinquième jour, mais au plus tard le septième. Passé ce temps, les malades en réchappent ordinairement.

Elle attaque sans distinction de sexe. Les plus robustes en sont plus violemment saisis. Cette maladie semble épargner les vieillards, les enfans et les personnes infirmes. La suette est sujette à des récidives, et son retour est ordinairement périodique, c'est-à-dire, qu'il a lieu à la même époque où la maladie s'est déclarée l'année auparavant. Il y a eu des malades qui, après avoir été guéris, ont été sujets pendant plusieurs mois, et même durant une année entière, à des sueurs la nuit dans leur lit, et ces sueurs étaient accompagnées de petits boutons qui disparaissaient à la plus petite impression de l'air, en sortant du lit.

La suette n'est annoncée par aucun signe avant-coureur comme le sont la plupart des autres maladies; elle prend subitement et avec la plus grande force; les malades sont saisis d'une violente douleur de reins et d'estomac avec pesanteur; ils sont agités en même temps par un tremblement de tous le corps, qui est comme dans un frisson convulsif. Ils ont une difficulté de respirer qui les force souvent à soupirer, avec abattement général. Grand embarras dans la tête, insomnie, le corps brûlant et couvert d'une moiteur âcre, suivie de sueurs abondantes. Bientôt surviennent des inquiétudes douloureuses; éruption à la peau de petits boutons rouges, ronds, de la grosseur des grains de moutarde, semblables à ceux de l'érysipèle ou de la rougeole. Lorsque la maladie est parvenue à ce degré, la transpiration du malade sent l'urine corrompue; le visage est enflammé, les yeux très-étincelans et noirs. Le délire et l'assoupissement sont les avant-coureurs de la mort.

Cette cruelle maladie s'est le plus souvent montrée sous ces symptômes, mais souvent aussi elle a attaqué les malades de différentes manières : il y en a auxquels les boutons ne sont sortis que le second jour et même le troisième. Lorsque le malade doit guérir, les boutons blanchissent le septième jour, et tombent ensuite en farine.

Les malades de la suette ont la langue humide comme en santé, quoiqu'ils aient une soif extrême; quelquefois cependant ils l'ont sèche et noire; on leur trouve le pouls fréquent, mou; le plus souvent ils sont incommodés de nausées. Les urines sont abondantes ou rares et crues. Quelques-uns crachent du sang ou saignent par le nez, et ce saignement est parfois si abondant, que les malades tombent en faiblesse. La plupart des femmes attaquées de la suette ont leurs règles hors du temps ordinaire.

Les évacuations naturelles qui soulagent dans les autres maladies, ne font qu'augmenter dans celle-ci le danger. Le ventre est tantôt libre, et tantôt constipé.

Le mouvement fébrile est plus ou moins violent, plus ou moins modéré; mais, quel que soit son degré, le malade n'en est pas moins en danger. Dans cette maladie, les symptômes sont tous sans augure.

La suette laisse l'impression de son caractère dans ceux qui en ont été guéris; ils doivent encore l'appréhender, s'ils sont attaqués d'une autre maladie, ou même convalescens. La suette vient tout-à-coup et les enlève subitement; il est alors plus aisé au médecin de la prévoir, que de la guérir. Il doit toujours appréhender ces complications funestes, lorsque la suette règne dans un pays.

M. Belot regarde cette maladie comme une fièvre putride inflammatoire. M. Boyer, médecin des épidémies de la généralité de Paris, a observé que la suette n'est point contagieuse, et qu'elle reste quelquefois circonscrite dans un seul endroit.

On peut distinguer la suette en bénigne ou maligne. Dans la première, les sueurs sont critiques, et accidentelles dans la seconde. Dans ce dernier cas, il faut se garder de les entretenir, tandis que dans le premier elles opèrent souvent seules la guérison; alors elles sont profuses et durent parfois sans interruption pendant six à sept jours; alors les malades n'ont besoin, pour guérir, que de garder le lit, d'user de régime et d'une boisson simple. Quelquefois, dès l'invasion, une saignée est nécessaire, et l'on purge lorsque les sueurs commencent à diminuer; ce qui arrive vers le sixième jour.

Dans la suette maligne, on fait d'abord vomir, on emploie aussi les lavemens et les potions acides, la saignée est aussi parfois nécessaire. L'expérience a fait connaître que les absorbans alkalins terreux étaient fort utiles.

Meyzeray signale cette même épidémie qui régna à Valpuyseaux, Puyselay et Rouville, élection d'Etampes, pendant l'hiver et le printemps de 1753. Elle fit périr beaucoup de monde, le traitement antiphlogistique et les saignées furent les remèdes les plus efficaces.

Le premier auteur du journal de médecine qui ait paru en France, M. Vandermonde, rapporte en ces termes l'histoire de la suette qui régna épidémiquement à Guise , en juin et juillet de l'année 1759 :

Guise est une petite ville sur l'Oise, dans un fond presque environné de montagnes au nord, ne laissant d'accès qu'au vent du midi. L'air y est malsain, les maux de gorge et les fièvres putrides y sont très-communs.

La suette qui s'y déclara, y avait déjà régné en 1726. Elle se montra, en 1747, à Beaumont-sur-Oise et à Chambly ; en 1750 à Beauvais, et en 1758 aux environs d'Amiens : voici quel était son caractère.

Douleur gravative à l'estomac, lassitude universelle, pesanteur et douleur à la tête, oppression considérable de poitrine ; respiration difficile et entrecoupée de soupirs, chaleur brûlante de tout le corps, suivie d'une sueur âcre et copieuse. Souvent il survient des nausées, les yeux sont étincelans, le visage enflammé, la langue blanche et assez humide, quoique la soif soit ardente. Le pouls fréquent, onduleux, et médiocrement rénitent. Douze à quinze heures après, il survient des démangeaisons insupportables, la peau se couvre d'exanthèmes, ou plutôt de petites pustules milliacées, très-serrées, ou parfois d'un érysipèle. Quelque temps après, les malades s'agitent, il sort de leur bouche et de leur corps une vapeur putride et infecte. Le ventre est ordinairement constipé ; quelquefois, cependant, les sueurs sont accompagnées d'une diarrhée séreuse, et d'une évacuation colliquative de matières extrêmement fétides. Il survient de l'insomnie et du délire, l'urine est tantôt abondante et crue, tantôt briquetée et rare. Le deuxième ou le troisième jour, le pouls est dur, plein et tendu, la respiration laborieuse et précipitée. Les sueurs augmentent, le pouls s'affaiblit, les forces se perdent, les urines se suppriment, le sang coule par le nez ou par les hémorroïdes. Les femmes prennent une ménorrhagie. Des convulsions dans les mâchoires et les tendons , viennent terminer la scène. Tous ces symptômes ont une marche plus ou moins régulière ; plusieurs malades se plaignirent, à Guise, d'un violent mal de côté, dès le premier jour de la maladie.

L'épidémie épargna en général les enfans et les vieillards.

15..

On l'attribua à la grande chaleur, à l'humidité, au vent du midi, aux boissons spiritueuses, aux passions et autres causes banales. Elle faisait périr les malades en un ou deux jours, rarement passait-on le septième, l'usage du vin et des cordiaux était mortel.

Les sueurs avec le dévoiement, amenaient une prompte mort. Les malades d'un tempérament robuste éprouvaient toujours de plus graves symptômes. Les écoulemens de sang, vers le troisième ou le quatrième jour de la maladie, étaient mortels. Des sueurs très-fétides, des pustules brunes annonçaient une mort certaine, de même que les urines rares et rouges, après les sueurs et le dévoiement. Le ventre tendu, les excrémens noirâtres, l'haleine cadavéreuse étaient les avant-coureurs d'une fin prochaine.

Les urines citrines et sédimenteuses, le pouls souple, fort et élevé, la respiration plus libre, les sueurs diminuant progressivement, les pustules pâlissant et la peau tombant en écailles, étaient des signes de guérison.

L'indication curative était d'abord la saignée plus ou moins répétée, selon la force de la fièvre et le tempérament du malade; immédiatement après, on donnait l'émétique en lavage, la décoction de tamarins émétisée; et, quand les symptômes s'amendaient, on prescrivait seulement une limonade légère, ou toute autre boisson acidulée, ensuite un purgatif salin. Les lavemens de petit-lait étaient excellens.

Quand les sueurs étaient excessives, on répandait du vinaigre dans le lit, sur des serviettes chaudes, on en faisait respirer au malade à qui l'on faisait prendre une poudre tempérante avec la magnésie, le nitre, le sel sédatif et la corne de cerf.

On tempérait les grandes diarrhées par la décoction blanche acidulée avec le sirop de limons; la saignée au pied, les lavemens et les poudres tempérantes calmaient le délire.

Enfin, dans la maladie avancée, la décoction de quinquina obtint un grand succès : on en prescrivait aussi l'extrait, avec la décoction de contrayerva, le camphre et le sirop de limons.

La maladie durait quatorze à quinze jours, quand elle se terminait par la guérison. Elle laissa souvent après elle la cachexie, l'hydropisie et une grande prostration des forces.

La disparition des exanthèmes était insignifiante, l'usage des vésicatoires fut dangereux, le renouvellement de l'air et la propreté étaient deux points essentiels que l'on recommandait.

Une épidémie, qui avait ravagé, en 1768, le village de Noroir, à trois lieues de Saint-Quentin, se manifesta dans les environs de cette ville, sur la fin de l'hiver de 1769; elle y régna jusqu'en juillet. C'était la suette de Picardie; son invasion était subite sans aucun symptôme précurseur: elle s'annonçait par un froid léger, douleur de tête aiguë et souvent gravative tout à la fois, accompagnée de vertiges, chaleur âcre et brûlante, sécheresse de la peau et soif inextinguible; le pouls assez fréquent, mou, petit, embarrassé mais régulier, rougeur des yeux, insomnie, délire, accablement universel et prostration des forces. La langue, presque toujours blanche et humide, se chargeait de plus en plus, et brunissait quelquefois dans le milieu, alors ses bords rougissaient assez souvent. Elle devenait sèche et noire lorsque l'inflammation du cerveau ou des méninges était grande. Du quatrième au septième jour, survenait une éruption pourprée. Dès-lors la peau se couvrait d'une sueur profuse et continue. A ces phénomènes se joignaient parfois la surdité et les parotides.

La maladie se compliqua assez fréquemment de malignité, alors les malades rendaient des vers par le haut et par le bas. Les urines devenaient noires et il survenait des hémorragies passives mortelles. Le pouls mou et tremblotant, la soporosité, le délire sourd, les soubresauts des tendons, les lipothymies et la léthargie venaient terminer cette scène de deuil. D'autres fois on observait un délire frénétique, des convulsions universelles, des symptômes d'esquinancie; c'étaient autant de signes mortels.

La diarrhée bilieuse spontanée était un bon signe, de

même que les hémorragies modérées, et la surdité arrivant dans l'état de la maladie.

Les vents du sud, l'humidité extrême de l'année précédente, la disette des vivres depuis deux ans, l'usage des alimens malsains, parurent être les causes prédisposantes de cette maladie, sans donner cependant la moindre idée des causes procathartiques de l'agent physique qui les a développées plutôt dans un lieu que dans un autre, sans expliquer pourquoi la maladie a éclaté de préférence dans les villages situés dans une position salubre; pourquoi elle en a épargné d'autres qui étaient voisins de ceux-ci, pour aller en ravager d'autres situés plus loin et même au-delà des bois.

Au reste, quelle que fût la cause de cette épidémie, les indications curatives étaient d'abattre promptement le mouvement impétueux du sang vers le cerveau, par la saignée du pied, même réitérée, de débarrasser ensuite les premières voies par un émético-cathartique, de tempérer l'ardeur de la fièvre par des boissons acido-végétales ou minérales; de soutenir les sueurs avec les cordiaux, tels que la thériaque, le camphre, l'eau bénite de Ruland.

Cette maladie durait rarement plus de quatorze jours, excepté dans l'automne, où elle se prolongea jusqu'au vingtième et au-delà. Dans six paroisses, il y eut 1,400 malades.

Les malades qui succombaient, rendaient du sang par la bouche et par le nez après leur mort.

La maladie qui se déclara à Hardivilliers, qui est à cinq lieues de Beauvais en Picardie, était la même que celle décrite par M. Boyer, et le traitement en fut aussi le même, c'est-à-dire, la saignée, l'émétique, les décoctions acidules et les lavemens émolliens.

F. Rayer. La suette, dite de Picardie, se manifesta dans les départemens de l'Oise et de Seine et Oise, au mois d'avril 1821, et y dura jusqu'au commencement de septembre suivant.

Cette épidémie n'avait point de prodrômes constans; quelquefois son invasion était subite, ordinairement les sujets atteints de la maladie éprouvaient une lassitude, un brisement des membres, de l'anorexie, des nausées, une céphalalgie surorbitaire, d'autres fois de légers vertiges ou des horripilations, presque jamais de véritables frissons; quelques malades ressentaient une douleur locale assez vive, simulant une affection rhumatismale ou fluxionnaire. L'augmentation de ces symptômes constituait l'invasion sensible, et c'est alors que les malades s'alitaient.

La bouche était pâteuse, parfois amère, la langue presque dans l'état naturel, pâle, comme aplatie, un peu visqueuse, conservant cet état jusqu'à la convalescence.

Bientôt le malade était inondé d'une sueur grasse, fétide, d'une odeur particulière qui le fatiguait autant que les assistans. Pendant le temps de la sueur, le malade se trouvait soulagé, le pouls était au-dessous du rhythme naturel; vers le troisième jour, il survenait un resserrement spasmodique de l'estomac, avec un sentiment d'étouffement alarmant pour le malade. Cet état, assez souvent accompagné de rapports flatulens, durait plusieurs heures, et revenait à différentes reprises. Pendant sa durée, commençait une éruption qui se montrait d'abord autour du cou, aux épaules, sur la poitrine, sur les bras, surtout aux poignets, plus rarement à la face et aux extrémités inférieures; c'étaient des boutons roses, un peu coniques, à pointe brillante, entremêlés d'un grand nombre d'autres, pleins d'un liquide séreux qui blanchissait et s'épaississait bientôt.

Cette éruption était précédée et accompagnée d'un picotement fort incommode, auquel se joignait souvent un sentiment d'ustion qui tourmentait beaucoup les malades; peu de soif, point de sommeil, urines claires et faciles, constipation jusqu'au septième jour, respiration toujours libre, aucune lésion dans la poitrine.

Vers le cinquième jour, nouvelle exacerbation; les sueurs moins abondantes dès le troisième jour, s'arrêtaient alors; les spasmes, l'étouffement reparaissaient, l'éruption se complétait, les boutons s'affaissaient, leur base pâlissait; le septième jour, la desquamation commençait, et le malade entrait en convalescence.

Plus le malade avait été dans un état de langueur avant de

s'aliter, plus la maladie était longue et difficile; les sueurs copieuses rendaient l'éruption moins forte, et la maladie bénigne et régulière.

Si à l'époque de l'éruption il y avait inquiétude, rougeur des bords de la langue, loquacîté, yeux brillans, et le pouls plus vif sans être dur, on devait craindre le délire, les convulsions et la mort.

Les émissions de sang quelconques étaient nuisibles; l'écoulement menstruel ne dérangeait point le cours de la maladie: rien n'était plus funeste que les affections tristes.

Une médecine expectante était le meilleur moyen de guérison, le bouillon de veau, la décoction d'orge et de chiendent miellée, étaient les meilleures boissons ; s'il y avait un état saburral, on donnait l'émétique avec succès.

Les lavemens d'eau de savon, et une potion anti-spasmodique éthérée, calmaient les angoisses qui précédaient l'éruption. Si ces moyens étaient insuffisans, on fomentait l'estomac, et l'on appliquait les sinapismes-aux extrémités inférieures.

Du cinquième au septième jour, les malades se plaignaient de faiblesse; on donnait quelques cuillerées de vin avec une infusion de camomille. Après le septième jour, selon l'état des premières voies, on donnait un minoratif, s'il y avait un état bilieux, comme cela arriva à la fin d'août : on donnait le tartre stibié en lavage dès le quatrième ou le cinquième jour, avec un grand allégement.

On avait soin de faire aérer les appartemens, et changer de linge aux malades.

Bourmann La suette qui s'était manifestée dans le département de l'Oise, en 1825, et dont le docteur Rayer a donné une excellente monographie, y reparut en 1833, et se compliqua avec le choléra. MM. Bourmann, Menicie et Pinel-Granchamp allèrent y étudier cette nouvelle épidémie, qui souvent s'effaçait pour faire place au choléra.

Dans le début de la suette, les malades éprouvaient une grande exaltation de sensibilité, ils étaient tourmentés d'idées tristes et de funestes pressentimens. Cette disposition mentale persistait même long-temps après la cessation des symptômes morbides; du canton de Mouy jusqu'à Creil, le choléra arrivait dès l'invasion de la suette.

La suette n'est dangereuse que quand elle se complique de congestions viscérales et surtout sur les poumons; la saignée, dans ce cas, est un remède héroïque; si l'éruption disparaît, l'ortication est un bon moyen pour la rappeler. Les boissons légères diaphorétiques furent la médication prescrite avec succès.

Cette maladie se manifesta dans le même temps à Sarcelles, dans la vallée de Montmorency. Le docteur Bazin en a donné une notice dans la *Gazette médicale*. Elle s'y compliqua aussi avec le choléra; on la traita de même avec de légers diaphorétiques. On observa assez souvent sa complication avec une congestion cérébrale.

Cette maladie, purement inflammatoire, a été observée quatre fois depuis un siècle dans les mêmes localités : c'est la même que celles décrites par Bellot, en 1733; par Boyer, en 1751; par Tessier, en 1773; et en 1791, par MM. Poissonnier, Audry et Jeanroi.

Cette maladie n'est point contagieuse.

COROLLAIRES.

Nous ne regardons point la suette comme une fièvre muqueuse adynamique, puisque son siége principal existe dans le système exhalant dermoïde, et son symptôme prédominant une sueur profuse qui continue durant tout le cours de la maladie, dont elle est en même temps la crise et le remède. Ce n'est point non plus une gastro-entérite, parce que les malades se plaignent rarement de douleurs dans le conduit alimentaire, et que plus rarement encore l'ouverture des cadavres y fait remarquer des traces d'irritation, à moins qu'un traitement incendiaire n'en ait provoqué. Dans la fièvre dite muqueuse, les évacuations alvines et l'expectoration sont des crises utiles, tandis que dans la suette elles sont des symptômes fâcheux, parce qu'elles indiquent une irritation du système muqueux, qui n'est dans ce cas qu'une complication épigénoménique.

La suette diffère aussi de la miliaire, quoique celle-ci vienne parfois s'y réunir, comme elle le fait avec beaucoup d'autres maladies. Dans la suette, les sueurs ont une odeur particulière et spécifique d'urine corrompue. Dans la miliaire, elles ont celle du vinaigre gâté et moisi, et elles ne sont nullement judicatoires comme dans la première. La suette est souvent accompagnée d'une éruption érisypélateuse qui simulerait plutôt la scarlatine, d'hémorrhagies actives, et parfois d'un délire frénétique à son début, tandis que ces symptômes sont excessivement rares dans la miliaire.

La suette n'est connue en France que depuis un siècle environ, et elle semble avoir fixé et limité son règne dans la Picardie, l'Artois, et quelques autres cantons des environs de la capitale; car nous n'avons pu en découvrir aucune description dans d'autres lieux de la France, ni même de l'Europe.

La miliaire, au contraire, est connue en Europe de temps immémorial, et elle a été décrite avec exactitude par beaucoup de médecins illustres, tels que Baillou, Sibbald, Ramazzini, etc.

Examinons actuellement les caractères distinctifs et particuliers de la maladie que nous décrivons.

SYMPTOMATOLOGIE.

Début brusque et sans préludes, douleurs violentes dans les reins et à la région épigastrique, frisson sévère et comme convulsif de tout le corps, difficulté de respirer, abattement général, céphalalgie atroce, insomnie, le corps brûlant couvert d'une moiteur âcre, suivie de sueurs considérables répandant une odeur semblable à l'urine corrompue, quelquefois éruption de petits boutons rouges comme ceux de la rougeole, visage enflammé, yeux étincelans, délire et assoupissement suivis d'une prompte mort.

Si la maladie tourne à bien, les boutons blanchissent le septième jour, et tombent ensuite en desquamation; la langue est humide et naturelle, là soif extrême, le pouls fréquent et large, souvent il survient des nausées, les urines sont abondantes ou rares et crues; quelques malades ont des crachemens de sang ou des épistaxis parfois si copieux, qu'ils provoquent des syncopes; la plupart des femmes prennent alors leurs règles, le ventre est tantôt libre et tantôt constipé; la diarrhée est à craindre.

Le degré de la fièvre, quel qu'il soit, est toujours dangereux, de même que les complications avec d'autres maladies, et surtout les rechutes.

PRONOSTIC.

La fièvre modérée, les sueurs qui n'abattent point les forces, l'éruption survenant du troisième au cinquième jour et se desséchant vers le septième; les évacuations modérées, sont des signes favorables, quoiqu'en général le médecin doive être très-circonspect dans son pronostic; car Maloin dit avec raison que, dans cette maladie, *omnia tuta timenda.*

Les sueurs colliquatives, la langue noire, les déjections alvines, noires, fétides et copieuses, la prostration des forces, le délire, la soporosité, les flux de sang immodérés, les convulsions, l'haleine cadavéreuse et la respiration oppressée, sont tous des symptômes mortels.

Nous n'avons trouvé, dans les descriptions de la suette, aucune ouverture de cadavres qui nous donne l'état pathologique des parties internes dans cette maladie, d'une manière exacte.

TRAITEMENT.

Dans la suette simple ou bénigne, les sueurs étant critiques, il ne s'agit que de les maintenir durant leur cours, qui est de six à sept jours; le lit, la diète, et une boisson simple remplissent cette indication. Mais, dans les cas de malignité, les sueurs étant colliquatives, il faut au contraire les réprimer avec les absorbans alkalins et les cordiaux, tels que le vin et le quinquina.

En général, la saignée convient dès l'invasion de la

maladie, et on la fait suivre d'un émétiqne; les boissons doivent être légères et acidules, telles que la limonade et le tamarin.

Dans les cas de sueurs excessives, les fumigations de vinaigre dans le lit du malade, et les poudres tempérantes faites avec la magnésie, le nitre, le sel sédatif et la corne de cerf, ont été reconnues très-efficaces : on a aussi employé le camphre et la thériaque dans les cas de malignité.

Tous ces moyens doivent être employés avec discernement et à temps; car la maladie fait souvent un cours rapide, et la moindre imprudence ou le moindre retard dans l'adminis-tration des secours, pourrait être extrêmement nuisible. Il faut surtout prévenir les rechutes par un régime doux et fortifiant,

OBSERVATION.

Plusieurs médecins ont nié l'existence de la miliaire, comme maladie idiopatique, d'autres l'ont confondue avec la suette. L'histoire de ces deux maladies que nous venons de décrire, sera l'arbitre de ces opinions différentes. Quant à nous, nous nous abstenons de tout jugement sur ce point, n'étant que l'historien fidèle de ces épidémies, d'après les grands maîtres qui les ont décrites.

CHOLÉRA MORBUS.

Deux maladies qui ont quelques traits de ressemblance entre elles, portent le nom de *Cholera morbus*, mais elles diffèrent assez sous plusieurs points, pour que nous ayons jugé à propos de les distinguer en *Cholera européen* et *Cholera asiatique*, considérés tous deux sous leur forme épidémique.

CHOLÉRA EUROPÉEN.

Le nom de *choléra*, dérivé du grec *kolo-rhea*, bile coulant, a été donné à juste titre à cette maladie dont le symptôme principal est effectivement une évacuation considérable de bile par le vomissement et les selles. Alexandre Trallien prétend que le mot *choléra* vient de *cholada*, nom que les anciens donnaient au tube intestinal.

Cette affection morbide fut connue dès la plus haute antiquité. L'Écriture sainte dans le livre de Sirach ou l'Ecclésiastique, menace du cholera les hommes qui se livrent à la crapule. Dans le *Cohelet* ou Ecclésiaste, c. vi, il est dit : *Cholira est aliud malum sub sole frequens apud homines.* La Vulgate et le Deutéronome, chapitre 28, v. 59, disent : *Augebit Dominus plagas tuas infirmitates pessimas et perpetuas cholaïm-raïm.* (Texte hébreu.)

Hippocrate (*De morb. popul. lib.* 28) cite l'observation de Silène, qui mourut le onzième jour d'une attaque de choléra, par suite de travaux pénibles et de boissons prises outre mesure, et dans le ve livre des épidémies, il parle d'un Athénien qui fut guéri le troisième jour de cette même maladie.

Corn-Celsus et Cœlius Aurelianus parlent aussi du choléra. Ce dernier fait même mention de certains symptômes qui se manifestent dans le choléra indien, tels que des vomissemens de fluides aqueux et blanchâtres.

Mais c'est dans Arétée, ce vrai peintre des maladies, qu'il faut lire une description aussi vive que concise du choléra ;
» C'est, dit-il, le mouvement inverse d'une matière morbide

» qui reflue vers l'estomac et les intestins, c'est une maladie
» très-aiguë. Les matières rassemblées dans l'estomac sont
» rejetées par le vomissement; celles portées dans les intes-
» tins s'évacuent par les selles.

» Les premiers vomissemens sont aqueux; les premières
» selles sont liquides, stercoreuses et infectes, parfois mu-
» queuses ou bilieuses; quelquefois la maladie débute d'une
» manière bénigne et sans douleur; mais ensuite il survient
» de la tension à l'épigastre, la constriction de la gorge, et
» de violentes coliques intestinales.

» Dans le progrès de la maladie, il y a augmentation des
» coliques, lipothymies, contractions musculaires, abatte-
» ment d'esprit. Si le malade prend quelque boisson, il sur-
» vient des nausées accompagnées d'un grand bruit, puis
» des vomissemens bilieux et des selles de même nature;
» distension des nerfs, contractions musculaires des mem-
» bres, incurvation des doigts, vertiges, hoquet, lividité
» des ongles, froid des extrémités, rigidité de tout le corps.

» Si la maladie empire, il survient une sueur profuse,
» les malades rendent un bile noire par le haut et le bas;
» le spasme de la vessie arrête les urines qui ne peuvent
» d'ailleurs être abondantes, vu la dérivation qui s'opère sur
» le tube intestinal. L'aphonie survient, la pulsation des
» artères est à peine sensible et très-accélérée; nausées con-
» tinuelles, ténesme sans déjections, et la mort arrive au
» milieu de douleurs atroces, de convulsions et d'un senti-
» ment de strangulation.

» Cette maladie survient principalement en été, rarement
» en hiver. Elle attaque plutôt les individus jeunes et ro-
» bustes et les enfans que les vieillards. »

Diogène le cynique mourut du choléra à Corinthe, pour
avoir mangé du pied de bœuf cru, au rapport de Diogène de
Laërte.

Les anciens médecins n'ont jamais observé le choléra sous
sa forme épidémique, leurs écrits n'en parlent que comme
d'une affection sporadique grave, mais de courte durée et pas
toujours mortelle.

Ce fut dans le xvie siècle seulement qu'on remarqua le choléra régnant épidémiquement. Mezeray, l'historien, rapporte que la colique appelée *Trousse-galant* parut en France en 1528, et y régna jusqu'en 1531, époque d'une peste horrible qui ravagea toute l'Europe, dont il fut le précurseur.

Forestus (*Obs. méd.* 18) signala le choléra épidémique à Alkmaert, en 1548, caractérisé par des vomissemens et des déjections de matières aqueuses et limpides, suivies de prostration des forces, sueurs froides, syncope et mort. L'épidémie ravagea aussi Delft dans le même temps.

Lazare Rivière (*Obs. méd.* 26) dit : « L'an, si je ne me
» trompe, 1645, avant que la peste fût à Nîmes, courut cette
» maladie appelée *choléra*, tuant beaucoup de malades dans
» quatre jours ; toutefois ceux-là qui demandaient du se-
» cours dès le début, échappaient presque tous par cette
» méthode.

» Les malades buvaient peu, on leur donnait de la gelée
» de coings, on frictionnait les membres avec des aromates.
» On faisait des embrocations d'huile de camomille chaude.
» On appliquait des épithèmes aromatiques sur l'épigastre.
» On administrait des cordiaux, des opiats astringens, la
» rhubarbe, et des clystères fortifians. »

Mais l'épidémie la plus célèbre du choléra fut celle qui régna en Angleterre, depuis 1669 jusqu'en 1672. Sydenham nous en a laissé une description excellente : il en fut attaqué lui-même au moment où il était tourmenté par la goutte, et il y succomba. Voici le tableau qu'il en a fait :

Ce fut au commencement du mois d'août 1669, que le choléra débuta à Londres. Cette maladie se reconnaît facilement par des nausées continuelles, des vomissemens énormes, des selles noires et fétides et d'une émission difficile, douleurs atroces dans les intestins, tension tympanique de l'abdomen, cardialgie, pouls inégal et accéléré, parfois petit; chaleur et sécheresse de la peau, ou sueurs colliquatives, soif ardente, inextinguible, contractions des membres, lipothymies, froid des extrémités, et autres symptômes d'autant plus redoutables qu'ils étaient souvent les avant-coureurs de la mort, dans l'espace de vingt-quatre heures.

Le choléra se montra aussi sous la forme sèche, c'est-à-dire, avec des coliques sans vomissemens ni selles. Hippocrate (*De ratione victûs in acutis*, *lib.* 11) et plusieurs autres médecins anciens l'ont observé de même. Il est caractérisé par la tympanite abdominale et des flatuosités qui éclatent par le haut et par le bas.

Ce fut au commencement d'août que Sydenham observa le choléra épidémique à Londres. La maladie était facile à reconnaître : Vomissemens énormes, nausées continuelles, déjections alvines d'excrémens noirs et fétides, sortant avec difficulté, douleurs violentes dans les entrailles ; tension tympanique de l'abdomen, cardialgie, pouls accéléré, parfois petit et inégal ; chaleur à la peau qui était sèche, ou bien il survenait des sueurs colliquatives, soif intarissable, contractions ou crampes aux extrémités inférieures ; défaillances, froid glacial aux pieds, et autres symptômes d'autant plus alarmans, qu'ils terminaient souvent par la mort dans l'espace de vingt-quatre heures. Il y avait aussi un choléra sec, causé par des vents sortant par le haut et par le bas, sans vomissemens ni selles.

Sydenham ayant observé que les purgatifs aggravaient la maladie, et que les narcotiques et les astringens, s'opposant à la sortie des matières excrémentielles, et devenaient alors dangereux, prit une voie moyenne, et chercha à aider les évacuations par les délayans, tels que l'eau de poulet, le posset ou le petit-lait, et il faisait administrer des clystères avec les décoctions de laitue, de pourpier ou de nénuphar, dont il employait aussi les sirops en boissons. Après ce lavage durant trois ou quatre heures, on terminait la cure par une potion calmante, avec un peu de laudanum.

Mais si le médecin n'était appelé qu'après dix ou douze heures, dans le moment où le malade, après des vomissemens et des évacuations alvines réitérées, se trouvait épuisé, il devait sur-le-champ prescrire le laudanum, que l'on continuait matin et soir, malgré la cessation des évacuations,

jusqu'à ce que le malade eût récupéré ses forces. Cette épidémie ne dura que pendant le mois d'août de cette année-là.

Durant tout le cours des années suivantes 1670, 71 et 72,
la même épidémie régna à Londres ; elle tenait du caractère
de la dyssenterie qui dominait alors, et dont elle était souvent une dégénération. Elle attaquait de préférence les jeunes gens d'un tempérament chaud et bilieux. Les douleurs
des intestins étaient atroces; ils paraissaient comme pressés
par une forte ceinture, ou percés avec un instrument aigu.
Ces douleurs diminuaient un peu de temps à autre, mais
c'était pour recommencer avec une nouvelle violence. Pendant le paroxysme, les malades dont le visage se décomposait,
poussaient des cris lamentables. Les vomituritions n'étaient
pas très-fréquentes, et la constipation peu rebelle aux cathartiques; mais les douleurs, d'abord erratiques, se fixaient sur
un point. Dans le progrès de la maladie, les vomissemens
augmentaient, le ventre se resserrait, et le mouvement péris-
taltique des intestins devenait totalement interverti : dès-
lors, la passion iliaque se déclarait, et les remèdes, les clystères et les excrémens étaient rendus par la bouche, et étaient
mélangés de matières vertes, jaunes, ou de quelque couleur
extraordinaire.

Le traitement consistait à faire une saignée généreuse.
Trois ou quatre heures après, on donnait des remèdes anodins; le lendemain, un cathartique lénitif que l'on répétait
après un jour d'intervalle jusqu'à trois fois, selon l'abondance
des humeurs, que l'on délayait par des boissons telles que le
lait coupé avec la bière.

Dans la passion iliaque, les cathartiques devenaient inutiles; on pouvait les employer seulement chez les sujets que
l'on connaissait plus susceptibles d'avoir le ventre relâché ;
alors on administrait quelque léger lénitif tel que le tamarin,
le séné, la rhubarbe et un peu de sirop de roses. Si les malades ne pouvaient supporter les médicamens sous forme
liquide, on avait alors recours aux pilules. Mais si l'estomac
s'y refusait, on commençait par prescrire une potion anodine,
et, peu d'heures après, un cathartique, et l'on répétait le

premier remède matin et soir, jusqu'à ce que les douleurs eussent disparu. Les lavemens carminatifs portaient le trouble dans le système intestinal, et rendaient la maladie plus rebelle.

Le régime était réfrigérant, et se composait de crême d'orge, de panade, ensuite un peu de poulet ou du poisson. La boisson ordinaire était de la bière légère ou du lait coupé avec de l'eau. On ordonnait aux gens riches l'équitation, pour rappeler les forces.

Les Éphémérides des curieux de la nature pour les années 1695-96, rapportent l'observation suivante de J. Franck, de Ulm.

L'année 1695 eut un hiver très-froid : une gelée sèche dura jusqu'au printemps. Tout-à-coup il survint des pluies et des brouillards malfaisans; presque tous les enfans furent attaqués de toux convulsives. Au mois de mai parut la rougeole, qui régna jusqu'en juillet, où elle se compliqua avec la diarrhée. Le mois d'août fut froid et pluvieux. Enfin ces trois maladies cessèrent vers l'équinoxe d'automne ; mais, au commencement d'octobre, une nouvelle épidémie de colique bilieuse se manifesta accompagnée de chaleur, de constipation et de douleurs déchirantes dans la région abdominale, avec de cruels spasmes qui commençaient dans les lombes vis-a-vis les attaches du mésentère, et qui s'étendaient jusqu'au nombril. Ces spasmes ne cessaient que pour annoncer le renouvellement des douleurs. Le ventre se rétractait et devenait concave comme chez certaines femmes hystériques. Quelquefois les douleurs se faisaient sentir plus profondément sous l'hypocondre droit, vers le lieu où les conduits pancréatique et cholédoque s'insèrent dans le duodénum. De temps en temps il survenait des vomissemens causés par les contractions spasmodiques du colon; ou bien des convulsions attaquaient les membres et dégénéraient en contractions et en parésis.

Cette maladie sévit surtout parmi les hommes adonnés à l'ivrognerie : les femmes ne furent pas épargnées. On ne sut si l'on devait l'attribuer aux vins nouveaux faits avec des raisins qui n'avaient pu mûrir, ou aux variations de l'atmosphère, ou enfin à quelque altération inexplicable sortie du sein de la terre. Voici une observation de cette maladie.

Un homme de lettres, âgé d'environ 40 ans, d'une constitution délicate, habituellement constipé, éprouva des douleurs aux lombes et des coliques affreuses ; il se mit au lit, et prit des remèdes échauffans pour provoquer la sueur, mais sans aucun soulagement ; au contraire, les coliques et la constipation s'accrurent avec une grande prostration des forces, et une douleur à la région dorsale correspondant à celle épigastrique et ombilicale, et qui, se prolongeant aux hypocondres, descendait au périnée pour remonter à l'abdomen où elle faisait rétracter le nombril ; quelquefois elle occupait tout le ventre et le scrotum. Le sixième jour, on lui administra deux lavemens avec la décoction de véronique, l'électuaire des baies de laurier et la confection Hamec, ce qui apaisa aussitôt les douleurs. Le malade prit aussi de l'infusion de véronique avec le rob de raisins confits et l'eau de menthe, et il guérit en peu de jours.

Le bouillon de veau aromatisé avec la semence d'anis fut employé avec succès, les purgatifs aggravaient la maladie.

Jean-Jacques Schwaller, de Bâle, consigna la même année, et dans les mêmes Éphémérides, l'histoire d'une semblable colique qui régna épidémiquement en Suisse, et qu'on attribua à la mauvaise qualité des vins. Une constipation opiniâtre, le vomissement, la perte de l'appétit, les nausées, les éructations continuelles, la prostration des forces, une lassitude extraordinaire accompagnée d'une petite fièvre symptomatique, la soif, les veilles continues, les convulsions et une ischurie douloureuse, étaient les symptômes de cette maladie, que l'on traita avec des lavemens huileux et des potions d'huile d'amandes douces, de vin d'Espagne, de teinture de castor et de sirop de menthe, dont on donnait deux cuillerées toutes les trois heures. On prescrivait aussi l'infusion de camomille et de menthe, les sirops de pavots et d'écorce d'orange, la teinture anodine et l'eau thériacale. On terminait le traitement par une légère solution de manne

16..

ou de crême de tartre dans de l'eau de camomille : les purgatifs forts étaient tout à fait nuisibles.

Fischer. Sur la fin de l'année 1717, et dans le premier trimestre
de 1718, les habitans de Pegaw, dans la Basse-Saxe, furent attaqués d'une colique épidémique dont voici les principaux caractères : léger frisson, suivi d'une chaleur et d'une
soif ardente; ensuite survenaient des vomissemens bilieux,
avec douleurs aiguës dans les hypocondres, tension de la
région précordiale, toux violente et sèche, éructations et hoquet, principalement chez les femmes enceintes; respiration
difficile, sentiment de pesanteur au diaphragme, le visage
devenait subictérique; l'urine, claire pendant l'état de la
maladie, devenait rouge et sédimenteuse vers son déclin ; le
pouls était accéléré et serré, une constipation douloureuse,
ou des déjections alvines fréquentes persistaient durant tout
le cours de la maladie.

Les saignées et les fébrifuges étaient tellement nuisibles,
que le délire, la suffocation et la mort les suivaient immanual
quablement; les refrigérans, les résolutifs, et surtout les légers laxatifs, mettaient les malades hors de danger du quatrième au septième jour.

Antoine Augustini, de Venise, dans ses Observations déca-
daires épidémiques pour l'année 1747, dit qu'il régna sur
la fin de l'été de cette année, dans les états vénitiens, une
colique violente qui s'annonçait par une grande anxiété précordiale, pouls fébrile, dyspnée, flatulences, douleurs très-
vives dans l'abdomen, et constipation. La maladie passait
promptement à l'état de tympanite, ou dégénérait en ascite
ou en dyssenterie; s'y l'on n'y apportait promptement remède; elle était mortelle pour les vieillards. Quelques saignées légères, l'application des sangsues aux veines hémorroïdales, des clystères, des eccoprotiques, des boissons
émollientes, savonneuses et délayantes, étaient les moyens
thérapeutiques les plus appropriés à cette maladie.

Les Mémoires de l'académie des sciences de Paris nous
ont conservé d'excellentes observations sur les épidémies,
par le savant Malouin, et il eût été à désirer que d'autres

médecins eussent suivi son exemple à cet égard. Nous y avons recueilli le fait suivant :

Un choléra-morbus débuta brusquement à Paris au mois de juillet 1750, et il devint bientôt épidémique. Il avait d'abord l'apparence d'une colique hépatique, par la douleur pongitive que les malades ressentaient à la région du foie ; mais elle en différait, en ce que les malades n'avaient pas le teint jaune, et leurs excrémens n'étaient pas blanchâtres. Cette maladie ressemblait plutôt à la colique du Poitou, par la crampe et l'engourdissement des extrémités inférieures.

Plusieurs malades succombaient dès le troisième jour, surtout si la colique était accompagnée d'indigestion. En général, la face était étirée et les yeux creux, surtout chez ceux qui avaient de grands vomissemens ; le pouls était vif, mais serré et profond ; le ventre tendu, la constipation opiniâtre, douleurs pongitives dans les hypocondres et dans la région lombaire.

La saignée était utile à la plupart des malades, en diminuant la tension convulsive de l'abdomen ; ensuite on employait les boissons abondantes d'eau tiède, d'eau de poulet suivie de doux purgatifs. On prescrivait les narcotiques pour calmer les douleurs, et la cure se terminait par l'usage des eaux de Vichy.

Le docteur Lentin, à qui nous sommes redevables d'un *Memorabilia epidemicorum* estimé, y a consigné l'histoire du choléra qui régna épidémiquement à Dunebourg en 1765.

Depuis plusieurs années, on voyait régner une maladie sporadique qui attaquait un grand nombre de personnes ; c'était une douleur latérale droite avec toux, et parfois expectoration sanguinolente, accompagnée d'une chaleur fébrile ; mais cette affection morbide changeant de caractère, débutait tout à coup par un frisson sévère suivi d'une douleur gravative, et ensuite aiguë au côté gauche, avec anxiété précordiale, nausée, vomituritions et céphalalgie. Le quatrième jour, soif ardente, sécheresse de la bouche, douleur à la gorge, se propageant de là à l'abdomen ; constipation opiniâtre, borborygmes fréquens qui provoquaient des vomissemens érugineux, ou qui dégénéraient en une diarrhée putride avec tension de l'abdomen; dès-lors le pouls devenait faible et serré, les urines étaient crues; il survenait assez souvent des douleurs, et même des tumeurs aux articulations, présages certains d'une mort prompte.

Quant au traitement, on faisait d'abord une saignée, ensuite on administrait des poudres de nitre et de camphre, des décoctions abondantes d'avoine, des clystères émolliens nitrés et laxatifs; on appliquait des vessies pleines de lait chaud, des cataplasmes de mauve, et quelquefois des vésicatoires sur le lieu de la douleur. Lorsque la diarrhée devenait fétide, on prescrivait le quinquina camphré.

C'est encore d'un observateur bien judicieux des épidémies, que nous avons recueilli la suivante, consignée dans les Observations du docteur Sims.

Au mois de juillet 1766, il régna à Londres une colique bilieuse, qui, dans le mois suivant, se compliqua de choléra et de colique iliaque. Les femmes de moyen âge en furent les plus maltraitées. Quelquefois son invasion était brusque, d'autres fois elle était précédée pendant un ou deux jours d'un état d'engourdissement, et si, dès ce début, on se mettait à l'usage d'une boisson abondante de limonade ou de quelque évacuant, on tronquait la maladie. S'il y avait une congestion bilieuse dans le canal alimentaire, le pouls était alors petit et intermittent.

Dans tous les cas, la saignée était nécessaire, et même on la répétait malgré que le pouls semblât la contre-indiquer. On employait en même temps les lavemens, les laxatifs salins ou huileux. Les demi-bains furent utiles. On ne prescrivait l'opium que lorsque les premières voies étaient débarrassées.

De Vaulcvier. Dès le mois de mai 1779, il se déclara à Fougères en Bretagne une dyssenterie qui était plutôt un choléra, et qui effectivement en prit tous les caractères au mois de juillet. Il attaqua spécialement les paysans et les prisonniers anglais détenus dans le château. Cette épidémie régna jusqu'en octobre et fut remplacée par les affections catarrhales; mais, au printemps suivant, le choléra reparut caractérisé par les symptômes suivans : douleurs et agacemens d'entrailles, pesanteur douloureuse à la région épigastrique, nausées, vomissemens d'une bile jaune ou porracée, douleur aiguë, tantôt au nombril, tantôt à l'hypogastre et quelquefois dans les reins. Il y avait ordinairement de la constipation, les urines étaient rouges, bourbeuses et en petite quantité, la fièvre survenait assez souvent. L'amertume de la bouche et le dégoût furent des symptômes moins communs que les douleurs et la rétraction de la région ombilicale. Il y avait parfois des douleurs aux extrémités inférieures ; les déjections alvines bilieuses étaient précédées de matières dures comme des crottins de chèvre, enfin tous les malades rendaient plus ou moins de bile par les vomissemens. Les douleurs redoublaient ordinairement vers le soir. Chez deux hommes elles se portèrent sur l'appareil génital. Quelques-uns avaient la langue dans l'état le plus naturel, chez d'autres elle était recouverte d'un limon blanc ou jaune.

L'épidémie n'attaqua que les adultes ; elle épargna les enfans et les vieillards. On prescrivit avec succès les humectans, les emolliens, les fondans, les savonneux, les sangsues à l'anus, les fomentations, les clystères, l'eau de poulet, l'émétique en lavage. La saignée fut utile chez les sujets pléthoriques. Les minoratifs furent avantageux lorsque les douleurs se calmaient, et que le ventre était libre.

En général, le caractère inflammatoire était dominant, et la maladie dégénérait en entérite, qui passait à la suppuration, avant même que le pouls eût indiqué un état fébrile.

Le choléra-morbus se déclare souvent dans les vaisseaux, sous les tropiques ; dernièrement encore il a fait périr l'équipage presque entier de l'expédition autrichienne, partie de Trieste en 1821, pour faire le tour du monde, et qui était commandée par le baron de Schimmellpening qui est mort, ainsi que le capitaine et le fameux botaniste Bohms.

COROLLAIRES.

Le choléra est une maladie endémique dans l'Inde et dans toutes les régions équatoriales; mais il ne se manifeste en Europe, que dans les climats méridionaux, ou s'il se montre ailleurs, c'est seulement durant les grandes chaleurs de l'été, et il est d'autant plus violent que les chaleurs sont plus intenses. Bontius, Lind et beaucoup d'autres auteurs anglais, ont décrit les ravages terribles que le choléra exerce sur les côtés du Malabar et dans le Bengale. Ses épidémies sont plus rares en Europe, et depuis celle qui y régna assez généralement en 1600, et qui fit périr beaucoup de monde, on ne le voit pour ainsi dire que sporadique, et seulement lorsque le thermomètre de Réaumur se maintient pendant quelque temps au-dessus de 25 à 26 degrés, comme il arriva à Lyon, dans l'été de 1822, où il monta jusqu'à 30 degrés; aussi vit-on le choléra attaquer un assez grand nombre de personnes pour le juger épidémique; mais il ne fut ni intense ni dangereux.

SYMPTOMATOLOGIE.

S'il est une maladie qui doive porter le nom de *gastro-entérite*, c'est assurément le choléra; et E. Geoffroy, célèbre médecin de Paris, l'avait jugé tel il y a plus de cinquante ans. En effet, tout annonce une irritation des plus vives de la totalité ou de partie du canal digestif. Le choléra débute brusquement et de la manière la plus alarmante, par des vomissemens bilieux, précédés et accompagnés d'angoisses et d'anxiétés précordiales, par des évacuations alvines de même nature. La bouche est amère, la langue sèche, la soif inextinguible, ardeur dans les entrailles et dans la région épigastrique, comme dans la pyrosis ou le soda. Sentiment de constriction dans les hypocondres, et surtout au nombril qui se rétracte, si le jéjunum ou l'iléon sont affectés; au dos, si c'est le duodénum; à l'estomac et à l'hypocondre droit, si c'est le colon. Mais c'est ordinairement le duodénum qui est le plus vivement irrité, comme étant celui dans le-

quel se verse directement le conduit hépatique. Les vomissemens et les selles se succèdent avec une rapidité et une
abondance effrayantes. Bientôt la figure se décompose et nous
avons vu, dans l'espace de huit heures, un malade devenir
méconnaissable et semblable à un cadavre; nous avons vu
aussi l'entérite passer à la gangrène en trente-six heures.
Le hoquet, les défaillances, le pouls petit, accéléré et
inégal, les convulsions, les contractions musculaires et les
crampes des extrémités inférieures, leur refroidissement, la
peau recouverte d'une sueur gluante et froide, sont des
symptômes de funeste augure. Les expulsions de vents par
le haut et par le bas, et le météorisme de l'abdomen sont
des signes assez fâcheux sans être mortels. Souvent les
jambes et les cuisses semblent frappées d'une paralysie passagère, mais récurrente. La mort arrive du premier au cinquième jour, rarement après le septième. La guérison est
ordinairement prompte.

PRONOSTIC.

Les vomissemens et les selles fréquens, noirâtres, couleur de lie de vin, écumeux et très-fétides, les défaillances,
les sueurs froides, la réfrigération des extrémités, le hoquet,
les convulsions, la cessation subite des douleurs, le météorisme de l'abdomen, accompagné des signes ci-dessus, sont
tous généralement mortels. La diminution des évacuations,
des douleurs intestinales, de la soif, le sommeil paisible,
le pouls plus plein et plus égal, le retour de la chaleur et
de la vaporosité de la peau, les matières vomies ou évacuées
par le bas, jaunes ou verdâtres, donnant peu d'odeur, annoncent une heureuse terminaison de la maladie. Dès-lors
la convalescence est courte, et le retour à la santé se fait
promptement.

AUTOPSIE CADAVÉRIQUE.

L'estomac dans sa partie inférieure, le pylore, le duodénum surtout, l'iléon et le colon, portent ordinairement
des traces de la plus violente inflammation. Il n'est pas rare

de trouver ces deux dernières portions d'intestins couvertes de stygmates gangreneuses, et d'ulcères de même nature. Souvent le duodénum est gorgé d'une bile noire et fétide, dont le canal cholédoque et la vésicule du fiel sont aussi remplis. Le foie desséché, ou réduit en une espèce de putrilage brunâtre qui le fait ressembler au parenchyme de la rate, ou bien il est imbibé de bile noirâtre, et rempli de concrétions stéatomateuses : nous y avons vu aussi une fois un kyste énorme rempli d'hydatides. Le cœcum et le rectum sont plus rarement affectés; mais le péritoine et l'épiploon participent ordinairement à l'inflammation entérique.

TRAITEMENT.

Si la saignée a paru utile dans certains cas de choléra, elle exige du moins la plus grande prudence dans son emploi, vu la prostration des forces qui accompagnent la maladie, et qui n'est pas toujours l'effet de l'*oppression de la réaction vitale et de la circulation*, s'il est permis de nous exprimer ainsi. L'application des sangsues à la région épigastrique n'est pas toujours prompte et heureuse dans ses effets; car elle n'atteint guère le système sanguin des viscères affectés, qui n'adhèrent point aux muscles, comme la plèvre; ce qui explique l'utilité de cette médication dans l'inflammation de cette membrane séreuse. Mais les sangsues posées aux veines hémorroïdales, paraissent être prescrites plus rationnellement, en ce qu'elles dégorgent directement le système de la veine-porte, qui alimente de sang tout le tube intestinal. Ainsi donc, si le malade est jeune ou vigoureux, on pourra sans crainte faire cette application. L'anti-émétique de Rivière devra être administré sur-le-champ. Lorsque les vomissemens sont continus et accompagnés d'efforts violens, qui provoquent souvent une congestion sanguine au cerveau, et qui peuvent amener une apoplexie, le bain chaud, les demi-lavemens mucilagineux avec l'eau de son, la décoction de graines de lin, l'amidon, la guimauve, seront mis en usage; on n'en viendra à ceux de décoction de têtes de pavots, ou animés avec le laudanum, que lorsque les selles seront diminuées. Les cataplasmes émolliens et les fomentations de même nature sur toute la région abdominale, ne seront point négligés. Nous avons vu dans un *choléra sec*, c'est-à-dire, sans évacuations alvines, mais avec tympanite de l'abdomen, des demi-lavemens d'oxycrat froid amener une prompte résolution.

Lorsque les vomissemens deviennent moins fréquens, on fait boire abondamment de la limonade, du bouillon de veau ou de poulet simple, ou acidulé avec l'oseille, du petit-lait uni avec l'infusion de feuilles d'oranger, et l'on y ajoute de légers antispasmodiques et des calmans, selon les indications qui les exigent.

Le choléra ayant cessé, les malades conservent un grand abattement, et leurs forces sont affaiblies. Quelques tasses d'infusion de camomille, les eaux douces de Seltz et un peu de vin généreux les rétablissent assez promptement, surtout si l'on y ajoute un régime analeptique, gradué d'après les individus, les tempéramens et les autres circonstances dont le médecin seul est capable de juger.

On doit se garder, dans cette maladie, de suivre l'aphorisme célèbre d'Hippocrate, si mal interprété dans bien des cas : *Quò natura vergit eò conducendum*. Car l'emploi des émétiques et des purgatifs serait un véritable homicide.

CHOLÉRA SPASMODIQUE INDIEN.

SYNONYMIE : *Sitanga ou Sinanga* (Sanscrit); *Ho-Louang* (Chinois); *Morxi ou Mordeehi* (Indiens); *Ouebb* (Persans); *Hochaiza* (Arabes); *Haoucha* (Arméniens); *The gripping disease* (médecins anglais de l'Inde); *Braal loop* (médecins hollandais de Batavia); *Cornaja-Coleza* (Russes); *Cholera spasmodique, asiatique, indien* (médecins d'Europe); *Trisplanchnite* (Sc. Pinel, Delpech et Ozanam, médecins français).

Nous allons décrire l'une des épidémies les plus terribles qui aient affligé jusqu'à ce jour le genre humain.

Le choléra qui, depuis la haute antiquité, régnait dans les contrées asiatiques sous la forme sporadique, mais rarement sous celle épidémique, prenant tout-à-coup ce caractère, a envahi les rives du Gange en 1817; et, s'avançant du sud-est vers le sud et le nord-ouest, il a couvert les deux continens du voile de la mort. Dans son vol immense il parcourt l'un et l'autre hémisphère; il plane tour-à-tour sur chaque contrée, et, comme le vautour, il semble, en décrivant un cercle, marquer d'avance le théâtre de ses désastres. Puis tout-à-coup, il s'y précipite avec la rapidité de la foudre et immole des victimes par milliers. En effet, les médecins anglais, dans l'Inde, et surtout le docteur Titler, ont observé que ce fléau commence toujours à exercer ses fureurs sur les frontières d'une province, avant de pénétrer dans son intérieur. Heureux le genre humain si, comme la peste, le choléra n'était que contagieux (il est prouvé qu'il n'a pas cette propriété)! il serait facile de s'en préserver, mais son génie, purement épidémique le rend mille fois plus désastreux et plus redoutable encore.

La marche du choléra nous a fait naître les réflexions suivantes, que nous soumettons à nos lecteurs avant d'en tracer l'histoire. Le grand mouvement des phénomènes physiques de l'univers se fait d'orient en occident, tel que celui de la lune et des autres constellations, ainsi que du flux et

reflux de la mer, tandis que la terre seule opère sa révolution
en sens contraire.

2° Le genre humain a pris naissance en Orient; il s'est
propagé de l'est à l'ouest, des rives de l'Euphrate à l'Océan
occidental : ainsi les premiers enfans de la terre peuplèrent
l'Inde, l'Afrique, le sud-est de l'Europe. Dans la suite des
siècles les Scythes et les Tartares franchirent les monts Ou-
raals et le Caucase pour venir habiter la Russie, la Turquie et
les bords de la mer Noire, et des grands fleuves de l'Europe. De-là sortirent les Huns, les Lombards, les Alains,
les Vandales, les Suèves, les Germains, les Galls, les
Goths, les Visigoths, les Bourguignons qui s'établirent le
long du Danube, du Rhin et de la mer du Nord. De-là, comme
un torrent débordé et impétueux, ils s'élancèrent dans les
Gaules et l'Ibérie. Plus tard, les Maures vinrent aussi de
l'Orient s'établir dans cette dernière contrée, tandis que les
Normands envahissaient la Gaule occidentale, et les Saxons
la Grande-Bretagne. On voit encore de nos jours des peu-
plades partant de l'est de l'Europe pour aller fonder des co-
lonies en Amérique. Enfin toutes les irruptions des Barbares
ont eu lieu dans la direction de l'orient à l'occident.

3° Toutes les religions ont suivi la même marche, telles
que le judaïsme, le christianisme, l'islamisme et même les
schismes de l'église chrétienne.

4° La même direction s'observe à l'égard des épidémies;
ainsi, la peste, la variole, la rougeole, la lèpre nous furent
apportées de la Turquie et de la Syrie par les Maures et les
Juifs chassés par les Califes, et les Croisés. La peste noire
du 14e siècle, prit naissance au Kataï en Chine, et vint
terminer ses ravages et son existence sur les rivages de l'Océan.
Les épidémies catarrhales de 1239, 1311, 1323, 1400, 1427,
1557, 1580 et plusieurs autres qu'on appela *la Russe, la
Moscovite, l'Influenza, la Dandò, la Coquette*, etc., sont
toutes venues du nord-est de l'Europe, et ont expiré sur les
bords de l'Océan atlantique. Le *typhus* est venu de la Hongrie au 16e siècle, on l'appela *fièvre hongroise;* enfin, le
choléra nous est arrivé des extrémités orientales de la Chine

et de l'Inde. Nous pourrions citer aussi de nombreuses épizooties et notamment celle de 1814 qui ont suivi la même direction.

5° Aucune maladie épidémique n'est venue de l'Occident ou du Nouveau-Monde ; on ne peut citer que la sipihilis et la fièvre jaune ; ce qui n'est pas même bien constaté, quant à la première. Elles ne sont ni épidémiques ni produites par l'influence atmosphérique, mais bien par un virus contagieux pour la première, et par infection pour la seconde ; nous laissons l'explication de ces phénomènes à de plus savans que nous.

Le choléra est une maladie purement épidémique, importée par l'atmosphère, dont elle suit les courans et les oscillations ; de même qu'elle remonte le courant des fleuves.

Nous ne savons pas pourquoi on a donné à ce fléau le nom de *Choléra-morbus*, qui ne convient qu'à la maladie que nous venons de décrire, car la bile n'y joue aucun rôle ; c'est sans doute par rapport à quelques symptômes qu'elles ont de commun. Nous préférons donner au choléra indien le nom de *Splanchnite*, que nous lui avons consacré par les raisons que nous dirons plus loin.

§ I. — *Histoire du Choléra.*

Nous retracerons l'histoire et la marche de ce fléau ; nous le suivrons dans la direction qu'il a prise depuis 1817 jusqu'à nos jours. On y verra l'effrayante rapidité de son cours, et les désastres épouvantables dont il a frappé l'ancien-monde ; il a même déjà pénétré en Amérique.

Le choléra-morbus dont nous traitons, est une maladie endémique dans l'Inde. Les livres sanscrits en font mention comme existant de temps immémorial. Il paraît qu'il n'était pas inconnu aux médecins arabes, et qu'il parcourut même l'Europe dans le xviᵉ siècle.

Alex. Trallianus (*De arte medicâ, lib.* VII, *cap.* 14) parle du choléra avec des vomissemens et des déjections de fluide blanchâtre et liquide, et Cœlius Aurélianus (*lib.* III, *c.* 20) dit aussi : *Crescente passione aquati ac tenuis liquoris fit*

egestio et aliquandò similis loturæ carnis. Feruntur etiam
cum his humoribus plerùmque sub albida desputa, avec les
autres symptômes du choléra.

Mais Jacob Bontius est le premier médecin européen qui
ait parlé, il y a près de 200 ans, du choléra de l'Inde, dans
son ouvrage intitulé *Medicina Indorum (cap.* vi), en ces
termes :

« *Fit itaque cholera cum materià biliosà et retorridà ven-*
» *triculum et intestina infestans per gulam simul ac per*
» *anum continuò fermè cumque magna copia reficitur.*
» *Morbus est acutissimus. Ideòque præsenti eget remedio.*

» *Causa præcipua hujus mali, præter acris humidam ac*
» *calidam temperaturam, est nimia fructus edendi licentia.*

» *Excretio bilis arruginosis quia cum tantà quantitate*
» *simul effunduntur spiritus vitales et naturales debilitato*
» *quoque corde caloris omnis ac vita fonte ut plurimùm*
» *commoriuntur ægri idque celerrimè ut potè quin inter*
» *horas 24 vel etiam pauciores expirent, ut accidit Cornelio*
» *Van Rogest in nosocomio ægrorum Javæ economo, qui*
» *horà sextà vespertinà adhuc valens, subitò cholerà corripi-*
» *tur et ante duodecimam noctis horam vomendo simul atque*
» *per alvum dejiciendo cum diris cruciatibus convulsionibus-*
» *que miserrimis expiravit.*

» *Si morbus protrahatur, pulsus admodùm debilis, respi-*
» *ratio molesta, membra externè frigent, calor internus vehe-*
» *mens, et sitis urget, vigiliæ perpetuæ, jactatio corporis in-*
» *quietissima quæ si committetur frigidus sudor ac fœtidus*
» *mortem et propinquo esse certissimum.* »

On employait, dit Bontius, des boissons astringentes et
surtout le suc du fruit du Billigbing, espèce de myrobolan que
l'auteur décrit dans son chapitre xiii, ou le sirop de limon.

A peu près vers la même époque, Zacutus de Lisbonne
donna la simple notice suivante sur le *Trousse-Galant* qui
ravagea l'Europe en 1600 :

« *Anno* 1600, *quandò hæc pestifera lues Europam ferè*
» *totam oppresserat, observavi plures qui hoc diro dolore*
» *affecti venenosis symptomatibus excruciati, occubuère om-*

» nes; nullus quartum diem pertransiit. (*De prax. admi-*
» *randá, lib.* 2, *obs.* 23), et dans l'obs. xv :

  » *Materia semicruda cum ichoribus multis ubertim qui*
» *per alvum et vomitum protudit et multoties in tantá copiá,*
» *ut, ob exhaustum spiritum superveniant syncope, animi*
» *deliquia, virium jactura, pulsus ablati, intensissima sitis,*
» *convulsio, rigor, nervorum tetractiones, aphonia, stupor,*
» *caligo oculorum, extremorum frigiditas, anxietas, angor,*
» *facies hippocratica et mors.*

Englishmann (*Bibl. Britan. avril* 1831) rapporte que les Chinois l'avaient observé dans leur *céleste empire*, dès le temps d'Hippocrate; ils l'appelaient *Hô-louán*, ce fut le médecin Vang-Chou-Ko qui le décrivit bien long-temps avant qu'il eût déployé un caractère épidémique dans l'Inde.

Cette terrible maladie exerce ses ravages sur la côte de Coromandel et en général dans les îles Maldives, et tout le long des bords de la mer des Indes; surtout à l'époque où, aux chaleurs étouffantes de l'été, succède la saison des moussons, alors les vents de nord-est, chargés de l'humidité de l'Océan pacifique, abaissent tout-à-coup la température de 20 à 25 degrés en peu d'heures. Ce ne fut que vers la fin du siècle dernier, que des médecins et des naturalistes européens recueillirent des observations sur les épidémies cholériques de l'Inde. Paisley décrivit celle de Trinquemale en 1773, Sonnerat celle de la côte de Coromandel de 1774 à 1780. Plusieurs autres relatèrent celle de l'île Maurice en 1775, de Calcutta en 1781, de Arcot en 1787, etc.

Le docteur Levington, qui était au Bengale au moment où le choléra s'y manifesta épidémiquement, demanda à un médecin chinois de Kan-tong des renseignemens sur cette maladie; celui-ci lui indiqua le livre de médecine intitulé : *Tching-Tchu-Tching-ching*, imprimé en 1790 qui la décrit ainsi :

  « Le *Hô-louán* est une vive et soudaine douleur dans le » cœur et l'abdomen, accompagnée de vomissemens et de dé- » jections alvines, de l'horripilation, du froid et du besoin » de la chaleur avec céphalalgie et vertiges. Lorsque la mala-

» die attaque d'abord le cœur. Le vomissement est le premier
» symptôme qui se manifeste. Lorsqu'elle commence dans
» l'abdomen, alors ce sont les évacuations alvines qui sur-
» viennent avec fréquence. Lorsqu'elle attaque à la fois le
» cœur et les intestins ; alors les vomissemens et les selles
» sont simultanés. Lorsque la maladie est intense, le malade
» a des spasmes qui, s'étendant à l'abdomen, amènent promp-
» tement la mort. »

Ce fut au mois de juin 1817 que le choléra épidémique
fondit sur la presqu'île du Gange, et voici la forme qu'il re-
vêtit : Son attaque était brusque et inopinée. Un homme se
couche le soir bien portant, dans la nuit il éprouve un malaise
qui n'est d'abord qu'une sensation pénible générale qu'on ne
peut rapporter à aucune lésion viscérale ni organique particulière. On a vu à Macao, en Chine, une famille entière s'en-
dormir le soir en parfaite santé, être subitement attaquée du
choléra dans la nuit, et être toute morte le lendemain avant
midi.

A ces premiers symptômes succèdent bientôt, à des intervalles inégaux, une chaleur ardente dans la région de l'estomac, des vomissemens et des selles fréquentes semblables à
une décoction de riz. Les crampes des doigts et des membres
s'avancent graduellement vers le tronc. Enfin les muscles de
la poitrine et de l'abdomen viennent compléter le cercle des
mouvemens spasmodiques, et continuent jusqu'à l'abolition
totale des forces.

Dans la dernière période du mal, les vomissemens et les
spasmes cessent par l'épuisement complet des forces physiques.

Souvent le médecin observateur peut présager une attaque
imminente du choléra, par la figure étirée et l'air comprimé
d'anxiété d'un individu en état de santé.

Les changemens qu'éprouvent le pouls et la peau dans les
diverses périodes de la maladie, sont très-remarquables.

Le pouls au début est rapide, petit, faible ; durant les
paroxysmes, il devient imperceptible dans les membres, ou
il s'efface quelque temps avant la mort. La circulation ne

se faisant plus dans les tissus superficiels, le sang s'accumule dans les organes internes et les opprime. Aussi les trouve-t-on gorgés de ce fluide noir et épais, ce qui explique les altérations des organes de la respiration et des sécrétions.

Au début de la maladie, la peau est pâle, froide et couverte d'une sueur visqueuse; elle ressemble à celle d'une grenouille sortant de l'eau. Dans les périodes plus avancées, elle devient tout-à-fait cadavérique.

Le choléra-morbus débute bien parfois comme la fièvre jaune, mais il en diffère en ce qu'il se montre moins meurtrier qu'elle. Car on peut sauver à-peu-près la moitié des individus qui en sont attaqués, tandis que la fièvre jaune en fait périr les neuf-dixièmes. Le choléra n'est qu'épidémique. La fièvre jaune est infectio-contagieuse; celle-ci n'exerce ses ravages que sur les bords de la mer et à l'embouchure des grands fleuves, et parfois sur un rayon de quelques lieues au-delà. La sphère d'action du choléra est immense, elle s'est étendue dans un rayon de 1,750 lieues au nord du tropique du Cancer, d'environ 70 degrés de longitude et de 90 degrés de l'est à l'ouest. Elle n'épargne ni les vallées, ni les plaines, ni les montagnes les plus élevées. Le choléra-morbus a étendu ses ravages des îles Moluques aux îles Britanniques et à l'Amérique septentrionale, et de la pointe méridionale de l'Afrique, jusqu'à Arçhangel.

§ II. — *Marche progressive.*

Ce fut à Zilla-Jessore, ville située à quarante lieues nord-ouest de Calcutta, que cette maladie se manifesta, pour la première fois, sous une forme épidémique bien caractérisée, le 9 août 1817; le docteur anglais Robert Tittler fut le premier médecin européen qui l'observa. Il crut que le premier malade qu'il vit, était mort empoisonné. On attribua cette maladie à l'intempérie des saisons, et à la mauvaise qualité du riz.

Le choléra s'était bien montré déjà à Noddia; dès le mois de mai, il régnait dans tout le pays entre Silbeth et Monghir, et même depuis l'embouchure du Gange jusqu'à son confluent avec le Joumna. On fut frappé de la manière dont il se propageait; il décrivait un cercle parfait autour d'une contrée, sans y pénétrer d'abord, puis s'en éloignait de manière à faire croire qu'il était éteint; puis, tout-à-coup, il revenait plusieurs semaines et même plusieurs mois après, et il ravageait tout l'intérieur du pays. On l'a vu remonter. et redescendre assez loin l'une des rives du Gange, puis s'ar- rêter tout-à-coup, traverser le fleuve et dévaster la rive op- posée. Il se manifesta pour la première fois à Calcutta, au mois de septembre 1817; il n'y fut à son plus haut degré que l'année suivante. Il emportait deux mille personnes par semaine, sur une population d'un million.

Le 9 novembre suivant, la maladie attaqua le camp de la compagnie des Indes, placé sur la rive droite du Bethoah, en se portant de l'est à l'ouest. Elle fit des ravages si ter- ribles dans l'armée, composée de 10,000 anglais et de 8,000 indigènes, que le plus grand nombre périssait en peu de minutes. Ceux qui se nourrissaient de substances végétales, mouraient les premiers. Elle épargnait les femmes et les enfans. Le mal cessa subitement dès que l'armée eut passé le Bethoah. Dans l'espace de dix jours, 9,000 soldats suc- combèrent.

Le choléra s'étendit en peu de temps sur la plus grande largeur de la présqu'île de l'Inde, ravageant successivement les villes et les environs de Nagpour, d'Aurongabad et de Pannah, dans la direction où s'opéraient de grands mouve- mens de troupes, sans suivre exactement ces grandes réu- nions d'hommes.

Le choléra éclata à Bombay, le 11 août 1818; il y fit mourir, en six mois, 1,133 personnes. Au mois de septem- bre 1820, par une chaleur excessive, il tua 235 individus en cinq jours.

En mars 1818, il se porta toujours de l'est à l'ouest. A Allahubad, au confluent de l'Iomenna et du Gange; de-là il se porta à Delhy-Jeypour et au camp composé de 15,000 hommes; il attaquait de préférence les pauvres et quelques animaux domestiques, tels que les chameaux, les chèvres et

17..

les chiens. L'épidémie remonta le cours des rivières qui se
jettent dans le Gange; elle se répandit ensuite sur la côte
occidentale de Coromandel et marcha, sans s'arrêter, du
sud au nord. On la vit à Neblore en octobre 1818, à Madras en janvier; à Pondichery, Carnat et Bellary, au mois
de juin suivant. En janvier 1819, on la vit à Ereiwandroum
et dans l'île de Monnaar. L'île de Ceylan l'avait déjà vue
l'année précédente. Son invasion était subite, et sa propagation irrégulière semblait n'avoir aucun rapport avec les
variations de la température.

Dans le même temps où le choléra se montrait à Ceylan,
il éclatait plus à l'est, à Arracan, Malacca, Sinkapour, aux
îles de Sinang et de Java, où il revint en 1821, et il fut
très-meurtrier.

On observa souvent, dans l'Inde, que le choléra-morbus
s'y montrait en rapport avec des éruptions volcaniques qui,
au surplus, sont assez fréquentes, pour que quelques-unes
puissent coïncider avec l'épidémie.

Le 18 octobre 1820, le choléra éclata avec fureur à Kan-
tong et à Manille, où il se déclara à la suite d'un ouragan
terrible; il visita ensuite les îles Célèbes, il gagna, de-là,
Amboine et Macassar, où il fit périr des bœufs, des singes
et des chiens.

Au mois de février 1821, on sentit ses effets à Surate,
puis sur les deux rives de l'Indus et en même temps à Mascate, Moultra, Bender-Abbas et Bassora; de-là, il remonta
l'Euphrate par Helle, et vers la fin d'août, il envahit Bagdad,
où il enleva 3,000 personnes. On lui donna le nom de
Haouxa, qui signifie *Tempête*. L'armée persanne campée
entre Bagdad et Kourdistan, perdit plus de 2,000 hommes.

Des équipages furent décimés en mer par le fléau. A
Collapore, 60 personnes s'étant embarquées pour traverser
le fleuve en furent frappées durant le trajet; trois seulement
eurent la force de mettre pied à terre, les autres succombèrent.

Le mal était si violent à Mascate, que souvent la mort
survenait en dix minutes.

En 1822, le choléra reparut à Java et y fit 100,000 victimes; dans le même temps il gagna Houssoul; en août Mardine, en septembre Diarbeckir, en octobre Orfu, en novembre Biri, Ainsale et Alep, et s'étendit dans toute la Syrie, s'avançant jusqu'aux frontières de l'Egypte.

Le 10 juin 1823, il se déclara à Laodicée, et le 20 à Antioche qui, de ce côté-là, fut le terme de ses excursions. Dans ces contrées la mort survenait en deux heures, tous les secours humains étaient inutiles; ce ne fut que vers la fin de l'épidémie, qu'on réussit à sauver un certain nombre de malades par des saignées copieuses, des pédiluves et des décoctions.

Vers la fin d'août 1821, pendant que la maladie sévissait à Bagdad, elle se montra très-meurtrière à Schiraz; on vit des voyageurs en marche tomber tout-à-coup et expirer sur-le-champ, comme frappés de la foudre, sans avoir le temps de proférer une seule plainte. On vit des ouvriers périr les outils à la main, des laboureurs à la charrue et des bramines assis, récitant leur chapelet.

De Schiraz, le choléra prit son cours vers le nord et passa à Zergoun et Magen; de-là, il se reporta vers l'est, à Jesd. Il cessa aux premiers froids et reparut au printemps suivant, ravageant Naïn, Kashan, Koom, Kosbroun, Suva, Killia, etc. Il arriva dans l'été à Tauris, où il s'arrêta l'hiver; mais au mois de mars suivant, il parvint jusqu'aux frontières de la Russie. Au mois de mai on le vit à Schirvan, le 17 juin 1823, à Leukoroun, sur les bords de la mer Caspienne; il remonta le Kour et parvint à Bakou, ville de 13,000 âmes, où dans une fête publique, à la suite d'une orgie, 13 personnes moururent sur place. On vit des hommes faisant la conversation dans la rue, tomber sans mouvement avec les membres roides et convulsifs; d'autres étaient pris de nausées, céphalalgie et vomissemens. Ces derniers symptômes étaient plus redoutés que les accidens spasmodiques. La maladie se terminait plus heureusement lorsqu'elle attaquait les individus à jeûn, il fallait recourir au traitement, à l'instant même de l'invasion des premiers symptômes : le malade était aussitôt déshabillé, fût-il même au milieu de la rue, puis soumis au massage et aux affusions froides; on frictionnait fortement les membres, le tronc et particulièrement la poitrine, et les épaules; on étendait les membres contractés. Ces manipulations étaient exécutées pendant 2 à 3 heures, par une dixaine de personnes sur le malade, tandis qu'on continuait à l'arroser d'eau fraîche, puis on le mettait au lit et on lui faisait boire du thé jusqu'à ce que la sueur parût, dès-lors le malade était hors de danger. Néanmoins, on soumettait encore pendant quelques jours le malade à un régime sévère.

Au mois de septembre, le choléra gagna Astrakan et Krasnoya, et après avoir visité de nouveau, de 1824 à 1827, les contrées qu'il avait ravagées les années précédentes, telles que Chakoly, où il fit périr les quinze-seizièmes des chiens, il passa de Calcutta à Madras, à l'île de Java, à Pecking, Koukow, ville située à 25 lieues au nord de la grande muraille, et parvint le 7 septembre à Orembourg. Il avait pénétré l'année précédente en Mongolie et jusqu'aux frontières de la Sibérie, et il reparut à Orembourg en 1828.

L'année suivante 1829, il repassa en Perse et sur les bords de la mer Caspienne, à Téhéran, d'où il s'avança vers les provinces de Mazouderan et de Schirwan, au midi de la mer Caspienne; il parut à Tauris, et franchissant le Caucase, il pénétra à Téflis; le 8 août on y fit des processions et des cérémonies religieuses, qui favorisèrent la propagation de l'épidémie, et cette ville de 40,000 habitans perdit les cinq-huitièmes de sa population, par la mort et l'émigration. De Téflis il parcourut le bord occidental de la mer Caspienne, et parvint, le 31 juillet 1830, à Astrakan; sept ans après sa première invasion, il enleva 21,000 habitans dans cette province.

Dans le même temps, il remonta le Volga, le Don et le Kour, et arriva à Moscou le 28 septembre, venant de Nisney-Novogorod, ayant parcouru, en deux mois, trois cent cinquante lieues et ravagé tout le pays des Kosaques, les bords de la mer Noire et de celle d'Azof jusqu'à Tangarof, Sébastopol, Nicolaef, Kerson et Odessa.

L'hiver suivant, il parcourut lentement les rives du Danube, qui sont peu peuplées ; il exerça plus de ravages dans la Bessarabie et la Moldavie. Le 10 mai il éclata à Jassi.

Le choléra ravagea Moscou, depuis le 28 septembre jusqu'au 30 octobre ; il y attaqua 5,960 personnes dont 2,549 moururent.

D'après le rapport fait par le comte Zagrewski, ministre de l'intérieur de Russie, au commencement de 1831, le choléra avait enlevé dans les provinces méridionales de cet empire 5,042 individus en peu de mois.

En 1831 le choléra franchit les cordons sanitaires, pénétra à l'ouest des gouvernemens russes, traversa les monts Krapachs et se répandit en Transylvanie et dans quelques villages de la Hongrie ; de-là, il remonta en Pologne et dans la Gallicie ; il se déclara à Brody, ville de 30,000 habitans, dont 24,000 juifs ; il y attaqua 1,700 malades dont 800 succombèrent. A Cracovie, sur 68 malades, il en mourut 46. En Gallicie il y eut, depuis le mois de juin 1831 jusqu'au 8 août suivant, 86,687 personnes attaquées du choléra : 44,818 guérirent, il en mourut 24,600, et 17,259 étaient en traitement.

En Hongrie, on compta 19,175 malades, dont 2,449 guéris, 8,266 morts, et 8,430 en traitemens.

L'épidémie continuant sa marche vers le nord, pendant l'été de cette même année, parvint à Saint-Pétersbourg et à Archangel, puis redescendant vers le sud-ouest, elle occupa le golfe de Finlande.

Elle parut le 15 août en Prusse, à Berlin, Castrin et Stettin ; de-là, elle descendit à Vienne, où elle commença à ravager les faubourgs avant de pénétrer dans la ville.

Enfin, en 1832, le choléra franchit le Rhin pour se porter en Angleterre, puis il revint brusquement se jeter en Belgique et en France. Il se manifesta à Paris le 27 mars, et s'y éteignit au commencement d'août, après y avoir fait 26,300 victimes jusqu'à cette époque. 30 médecins en furent attaqués, 18 y succombèrent. La maladie a parcouru quelques départemens des environs de Paris. D'après une note statistique rédigée en 1833, le choléra a attaqué en France 229,534 personnes, dont 94,626 sont mortes. Il a même attaqué en plusieurs endroits les poules et les poissons.

L'épidémie s'est arrêtée au département de la Côte-d'Or, et n'a infesté ni les départemens de l'est ni ceux de l'ouest. Cette année, 1835, aux mois d'avril et de mai, le choléra a paru à Marseille, à Agde, et il est actuellement à Toulon.

Quant à la mortalité générale causée par le choléra, on ne peut l'établir que très-imparfaitement. M. Moreau de Jouès l'évalue dans l'Indoustan, pendant 14 ans, depuis 1817, à 18 millons d'individus; et de Peckin à Varsovie, au double. Il pense qu'on peut l'estimer, dans l'Indoustan et la Perse, à un sixième de la population; en Arabie et en Mésopotamie, au tiers; en Arménie, au cinquième; en Syrie, au dixième; en Russie, au vingtième. En Russie, en cinq mois, il y a eu 100,000 ames attaquées du choléra, 60,000 en sont mortes.

Telle est la marche qu'à suivie ce fléau terrible jusqu'à ce jour. On voit que ni les lieux, ni les saisons, ni l'état de l'atmosphère, n'influent en rien sur cette marche. Il a visité les lieux les plus secs et les plus élevés de la terre, tels que le plateau de Nepaul, qui est à 5,000 pieds au-dessus de la mer; Erzerorum, en Arménie, qui en est à 7,000 pieds, et les plateaux de la Tartarie, élevés à plus de 1,500 toises; et ceux les plus bas et les plus humides, tels que les côtes de Coromandel et les îles Maldives.

Il paraît, d'après les différentes directions qu'a prises le choléra, qu'il suit les rivages des mers et remonte le cours des grands fleuves. Il paraîtrait aussi qu'il a épargné une partie des contrées qui se trouvent entre le 44e et le 46e dégré de latitude; cependant il a sévi avec fureur dans la province d'Astrakan qui est à cette position.

§. III. — *Etiologie.*

La recherche des causes qui produisent le choléra-morbus a été l'objet des travaux des médecins de l'Inde et de l'Europe. Les anciens l'attribuèrent aux chaleurs immodérées et à l'intempérance. Bontius en accuse les chaleurs et l'humidité des tropiques , et l'usage des fruits.

Zacutus rapporte ces causes à un vice occulte de l'air, qui, étant doué d'une qualité vénéneuse, éteint le principe de vie dans le cœur ; Franck, à une corruption inextricable sortie des entrailles de la terre.

. Quant aux médecins modernes ; les uns attribuent le choléra à la nature chaude et humide des côtes de la presqu'île de l'Inde ; d'autres, à la mauvaise qualité des alimens , et surtout du riz altéré ; ceux-ci, à la malpropreté et à l'entassement des individus dans des habitations basses et mal aérées, à la misère, aux rassemblemens de troupes. Quelques-uns rappellent les antiques opinions d'Aristote, de Columèle, de Lucrèce, de Varon et de Kirker ; et prétendent qu'il est occasionné par des animalcules atômiques qui, pénétrant dans nos pores, y déposent le germe de la maladie. Hahnemann est de ce nombre, cette théorie étant conforme à la sienne sur l'action des substances à l'état d'atômes. Goiffon, médecin de Lyon, publia en 1723 un mémoire où il prétendait que toutes les maladies pestilentielles doivent leur origine à des insectes. Le docteur Forster a fait à Calais des expériences curieuses à cet égard. Ayant attaché un morceau de viande sur un cerf-volant, il le fit élever dans l'air à une très-grande hauteur ; en le ramenant à terre, il observa sur cette chair un grand nombre d'insectes d'une espèce inconnue, mais visibles à l'œil ; s'étant élevé ensuite lui-même, dans un ballon, jusqu'à des régions élevées, portant aussi avec lui de la viande, il ne vit ni ne put recueillir aucun insecte ; ainsi ces expériences sont restées sans résultat.

D'après cet exposé, nous croyons que les causes premières occasionnelles du choléra, sont encore inconnues. Quant à celles secondaires ou de propagation, il est hors de doute que les grandes chaleurs , l'humidité, les transitions brusques de la température atmosphérique, les ouragans , les tempêtes, les éruptions volcaniques favorisent l'action et le développement de cette maladie ; tandis que le froid , la sécheresse et un temps serein, ralentissent sa marche et ses effets. Il est encore constant qu'elle suit de préférence les rivages des mers et le bord des grands fleuves, et qu'elle attaque les grands rassemblemens d'individus, dans les camps et dans les villes. Elle affecte en général les gens pauvres, malpropres et mal nourris; ceux qui vivent d'alimens irritans et de boissons fortes; les fumeurs qui avalent la fumée du tabac, les masticateurs qui avalent leur salive, comme aussi les Indiens qui mâchent en ruminant le bétel. Elle n'épargne pas non plus ceux qui font une chère succulente ou qui se livrent aux excès de la table.

Quant à son mode de propagation, on s'est livré à toutes les expériences qui pouvaient le faire connaître, il a été vérifié et reconnu que le choléra n'a aucun virus côntagieux, et que son génie est purement épidémique, d'après les expériences instituées en janvier 1831, en Russie et en Pologne, par MM. Joènhichen et Hermann. Il résulte que les émanations miasmatiques ou effluviennes du choléra ont une affinité particulière pour les vapeurs aqueuses répandues dans l'atmosphère, et qu'elles jouissent du même degré de volatilité que celles-ci. Ils ont obtenu ces vapeurs condensées dans les salles de cholériqués, au moyen de globes remplis de glace; et ils y ont recueilli une substance membraniforme animale qui avait l'odeur de chair putréfiée. On s'est inoculé le sang d'un cholérique, on a goûté les matières du vomissement, on s'en est frictionné, on s'est aussi frictionné avec la sueur, on a respiré les émanations entre les draps des cholériques, sans que la maladie se soit communiquée.

§ IV. — *Description de la maladie.*

Il n'est peut-être aucune maladie dont le diagnostic ait été fait avec plus de conformité par les médecins de l'Inde et de l'Europe, que le choléra; nous allons en donner la preuve. Nous avons déjà parlé des descriptions d'Hippocrate, d'Alexandre Trallien, de Celius Aurelianus, de Bontius, de Zacutus, de celle relatée dans le Tching-Tchu des Chinois, et de celle du docteur Levington; passons à d'autres.

Le symptôme principal du choléra consiste dans des vo-

missemens et des déjections d'un fluide aqueux, sans saveur
et sans odeur. Ces évacuations sont précédées d'un sentiment de plénitude et de douleur dans l'estomac, gonflement
de l'abdomen, envie pénible d'aller à la selle : elles sont accompagnées d'oppression, constriction du cœur, soif et chaleur interne; viennent ensuite des crampes violentes, commençant aux doigts et aux orteils, et s'étendant ensuite aux
membres, à l'abdomen et à la partie inférieure du thorax,
diminution de l'action du cœur et des artères, affaissement du
pouls qui devient imperceptible, respiration laborieuse entrecoupée avec soupirs; la peau devient pâle et froide, par
l'effet du sang qui se retire vers les grandes cavités; sueur
froide, nuance plombée bleuâtre, figure abattue et grippée;
les yeux fixes, vitrés, enfoncés dans leur orbite; les lèvres
livides, les ongles bleus, bouche sèche, langue bleuâtre,
froide, tremblante; voix rauque ou aphonie. Il y a soudai-
nement une grande prostration des forces, tremblement des
mains. La maladie tue promptement les gens faibles.

Il y a beaucoup de variétés dans la rapidité, l'ordre et les
effets des symptômes plus ou moins violens.

David Malhestienne, résidant à Téflis, a publié en langue
arménienne la relation du choléra qui ravagea la Perse en
1822; il dit que cette maladie s'annonce par des douleurs
à l'épigastre et spécialement au nombril; presque aussitôt
surviennent des vomissemens et des selles qui continuent
jusqu'à exténuation. Les déjections sont d'abord de matières
alimentaires et ensuite d'un fluide albumineux plus ou moins
visqueux, dont la quantité est si grande, qu'il semble formé
de tous les fluides du corps attirés dans le système digestif,
par l'irritation violente qui s'y établit. Les symptômes secondaires sont : la diminution du pouls qui est à peine sensible, l'injection et l'offuscation des yeux, le refroidissement
des extrémités, la chaleur interne de l'abdomen et la prostration des forces promptement suivie de la mort.

L'auteur admet une seconde variété, dans laquelle la maladie débute par des crampes et des tiraillemens dans les
membres, douleurs pongitives dans les mains, dans les

doigts, dans les pieds et plus encore dans lé gras des jambes. Le vomissement et la diarrhée se joignent à ces symptômes au bout de quelques heures, ou seulement après un jour ou deux. Ils sont moins opiniâtres que dans la première variété, et laissent quelque espoir de guérison, mais dans ce cas, on observe tous les autres symptômes du précédent.

Les recherches faites en Syrie par M. Angelin, chirurgien de marine, et par M. Guys, consul de France à Tripoli, sont absolument conformes à celles du docteur Malhestienne, en Perse, relativement aux symptômes et à la marche du choléra. Ils ont de plus observé souvent des hémorragies nasales, comme dans la fièvre jaune et la peste, qui amenaient une prompte mort.

A Astrakhan et sur la flotte russe stationnée dans la mer Caspienne, en 1823, le choléra présenta les symptômes suivans : vomissemens violens et déjections alvines d'un fluide prodigieusement abondant, crampes douloureuses, poignantes, atroces, dans les membres; constrictions de la poitrine et de l'abdomen, anxiété, soif ardente, agitation, tremblement continuel, réfrigération du corps, cessation des battemens du cœur et du pouls, coloration de la peau en brun foncé, suspension de la circulation du sang, conservation des facultés mentales et cessation de la vie quelques heures après l'invasion. Mais en 1830, le choléra fut signalé à Astrakan par deux nouveaux phénomènes pathologiques : l'un est la découverte de polypes qui se trouvaient des deux côtés, dans le centre des enveloppes de la moelle épinière; l'autre est l'absence d'acide acétique dans le sang des cholériques, et sa présence dans les excrétions. Ces découvertes furent faites par le docteur russe Kermann, mais elles n'ont pas été confirmées en Europe.

Le choléra n'éprouve aucune modification dans ses symptômes, ni par la différence des climats, ni par celles des races, ainsi l'Indou, le Malais, le Chinois, l'Arabe, le Persan, le Syrien, le Juif, le Turc, le Russe et tous les Européens offrent tous les mêmes symptômes.

J. Annesley (*Sketches of the most prevalent diseas of cor-*

dia, 1825) dit que le choléra n'est précédé, dans son invasion, d'aucun symptôme précurseur; cependant, qu'on peut reconnaître, à l'aspect d'un individu, les premiers changemens qui annoncent l'invasion prochaine de la maladie.

« Alors, dit-il, la figure exprime une certaine anxiété,
» quoique le malade ne s'aperçoive pas lui-même de son
» état. Son intelligence est lente, une sueur visqueuse cou-
» vre la peau; le pouls, quoique plein, fort, est évidem-
» ment déprimé, il éprouve un grand épuisement, et se sent
» incapable de faire le moindre exercice; il a souvent des
» coliques qui diminuent par la pression et les évacuations;
» ses urines sont en très-petite quantité. »

Le docteur Conwell prétend aussi, qu'en général, quelque dérangement d'estomac et des intestins précède l'invasion du choléra.

Voici la description du choléra, tel qu'il a été observé en Russie, en Pologne et en Allemagne : invasion subite sans aucun prodrome, le matin ou la nuit, ou après quelque repas. Sentiment de malaise, sensibilité de la région ombilicale, suivie d'une vive douleur; vomissemens d'un fluide aqueux, blanchâtre, rarement coloré, sans saveur ni odeur, et de selles simultanées de nature semblable plus ou moins fréquentes. En même temps, ou un peu après, surviennent les crampes, les mouvemens convulsifs qui, des doigts, des pieds et des mains, s'étendent aux membres et à l'abdomen. Souvent les convulsions sont si violentes, que plusieurs hommes suffisent à peine pour contenir les malheureuses victimes. Une chaleur interne et une soif ardente s'emparent des malades; néanmoins la bouche et la langue sont ordinairement blanchâtres et humides. Concurremment avec ces symptômes, il y a diminution de l'action du cœur et des artères, et concentration du sang dans les organes intérieurs. Le pouls qui dans le commencement est vif et déprimé, devient peu à peu presque insensible et disparaît même souvent aux bras. Les mouvemens du cœur déviennent alors précipités et convulsifs, d'autrefois ils sont extrêmement faibles et lents. La respiration suit le mètre du pouls; le froid

des membres et du corps qui commencent parfois dès l'invasion, augmente à mesure que le mal fait des progrès. La peau
devient souvent bronzée, livide et même noirâtre, surtout
aux extrémités qui sont fréquemment ridées et comme échy-
mosées. La figure est grippée et exprime l'angoisse la plus
profonde, les yeux sont fixes, vitrés et enfoncés dans leur
orbite. Les lèvres et les ongles sont bleuâtres et froids.
L'abdomen déprimé, parfois gonflé, et il est le siége de vives
douleurs; les sécrétions de la salive et de l'urine suprimées.
Souvent il survient des hoquets, des syncopes, des vertiges
et une prostration extrême des forces. La tête est souvent
douloureuse, les facultés mentales se conservent cependant
jusqu'à la fin, mais elles s'affaiblissent; les évacuations d'a-
bord énormes, diminuent peu à peu, et cessent même entièrement long-temps avant le terme fatal. La mort est précédée par une diminution progressive des forces, de la vitalité,
de la circulation et de la respiration, par un froid universel
et des sueurs froides, visqueuses, surtout aux extrémités.
L'agonie est quelquefois calme, d'autres fois très-douloureuse.
Le sang tiré des vaisseaux pendant le cours de la maladie,
est entièremont noir, épais et huileux.

Telle est la description du choléra, d'après les docteurs
Wyte, Conwell, Davy, Foy, Brière de Boismond, Le Gal-
lois, Scipion Pinel, H. Cloquet, et autres médecins instruits;
et tel qu'il s'est montré en Russie et en Pologne. Le typhus
s'y est souvent associé on Russie.

M. Gendrin, de Paris, distingue quatre périodes dans le
choléra.

Première période. — Malaise, évacuations par le haut et
par le bas de nature aqueuse et inerte.

2ᵉ *période*. — Froid, crampes, asthénie.

3ᵉ *période*. — Asphyxie, absence du pouls ou bien réaction des forces vitales.

4ᵉ *période*. — Typhus, coma, mort inévitable.

DÉVELOPPEMENT ET MARCHE DU CHOLÉRA A PARIS.

Ce fut le 27 mars soir 1832 que les premiers cholériques furent appelés à l'Hôtel-Dieu. Entrés mourans , ils succombèrent dans la nuit. Le 28 au matin , ceux qui arrivaient offraient tous les syptômes à un très-haut degré d'intensité. Facies cadavérique , teinte violette et livide de la face et des mains.; altération profonde des traits et de la voix ; yeux caves et secs , sugillations violettes sur les bras , les cuisses et le tronc ; refroidissement glacial des membres , du nez , de la face et parfois de la langue ; haleine froide , soif ardente , inextinguible ; sensation de chaleur brûlante à l'épigastre , pouls radial , chez la plupart imperceptible. Le cœur battant mollement mais avec fréquence , oppression , respiration rare , rétraction et le plus souvent distension ou empâtement des parois abdominales ; suppression des urines , crampes , vomissemens et déjections grisâtres.

A cette époque la température était froide , un vent de nordest soufflant avec force ; cet état atmosphérique se soutint pendant trois jours , et l'aspect des malades fut le même. Le quatrième jour la température s'éleva de 15 à 18 degrés. Presque aussitôt l'état des malades changea , aussi ils étaient moins froids , moins violets , moins plombés ; des vomissemens et des déjections liquides mais verdâtres ; mais la mortalité ne fut pas moindre. Quelques malades , dont le traitement paraissait avoir amélioré l'état , furent pris de délire , de soubresauts des tendons , de coma ; langue visqueuse , sèche , fuligineuse ; les lèvres croûteuses , les yeux larmoyans ; enfin , l'adynamie typhoïde fut complète dans les salles encombrées de malades.

Le vent du nord étant revenu avec le froid , les premiers symptômes reparurent. Les médecins , effrayés du froid glacial des malades , se déterminèrent à provoquer une réaction par des affusions froides , des excitans énergiques à l'extérieur et à l'intérieur , boissons chaudes , cordiaux ; tout fut employé , tous les moyens échouèrent. La peau se

recouvrait, après les frictions, d'une sueur froide et visqueuse, avant-coureur de la mort.

La réaction se fit sentir par contre chez quelques malades
avec tant de violence, que plusieurs succombèrent à des
congestions cérébrales ou pulmonaires, d'autres survécurent
un peu plus long-temps, grâces aux saignées générales ou lo
cales, mais l'évacuation du sang fut suivie d'un abattement
complet des forces, et une agonie paisible terminait la vie.

Les ravages du choléra, à Paris, portèrent sur la classe
la plus malheureuse et dans les quartiers les plus malsains.

§ V. — *Diagnostic.*

Le diagnostic d'une maladie est l'un des points les plus
importans de la science médicale, et nous dirons avec Baillou: *Antequàm de remediis statuatur, primùm constare
oportet quis morbus et quæ mortis causa : alioqui inutilis
opera.* Mais dans le choléra indien il n'est pas difficile, car
jamais maladie n'a présenté un caractère et des phénomènes
symptomatologiques plus marqués et plus constans que celle-
ci : aussi règne-t-il, dans les descriptions nombreuses que les
médecins de l'Inde et de l'Europe en ont faites, un accord
unanime; les symptômes sont si tranchans, qu'on peut sans
peine les reconnaître au milieu des autres phénomènes morbides qui viennent la compliquer.

Nous allons tracer le choléra indien dans son état normal
et dégagé de toute complication; nous le comparerons avec
le choléra d'Europe, pour faire voir les points de ressemblance et de différence qui existent entre eux. Nous le mon-
trerons ensuite dans ses complications avec d'autres maladies, afin de ne pas le regarder dans ce cas comme un épiphénomène. Nous le suivrons dans ses métastases et ses autres formes masquées, s'il en existe.

Nous avons vu que, dans l'Inde, le choléra attaque si subitement et d'une manière si fulminante, qu'il éteint sur-le-
champ le principe vital, comme l'apoplexie dite *foudroyante.*
Or, il est clair que c'est le système nerveux qui est le seul
attaqué par l'agent morbide, et, dans ce cas, disent MM. Co-

Cowelt et Curris, l'ouverture des cadavres n'offre aucune lésion organique, si l'on ouvre un individu peu après sa mort. Mais, si on l'ouvre 24 heures après, on n'y trouve que les traces ordinaires d'un commencement de décomposition dans les tissus, phénomènes purement cadavériques.

Dans sa marche ordinaire, le choléra s'annonce ainsi : chaleur âcre avec sentiment de plénitude ; bientôt surviennent des renvois nidoreux, nausées, vomituritions d'eau salivale, mêlée d'un peu de bile, puis des vomissemens de matière aqueuse, semblable à la décoction de riz, matière qu'on a reconnue être le sérum du sang ; bientôt aussi de violentes coliques se manifestent dans le bas-ventre, avec tuméfaction tympanique de cette région, éruption de gaz inodore par le bas, épreintes douloureuses, éjaculations de selles semblables à la matière vomie, se faisant par jets peu abondans, mais presque continus, sans odeur et parfois légèrement acides, oppression suffocative, anxiété précordiale, sentiment de constriction à la région du cœur, défaillances, pouls serré et petit : tel est le premier stade.

La deuxième période ne tarde pas d'arriver. Aux accidens ci-dessus, se joignent des crampes violentes, d'abord aux extrémités inférieures, commençant par les orteils et se propageant aux muscles des jambes, des cuisses, des poignets, des bras, et enfin à tout le tronc ; elles arrachent des cris affreux aux malades. Ce phénomène dépend absolument de la connexité ou du consensus de tout le système nerveux vertébral, ou du mouvement, avec le grand sympathique qui, le premier, a reçu la commotion *de l'agent morbifère.*

La respiration devient laborieuse, embarrassée, avec soupirs et inspiration entrecoupée, aphonie consécutive, apâtissement et refroidissement glacial du corps, à cause du sang qui se retire vers les grandes cavités, contraction du ventre contre l'épine dorsale.

Troisième période. — La peau et surtout celle du front, se couvre d'une sueur froide et visqueuse, comme celle d'une grenouille sortant de l'eau. Ce froid est thermométrique, et nous avons vu un thermomètre à bains marquant 21 degrés à l'ombre, en plein air, descendre à 14 degrés dans les mains d'un cholérique, puis remonter à 25 dans les nôtres, au bout de 5 minutes. Le corps prend une nuance plombée et livide, tandis que les extrémités, jusqu'aux chevilles et aux poignets, deviennent couleur de bronze ou de lie de vin. Les ongles sont d'un bleu terne, la figure se grippe, la face se fait hippocratique, les yeux sont fixes et vitrés, encavés dans leur orbite et entourés d'une auréole noirâtre; les lèvres sont pourprées ou livides, la bouche sèche et aride, la langue d'un rouge très-foncé ou parfois bleuâtre ou blanche, parcheminée, et froide, les urines sont totalement supprimées; enfin, une syncope ou un côma fait cesser les déjections et les crampes, et termine cette scène lugubre et désolante pour ceux qui entourent le malade.

Il y a cependant beaucoup de variétés dans l'ordre, la durée et la rapidité de la marche des symptômes, qui sont relatifs à l'âge, au tempérament, à la complication avec d'autres maladies, comme aussi suivant les saisons et l'état de l'atmosphère. On prétend que le choléra suit les phases de la lune dans ses périodes de croissance, d'état et de déclin. Ces observations ont été faites à Toulon, cette année 1835. Sous les tropiques, le cours de la maladie ne dépasse pas 4 à 12 heures, elle attaque de préférence les étrangers qui ne sont pas acclimatés. Les saisons, les latitudes, les contrées élevées, comme celles basses, n'influent en rien sur la marche du choléra.

Le rétablissement des malades est souvent long et difficile. Il reste une grande débilité dans le système musculaire; les muscles des jambes demeurent long-temps encore contractés, durs et douloureux; l'estomac digère péniblement, il y a souvent paralysie de la vessie, dyssenterie, atonie complète de l'appareil génital, et assez fréquemment, cette longue convalescence se termine par une hydropisie funeste ou par un marasme qui anéantit la vie.

Dans les mémoires sur le choléra, que nous avons compulsés, nous n'avons trouvé aucune observation intéressante, relative aux femmes attaquées de ce fléau, durant leur gros-

sesse ou leurs couches. On ne dit point si le choléra est
récidif chez les individus qui l'ont eu une fois, ce qu'il im-
porterait beaucoup de savoir d'une manière certaine. On dit
seulement, que lorsqu'il reparaît dans une contrée où il a
déjà sévi, il est ordinairement plus bénin. Quelques médecins
de l'Inde prétendent que le choléra n'attaque pas deux fois
le même individu.

· Tel est le tableau du choléra spasmodique indien, qu'on
peut regarder comme le vrai type de cette maladie. On voit
qu'il se manifeste par un désordre complet des organes de la
vie de nutrition et de la circulation, désordre qui est secondaire à la cause première, et cette cause est l'action de
l'agent morbide, portée sur le centre épigastrique à la
région où est situé le plexus solaire, qui est comme la racine
du nerf trisplanchnique, qui préside à toutes les fonctions de
la vie animale, et d'où sortent les innombrables irradiations
nerveuses qui portent la vie et le mouvement à tous les
viscères pectoraux et abdominaux. Tous les premiers phénomènes morbides du choléra partent de ce point, et se com-
muniquent ensuite à tout l'appareil des nerfs du mouvement,
par la voie des anastomoses entre ces deux systèmes, dont
le consensus est bien reconnu.

Nous partageons cette théorie avec MM. Scipion Pinel,
Barbier d'Amiens et le professeur Delpech de Montpellier.
Ce dernier, à son retour de Londres, où il avait étudié le
choléra, lut, le 19 mars 1832, à la Société de médecine de
Paris les observations qu'il avait recueillies, et après avoir fait
de nombreuses autopsies, il fut convaincu que cette maladie
attaque d'abord le plexus solaire, les ganglions semi-lunai-
res, ainsi que toutes les ramifications du transplanchnique.
De-là, les altérations de la vie animale, la désoxigénation
du sang, les flux intestinaux et les vomissemens du sérum
dont le sang se dépouille, ainsi que nous l'avons dit plus
haut, et tous les désordres dans les autres fonctions animales.

§ VI. — *Différences et complications.*

Le choléra-morbus de l'Inde diffère essentiellement de celui d'Europe sur plusieurs points :

1° Le choléra d'Europe est ainsi nommé à juste titre, parce que les selles et les vomissemens sont absolument de nature bilieuse, tandis que dans le choléra de l'Inde, ces évacuations sont aqueuses, insipides, grisâtres, et que lorsque ces évacuations prennent le caractère bilieux, c'est l'annonce d'une terminaison favorable.

2° Le choléra d'Europe est rarement épidémique, car, depuis l'an 1548, nous n'avons pu en recueillir que douze observations principales; mais il est souvent sporadique.

3° Il ne se manifeste sporadiquement que dans les chaleurs de l'été, et surtout quand la température est sèche et que le thermomètre de Réaumur est au-dessus de 25 degrés.

4° Le choléra de l'Inde était simplement endémique dans cette contrée, et c'est seulement depuis 1774, qu'il a paru sous forme épidémique, en Chine et dans les îles Maldives; et depuis 1817, qu'il a commencé à sortir de ses limites. Il se manifeste dans toutes les saisons et sous toutes les latitudes. Le froid ne fait qu'assoupir pour un temps sa force, et retarder son cours qu'il reprend par un temps humide ou nébuleux.

5° Dans le choléra européen, le ventre est ordinairement météorisé et tympanique, tandis que dans celui de l'Inde, il est rétracté contre l'épine dorsale; dans le premier il y a un ptyalisme qui n'existe pas dans le second.

6° Ces deux espèces de choléra ont quelques points de ressemblance dans les symptômes suivans : face hippocratique, contractions spasmodiques musculaires, lividité des ongles, réfrigérations, sueurs froides et visqueuses; défaillances, coliques atroces, altération et asphyxie du pouls.

7° Sydenham a signalé une variété du choléra européen qu'il nomme *choléra sec*, parce qu'il n'y a ni vomissemens, ni selles. Rien de semblable dans le choléra indien.

8° On ne saurait confondre les deux choléra avec la colique hépatique, utérine, nerveuse, celle de plomb, l'iléus, la tympanite, la néphrétique et l'obstétrique. La première, si bien décrite par Degner, Tissot et Fincke, est facile à reconnaître par la douleur pongitive à la région hépatique, par la nature des évacuations, par la marche plus lente du mal; le pouls fort, accéléré et fébrile; les urines brunes et la couleur ictérique des malades. La colique utérine est caractérisée par une douleur pongitive au-dessus du pubis, sans déjections alvines. Dans celles de plomb ou des peintres, il y a constipation opiniâtre, et il semble qu'il y a dans l'abdomen un corps dur qui résiste à la plus forte pression. Le pouls est fort, mais lent et presque naturel. La suspension des urines dans la colique néphrétique est provoquée par la présence d'un calcul dans les voies urinaires, et elle est caractérisée par une douleur très-pongitive dans la région des reins.

Les coliques par empoisonnemens et surtout par la ciguë, ressembleraient plutôt au choléra, mais les urines coulent, et il n'y a pas d'évacuations alvines; de plus, le corps se couvre d'une marbrure violacée qui est plus manifeste encore après la mort.

Telles sont les affections morbides qui peuvent simuler le choléra-morbus, du moins par quelques symptômes. Mais le médecin observateur ne s'en laissera pas imposer sur l'ensemble des phénomènes.

Quant aux complications du choléra avec d'autres maladies, elles sont tellement nombreuses, qu'il faudrait citer la nosographie entière. Nous indiquerons seulement les plus essentielles.

Le docteur Coster prétend que le choléra indien est une espèce de fièvre pernicieuse algide ou cholérique, telle que la désignent Torti et Alibert.

La première est caractérisée par un froid glacial de tout le corps, et qui tue souvent le malade au premier accès, comme le choléra foudroyant de l'Inde.

La deuxième, marquée par les symptômes du choléra ordi-

naire, se distingue du choléra pur, en ce qu'elle se divise
en plusieurs accès, entre lesquels il y a une intermittence
marquée, ou une halte des symptômes.

Néanmoins l'opinion du docteur Coster mérite d'être prise
en considération sous un point de vue prophylactique.

Les exanthèmes, le typhus, la fièvre jaune, la goutte, la
phthisie pulmonaire qui se compliquent avec le choléra, rendent celui-ci promptement mortel.

Le choléra accompagné de pétéchies, non-seulement est
suivi de la mort, mais il acquiert en outre une propriété
contagio-infectieuse, ainsi qu'on l'a observé à Saint-Pétersbourg et à Toulon.

Nous ne parlons pas des fréquentes complications du choléra avec le Berberis, espèce de tremblement clonique, ni
avec le Courap, espèce de lèpre, ces deux maladies étant
propres aux Indes seulement.

Une remarque que nous avons faite dans le premier volume de cet ouvrage, est que le choléra épidémique fait taire
les autres maladies qui règnent épidémiquement dans le pays
qu'il envahit.

§ VIII. — *Epigénéses et métastases.*

Il a peu de chose à dire sur les épigénéses ou phénomènes
indépendans et éventuels qui apparaissent épisodiquement
dans le choléra, tels que les epistaxis, les vomissemens de
sang provoqués par les efforts pour vomir; le flux hémorroïdal excité par les selles et les épreintes violentes, les
menstrues, l'épilepsie, et dans la convalescence l'offuscation
de la vue, la claudication, l'œdème des extrémités inférieures.
Ils sont insignifians, excepté l'épilepsie qui provoque une
prompte mort; les scrofules, le scorbut, la siphilis sont
des complications peu influentes dans le choléra et non des
épiphénomènes.

Quant aux métastases que peut faire le choléra, nous
n'avons pu en recueillir aucune observation; l'ascite, l'anasarque, la gastro-hépatite chronique, les crampes récurrentes,
la phthisie mésentérique qui se manifestent à la suite du cho-

léra, ne sont nullement des métastases, mais bien des conséquences morbides de la maladie imparfaitement jugée.…

§ VIII. — *Pronostic.*

La marche du choléra est tellement marquée, que le pronostic n'en est pas difficile pour le praticien, quand la maladie s'est déclarée. Plusieurs médecins de l'Inde en ont annoncé le début chez des individus, avant son invasion. La physionomie altérée, la face un peu étirée, les yeux encavés, un malaise qu'on ne peut expliquer, un sentiment de faiblesse et d'inquiétude inaccoutumée, sont des prodrômes presque certains d'une attaque imminente du choléra.

Il n'est pas aussi facile de pronostiquer ou d'annoncer d'avance l'arrivée du choléra-morbus dans un pays, tellement sa marche est bizarre, incertaine et irrégulière, quoique quelques médecins anglais de l'Inde aient prétendu avoir cette prévision.

Toutefois, il serait permis au médecin qui a étudié les phénomènes physiques du monde de présager le développement de quelque grande épidémie.

Nous en avons rapporté plusieurs exemples dans la première partie de cet ouvrage, aux pages 25, 26 et suivantes.

Quant à nous, nous pensons que ces pronostics ou prédictions ne peuvent annoncer que des généralités assez vagues et non des spécialités, et ne sauraient être utiles à l'hygiène publique, puisqu'on ne saurait proposer des moyens prophylactiques pour prévenir ni arrêter l'invasion d'une maladie future dont on ignorerait la nature et les causes.

1º Nous avons dit que le pronostic du choléra est facile à porter d'après sa marche. D'abord le choléra foudroyant est au-dessus de toutes les puissances de l'art, puisqu'il donne la mort instantanément.

2º Le choléra abandonné aux seules forces de la nature est presque toujours mortel, il exige au contraire les secours les plus prompts et les plus énergiques.

3º Il est mortel pour les enfans et les vieillards; les cacochymes et les individus qui vivent dans la crapule.

4° Le choléra foudroyant attaque de préférence les hommes jeunes et robustes, surtout ceux d'un tempérament sanguin.

Recueillons par ordre de marche les divers symptômes.

Signes précurseurs.—Prédisposition dans le tempérament, susceptibilité nerveuse, inquiétudes, malaise indéfinissable, sentiment de plénitude à la région épigastrique, mélancolie, face étirée, yeux caves, crainte de contracter la maladie, sommeil agité, perte d'appétit.

Mais souvent le choléra survient brusquement sans aucun de ces symptômes.

Signes mortels. — Vomissemens continuels de matières blanches insipides, ou noires et fétides, ou d'un sang décomposé et les selles de même nature. Cessation subite des douleurs abdominales et des évacuations avec soporosité et froid glacial du corps durant plus de 3 heures (symptômes de gangrène). Lipothymies fréquentes, assidération du pouls, aphonie complète, suppression des urines ou écoulement de celles-ci noires, sanguinolentes ou fétides, difficulté de la déglutition, trismus de la mâchoire, coloration de la peau en teinte plombée et celle des extrémités lie de vin, la tympanite; une attaque épileptique, enfin l'éruption de quelque exanthême, et surtout des pétéchies qui apportent en outre avec elles le caractère contagieux. Le choléra survenant durant le travail des couches tue la mère et l'enfant.

Signes douteux. — Les crampes, les contractions nerveuses, les épreintes, les sueurs froides et les évacuations récurrentes, la prostration des forces, les yeux vitrés, le ténesme, l'absence des urines, la contraction abdominale, le visage ridé et triste, la faiblesse du pouls et de la parole, la prolongation de la maladie au-delà de trois jours, sont des symptômes qui n'annoncent pas une heureuse terminaison, mais qui ne sont cependant pas mortels.

Signes favorables. — Les vomissemens et les selles devenant moins fréquens et prenant une teinte bilieuse, les douleurs abdominales tolérables, le ventre devenant souple, le retour des urines, une sueur chaude soutenue, un sommeil paisible, quoique de courte durée, les yeux et la peau revenus à leur état naturel, le pouls relevé, fort et égal, respiration franche et facile, retour de la voix et des forces : tous ces signes se soutenant annoncent une terminaison heureuse.

Signes anomaux. — Les flux de sang par les narines, les hémorroïdes et l'utérus, la céphalalgie, le hoquet récurrent et le ptyalisme sont des épiphénomènes sans valeur dans le pronostic.

§ IX. — *Autopsie cadavérique.*

D'après toutes les ouvertures qu'on a faites des cadavres cholériques, on peut dire qu'il n'est aucune maladie qui présente moins de lésions organiques que le choléra. Nous rapporterons ici le grand travail que M. Foy, jeune médecin français qui a observé et traité un grand nombre de cholériques à Varsovie, a présenté à l'Académie royale de médecine de Paris, le 18 juillet 1832. Il donne le résultat de vingt autopsies qu'il a pratiquées avec la plus rare exactitude.

Il fait observer d'abord que toutes les altérations dont il va être question varient du plus au moins, selon que la maladie a été de longue ou de courte durée.

Extérieur des cadavres. — Généralement livide, bleuâtre ou noirâtre, membres dans l'extension ou la flexion, selon les soins des infirmiers; les chairs généralement fermes et dures, et gorgées de sang; face pâle, livide, particulière.

Une remarque singulière faite par le docteur Guyon, médecin français envoyé en Russie pour y observer le choléra, c'est que les cadavres, au lieu d'être froids comme dans la période algide à l'état de maladie, conservent encore durant plusieurs heures un peu de chaleur et même quelques mouvemens de contraction et de rétraction dans les extrémités qui ont éprouvé des crampes durant la maladie. Ces mouvemens étaient très-marqués dans les doigts; on pouvait même les exciter en piquant ces extrémités avec un instrument pointu.

Une autre remarque non moins extraordinaire, c'est que,

dans la dernière période de la maladie, on peut exciter ces mêmes mouvèmens spasmodiques par le moyen de l'acuponcture, sans que les malades en aient la conscience, quoiqu'ils aient toutes leurs facultés mentales et intellectuelles.

Cerveau. — Les systèmes veineux et artériels généralement injectés d'un sang noir, sérosité aqueuse, rarement sanguinolente, entre les membranes ou méninges, dans les ventricules et à la base du cervelet, la quantité de fluide variant depuis deux gros jusqu'à une once; la consistance du cerveau et du cervelet, constamment normale; la substance blanche et grise très-peu injectée, souvent parfaitement saine, parfois, cependant, on trouve l'une et l'autre fortement sablées de points sanguinolens, dont le volume augmente par une légère pression; quelques adhérences des deux arachnoïdes, où se trouvent les glandes de Pacchioni.

Colonne vertébrale. — La moelle épinière conserve son état normal dans sa forme, sa consistance, sa couleur, plutôt dure que ramollie; le tissu cellulaire qui enveloppe le cordon rachidien plus ou moins pénétré de sang noirâtre, sérosité limpide, visqueuse, variable dans sa quantité; dans la cavité des membranes rachidiennes, substance blanche et grise, plus ou moins rosée, les nerfs naissans de la moelle parfois légèrement rosés, le plus souvent à l'état naturel.

Pharynx. — Rien de particulier.

Larynx. — Il offre quelquefois un léger picotté entre les anneaux cartilagineux.

Bronches. — Leur surface plus ou moins injectée et chargée d'un mucus jaunâtre ou grisâtre plus ou moins abondant.

Poitrine. — Les poumons généralement sains, crépitans, avec ou sans quelques adhérences.

Veines pulmonaires gorgées d'un sang noir plus ou moins fluide.

Péricarde. — Contenant quelquefois un peu de sérosité.

Cœur. — Le plus ordinairement dans son état normal, parfois cependant on le trouve hypertrophié, rarement plus petit et contracté, son tissu généralement sain; le ventricule droit, qu'on a vu parfois augmenté de volume, rempli de sang plus ou moins coagulé : on a vu souvent des caillots sous la forme de pseudo-membrane, couvrir la totalité de la cavité du ventricule et envoyer entre les piliers charnus, des prolongemens fibrineux, plus ou moins difficiles à les séparer sans les déchirer; la membrane externe de ce ventricule, blanche et saine. Le ventricule gauche, ordinairement à son état normal et privé de sang, les oreillettes saines et souvent distendues par du sang à demi coagulé, d'une couleur noire foncée et quelquefois rouge; enfin, mais rarement, on trouve dans ce ventricule de la fibrine à nu. L'aorte, les veines caves supérieures, la sous-clavière, l'azygos, les inter-costales et les diaphragmatiques saines dans leur texture, gorgées d'un sang noir, tantôt fluide, et, le plus ordinairement coagulé; en général, tout le système artériel vide, et celui veineux rempli d'un sang noir jusqu'aux extrémités capillaires, ce qui explique la cyanose ou couleur bleue des malades à la troisième période du choléra.

L'abdomen. — Très-contracté et aplati, parfois même concave comme dans la colique de plomb.

Epiploon. — Plus ou moins injecté, les parties subjacentes plus ou moins sèches ou visqueuses. Cette sérosité se remarque dans le sang, la bile, l'urine, dans les matières vomies et celles qui sont rendues par les selles.

Estomac. — Plus ou moins distendu, contenant, quand la mort a été prompte, des alimens plus ou moins digérés ou encore intacts, ou bien les remèdes tels qu'ils ont été avalés. Quand la mortalité a été plus tardive, l'estomac est plus ou moins contracté, la membrane muqueuse plus ou moins épaissie, quelquefois ramollie, et généralement facile à enlever par lambeaux recouverts d'une substance muqueuse plus ou moins abondante, jaunâtre ou grisâtre et plus ou moins épaisse, ses replis plus ou moins saillans et injectés, rouges surtout dans le grand cul-de-sac. On trouve aussi les membranes pâles ou seulement rosées; enfin on les a vues (toujours dans le bas-fond de l'estomac) d'une couleur noire due probablement à du sulfure de bismuth chez les malades qui avaient pris de ce métal sous forme de nitrate.

Intestins. — Les grêles plus ou moins contractés, plus ou moins injectés à l'extérieur, quelquefois simplement rosés, d'autrefois ils sont pâles et le plus ordinairement visqueux, rarement secs, leur intérieur renfermant un fluide catarrheux, grisâtre ou jaunâtre comme floconneux, qui augmente en quantité et en consistance dans les gros intestins. La membrane muqueuse tantôt pâle et tantôt injectée, arborisée dans une grande partie de son étendue, très-rouge chez les individus ayant fait usage de boissons alcooliques.

L'iléon. — Offre tantôt des rétrécissemens, tantôt des dilatations, des amincissemens dans ses parois. Enfin on compta une fois jusqu'à dix-sept invaginations dans les intestins grêles. Le duodénum était le plus ordinairement privé de bile.

Les gros intestins présentaient les mêmes altérations pathologiques, souvent aussi des retrécissemens dans leur calibre. Leur membrane muqueuse fortement plissée. Le cœcum contient souvent des *tricocephales* plus ou moins gros et longs. Les follicules plus ou moins développées, disséminées et rosées. Les intestins sont en général ténus, flasques et extensibles.

Les glandes de Brüner et les plaques de Peyer sont saines parfois, un peu rosées ou injectées. Enfin *les glandes mésentériques* sont plus ou moins développées, le plus souvent normales, rarement injectées. Les vaisseaux mésentériques gorgés de sang.

Foie. — Tissu normal toujours gorgé de sang noir, la vésicule plus ou moins volumineuse, remplie de bile brunâtre ou noire, en masse très-visqueuse, *les conduits hépatique et cholédoque* sains.

La rate. — A l'état normal, parfois adhérente à l'estomac.

Le pancréas. — Sain.

Les reins. — Plus ou moins gorgés de sang noir, fermes et contractés. Les bassinets renfermant assez souvent un peu de mucus blanchâtre, les capsules surénales saines.

La vessie. — Toujours fortement contractée, dure, ayant la forme d'une poire de caoutchouc contenant très-peu d'urine, remplacée souvent par un mucus blanchâtre ; *la veine cave inférieure* presque vide.

Le système nerveux, thorachique et le grand sympatique, dans leur état naturel. Enfin, *les artères* des membres, et surtout de ceux inférieurs, souvent vides.

Telle est l'autopsie faite avec beaucoup de soin. Il est fâcheux qu'il n'y ait pas eu d'ouverture de femme enceinte ou nouvellement accouchée, pour connaître les lésions utérines dans le choléra.

On voit, en lisant attentivement cet article, que l'ouverture des cadavres ne nous fournit aucun indice pathologique qui nous indique les causes du choléra et de la mort. Les seuls phénomènes remarquables sont : la vacuité des grands vaisseaux artériels et la congestion sanguine du cœur, des poumons, du foie et de la rate ; la vacuité et l'atrophie de la rate, et l'invagination multipliée des intestins grêles. Du reste, les injections et la couleur rosée des membranes externes du tube digestif, sont plutôt des phénomènes cadavériques que morbides. Les épanchemens dans le cerveau et la moelle épinière sont peu considérables et ne peuvent être notés comme cause ni effet du choléra, on en observe autant dans toutes les maladies. Il reste à observer plus attentivement les nerfs splanchniques.

§ X. — *Chimie du choléra.*

Le sang des cholériques, d'après de nombreuses analyses, a présenté les résultats suivans :

1° Aucun changement dans les dispositions globulaires du sang.

2° Ce fluide a perdu la plus grande partie de son sérum, car, sur mille parties, il n'en reste que huit cent cinquante.

3° Il a perdu aussi la plus grande partie des substances alkalines du sérum ; on en trouve à peine quelques traces.

4° Dans les cas de suppression des urines, on trouve de l'urée dans le sang.

5° L'alkali et le carbonate de soude du sang se trouvent

dans les déjections blanches et les vomissemens, voies par lesquelles s'est écoulé le sérum séparé du cruor.

COMPARAISON

D'un sang sain avec celui d'un cholérique.

	En santé.	Dans le choléra.
Lymphe ou eau. . . .	756.	644.
Albumine	121.	31.
Matière colorante. . .	59.	255.
Carbone libre.	82.	66.
Fibrine	18.	6.
	1000.	1000.

EXAMEN COMPARATIF

De l'air expiré par des individus sains et des cholériques, sous le rapport de l'oxigène absorbé.

Le docteur Rayer, médecin de l'hôpital de la Charité, a fait cet examen, dont voici le résultat :

1° L'air expiré par les cholériques, dès le début de la maladie, et non encore asphyxiés, contient à peu près la même quantité d'oxigène que chez les individus sains.

2° L'air expiré par les cholériques, offrant les caractères extérieurs de l'asphyxie, contient notablement plus d'oxigène que celui expiré par les individus sains.

3° L'air expiré par les cholériques asphyxiques n'a subi aucune modification dans les poumons qui, par conséquent, n'exercent aucune fonction.

4° Enfin, la diminution ou le défaut d'absorption d'oxigène dans le poumon, coïncident avec l'abaissement de température du corps, l'altération du sang et la suspension de l'hématose.

Il suit de-là, que le choléra est évidemment une grave lésion du système nerveux, grand sympathique, qui donne la vie animale, la vie de nutrition à tous les viscères, vie qui cesse tout-à-coup ses fonctions dès que l'agent qui y préside est frappé par la maladie. Ainsi donc, tous les remèdes internes qu'on administre dans la deuxième période, restent inertes dans l'estomac qui est alors comme un vase inanimé, et les observations chimiques que nous venons d'exposer, serviront d'indications pour le traitement thérapeutique rationnel de la maladie.

§ XI. — *Méthode de traitement.*

Nous avons dit que l'autopsie cadavérique dans le choléra-morbus, ne jetait aucune lumière sur les lésions organiques qu'excite cette maladie, de sorte que, jusqu'à présent les médecins ont été réduits à faire une médication absolument empirique. Comment, en effet, se conduire d'une manière rationnelle au milieu du trouble de toutes les fonctions vitales et animales que provoque ce mal affreux, surtout, quand à son attaque brusque il faut opposer les secours les plus prompts et les plus actifs, pour arrêter sur sa route la mort qui se hâte à grands pas? Comment combattre une foule de symptômes tout-à-fait divergens qui se présentent tous à la fois?

Nous allons exposer tour à tour les méthodes employées par les médecins de l'Inde et de l'Europe, et il nous sera permis sans doute d'émettre ensuite notre avis à cet égard.

Arétée, Alex. Trallien et Cœlius Aurelianus conseillent d'administrer de l'eau chaude en boisson avec profusion : le docteur Mathey de Genève est aussi de cet avis, mais de la donner par des doses petites et fréquentes, de frictionner les membres inférieurs, de les masser, d'envelopper ensuite ces parties avec de la laine, de faire boire du vin aromatique et astringent pour rappeler les forces vitales chancelantes, de calmer les vomissemens en appliquant des ventouses sèches entre les épaules et au-dessous du nombril ; et sur l'épigastre, des emplâtres de mastic, d'aloès et d'absinthe triturés avec du cérat, de frictionner tous les muscles et les reins avec l'huile de castoréum ou de succin ou avec le suc d'euphorbe.

Après avoir employé ces moyens, ajoute Arétée, si le froid des extrémités et les sueurs froides continuent, si la peau devient livide et le pouls presque éteint; *honestam fugam capere bonum est*, comme fit Gallien dans une peste de Rome, mais les médecins européens ne suivent pas heureusement ce conseil.

Dans l'Inde, on emploie depuis un temps immémorial *le bellili*, remède tiré du *Tethiou*, espèce de polype de mer qui s'attache aux rochers, et même aux écailles d'huitres sur lesquelles il forme une tumeur adhérente de la grosseur d'un œuf; sa chair ressemble au gésier d'un poulet. Ce zoophite que les Anglais nomment *Mégling*, c'est-à dire petit estomac, réduit en extrait par l'ébullition avec de l'eau, forme une pâte noire comme du sang desséché que l'on met dans des bambous creux; on en envoie en Europe et il est connu en Hollande.

On l'emploie, dit-on, avec succès dans le *mordechi* ou choléra, ainsi que dans la pleurésie, les fièvres typhoïdes, etc. C'est une espèce de thériaque que l'on délaye dans de l'eau, du vin, du rhum ou du rack, à la dose d'un demi-gros à la fois. Pendant son administration il faut s'abstenir des acides.

Pline l'Ancien parle du tethiou ou tethian. Lochner en a fait quelques expériences; mais ce remède est fort cher : on le vend à Amsterdam 600 florins la livre, ce qui le met à plus de 6 francs le gros.

Dans l'Indoustan et en Perse on traite le choléra par le massage, les frictions stimulantes et les boissons très-chaudes de thé.

Dellon rapporte que dans l'Inde on enfonce chez les cholériques une broche de fer rouge, dans la partie calleuse du talon; il eut recours à cette médication pour lui-même et il lui dut sa guérison.

Les docteurs Ainslié, Curris et Johnson employaient, dans la presqu'île du Gange, l'opium, le calomélas et le sous-carbonate de magnésie.

Conwel, à Madras, prescrivait la saignée et les boissons adoucissantes dans l'état de réfrigération et de concentration de la circulation du sang dans les organes internes. L'indication naturelle était de rappeler la chaleur et le sang à la périférie du corps; aussi employait-on sur toute la côte du Coromandel les frictions stimulantes avec l'alcool camphré, la teinture de cantharides, le savon, l'opium, l'application de briques, de sable, de cendres, de sel marin très-chauds, des bouteilles remplies d'eau bouillante, les vapeurs aromatiques, les bains chauds, comme le docteur Labrousse les prescrivit avec succès à l'île de Bourbon; on prescrivit aussi les bains de vapeurs et les fumigations hydrargireuses.

A l'île Maurice ou de France, un colon français traita ses nègres atteints du choléra au moyen du sulfate de soude dissous dans l'eau, à la dose de deux gros toutes les deux heures ou toutes les heures, et l'on continuait jusqu'à ce que les selles devinssent bilieuses et que les vomissemens s'arrêtassent; on terminait par quelques tasses de thé. Il préserva les autres des atteintes du fléau, en leur faisant prendre le matin à jeun une grande tasse de dissolution de ce sulfate de soude dans l'eau: cette même médication a obtenu quelque succès en Russie.

En Russie, le docteur Kartsol prescrivit aussi avec quelque avantage les bains de vapeurs acétiques, seules ou aromatiques.

On fit usage à Moscou d'un moyen empirique, proposé par un paysan. On enveloppait le corps dans une couche épaisse de foin hâché fin et trempé dans l'eau bouillante; ce moyen opéra, dit-on, des guérisons nombreuses : on secondait cette fomentation par des boissons sudorifiques, chaudes et abondantes.

En Angleterre, on animait les boissons avec l'eau-de-vie, l'arach, le rhum, le punch, la teinture de cannelle, les huiles essentielles, le poivre, le gingembre et les stimulans les plus actifs. Ce traitement incendiaire compta peu de succès.

Les médecins allemands ont préconisé les révulsifs, tels que les sinapismes, les vésicatoires, le moxa, le liniment volatil appliqués sur l'épigastre, l'eau bouillante sur les coude-pieds, les embrocations avec l'essence de térébenthine chaude. Le docteur Magor, de Lausanne, recommande le cautère actuel avec le fer rouge.

A Calcutta et dans l'île de Java, comme en Europe, on a employé les préparations d'opium à large dose. Le docteur

Burke donnait l'opium à soixante et cent grains; le laudanum, mêlé au double d'alkoolat de menthe, fut très-efficace. Boyle le donnait en lavemens lorsque l'estomac ne pouvait rien recevoir.

L'acétate de morphine, employé en frictions sur la peau dénudée de son épiderme par un vésicatoire, pourrait réussir. Scipion Pinel combinait l'opium avec l'éther et le camphre quand il y avait une grande faiblesse. M. Deville recommandait l'éther, le camphre, le diascordium et la thériaque.

A l'île Bourbon, M. Goldmar traita trente-quatre nègres avec de l'huile d'olive, à grande dose, unie au camphre et à l'éther. Il en sauva trente-deux.

Les docteurs Gosse de Genève, et Magendie de Paris, ont vanté les blancs d'œufs battus avec de l'eau aromatisée avec l'eau de fleurs d'orange et de cannelle.

La saignée a été préconisée dans l'Inde, la Syrie, la Mésopotamie, la Russie et la Pologne. MM. Gravier, médecin français à Pondichéri, Meunier et Scott à Bagdad, recommandèrent l'application des sangsues sur l'abdomen et les boissons d'eau à la glace.

A Astracan, en 1823, on commençait par une forte saignée, puis on donnait le calomélas à quinze ou 20 grains, et quarante à soixante gouttes de laudanum, vingt gouttes d'huile essentielle de menthe et deux onces d'eau de mélise. On faisait des frictions ammoniacales sur l'épigastre.

A Paris, le docteur J. Guérin, instruit qu'à Hydria en Illyrie où sont des mines considérables de mercure, le choléra ne s'était pas montré, et qu'à l'hospice des vénériens de Paris il n'y avait aucun cholérique, essaya de traiter quelques malades par les frictions mercurielles, à la dose de un à deux gros, quatre fois par jour, après avoir donné l'ipécacuanha à trois gros en trois doses, et il obtint des succès. Quelques médecins ont employé avec avantage le même traitement à Marseille.

MM. Guéneau de Mussi et Biett ont prescrit avec quelque succès le charbon de bois en poudre, à la dose de demi-gros à un gros, d'heure en heure; sur cent cholériques cyanosés, cinquante-cinq guérirent; au boût de quatre heures survenaient les évacuations bilieuses.

Le docteur Delmas et plusieurs médecins russes modéraient les vomissemens avec le sous-nitrate de bismuth, associé à l'extrait de belladonne, à la dose d'un grain pour le premier et d'un quart de grain pour le second, de demi-heure en demi-heure.

Les boissons très-chaudes, celles à la glace et les frictions avec celle-ci ou avec la neige ont été préconisées en Russie et en Pologne.

Les astringens, les vomitifs et les purgatifs n'ont eu aucun succès, excepté l'ipécacuanha donné dès le début; l'opium n'a été utile que dans la deuxième période.

En Russie, à Varsovie, en Angleterre et en Ecosse, on a expérimenté la solution du sel de cuisine dans l'eau en boisson, et Thomas Latta l'essaya en lavemens, puis en injections dans le système veineux. On faisait dissoudre trois gros de sel commun et un scrupule de carbonate de soude dans trois litres d'eau, on l'injectait once par once dans une des veines brachiales, à la température du sang (110 à 112 degrés de Fareinheit, 35 de Réaumur), on pansait la plaie pour éviter la phlébite. On ne peut déterminer la quantité d'eau à injecter; le docteur Lewing l'a portée une fois à trente-trois livres en cinquante-deux heures, et le succès couronna ses efforts. M. Littre a calculé que sur soixante-et-quatorze cholériques cyanosés et désespérés, il y avait eu vingt-deux guérisons. Tous les symptômes s'amendaient graduellement par cette médication; l'autopsie n'a fait reconnaître aucune lésion produite par ce moyen.

Enfin le docteur Diffembach a essayé la transfusion du sang, mais il n'en a pas obtenu un résultat heureux.

§ XII. — *Remèdes particuliers.*

On a proposé un grand nombre de remèdes qu'on a administrés empiriquement avec plus ou moins de succès.

1° Les fumigations de chlore ont été inutiles et même

19..

pernicieuses. Dans une manufacture de ce gaz uni à la chaux, à Paris, sur 178 ouvriers, il en mourut 70.

2º Le professeur Duméril, à l'instigation de M. Ampère, essaya sur une femme âgée, cholérique désespérée, des aspersions d'acide phtorique (fluorique), qui irritèrent fortement la peau et rappelèrent la malade à la vie.

3º M. Serrulas, pharmacien en chef du Val-de-Grâce, prépara plusieurs litres de gaz protoxide d'azote aux 3/4 du volume d'eau. Ce médicament parut ranimer les malades; M. Martin-St-Ange guérit un jeune étudiant en médecine, par ce même moyen. Mais ce médicament ne put sauver la vie de M. Serrulas, mon ami d'enfance, qui fut enlevé à la science chimique dans laquelle il s'était acquis un nom célèbre.

4º Des injections de ce gaz et d'oxygène ont paru aussi ranimer la vitalité.

5º Le docteur François, ayant reçu du Mexique du *Guaco*, espèce de liane de la famille des Syngenèses corymbifères, plante qui croit abondamment dans la nouvelle Grenade aux environs de Santa-Fé de Bogota, en obtint du succès. On l'emploie avec avantage en Amérique dans la fièvre jaune et contre la morsure des serpens venimeux. Elle fait cesser promptement les mouvemens de concentration de la circulation du sang sur les viscères, et la rappelle du centre à la périférie. MM. Mutis et Zéa-Bermudez en ont été témoins. On en donne tous les quarts-d'heure une cuillerée de la décoction faite avec 2 gros de la tige ou demi-gros des feuilles, dans un litre d'eau qu'on fait bouillir pendant une heure, ou une cuillerée de la teinture alcoolique dans six cuillerées d'eau. On peut l'administrer aussi en lavemens.

6º Le docteur Bertrand conseille d'appliquer, dès l'apparition des symptômes précurseurs du choléra, une forte bande de toile large de deux doigts autour de la cuisse, et de la serrer fortement jusqu'à ce que le membre soit engourdi et violet. Au bout d'une heure on desserre lentement la bande et à mesure que le sang reprend sa circulation; on fait ensuite la même opération à l'autre cuisse, et en même temps on pratique des frictions stimulantes.

7° Le docteur Andral a employé avec avantage les boissons animées avec l'acétate d'ammoniaque et le sulfate de quinine.

8° Les docteurs Legat, Lassalle, Barbier d'Amiens et Coster proposent à titre de remède prophylactique de faire infuser une once de quina concassé et 2 gros de valériane dans un litre d'eau; on y ajoute 2 gros de gomme arabique après avoir passé l'infusion. On en prend une demi-verrée à jeun et autant une heure avant dîner.

9° Le docteur Baudisson propose l'urtication qui lui a réussi dans plusieurs cas.

10° Le docteur Viardin de Troyes a employé avec succès la belladonne à la dose de 2 grains en poudre toutes les deux heures; il l'a portée même à six grains. Il faut que le médecin en surveille les effets perturbateurs sur le système nerveux et en règle les doses.

11° En Belgique, on donnait d'abord une dose de sulfate de magnésie; on appliquait un large sinapisme sur l'épigastre et l'on faisait prendre ensuite une potion faite avec : bicarbonate de soude 30 grains, muriate de soude 20 grains, chlorate de potasse 7 grains, dissous dans 4 onces d'eau froide, à donner par petites doses dans l'espace d'une heure. On en continue l'usage pendant deux jours.

12° En Autriche, on s'est bien trouvé de donner aux cholériques, dès le début, l'ipécacuanha comme émétique, à la dose de 12 à 20 grains.

13° On a prescrit l'élixir de Garus uni à la teinture thériacale et les poudres de Langhanz comme un des sudorifiques les plus actifs.

14° Enfin, nous notons ici, comme par complément du traitement empirique du choléra, la méthode homœopatique employée par Hahnemann et quelques médecins de Prusse, méthode dont ils se vantent d'avoir obtenu des succès étonnans :

1re *période.* — Frictions très-actives avec l'alcool camphré. On donne intérieurement le camphre en teinture faite avec : camphre demi-once, alcool six onces, à la dose d'une goutte

-dans une cuillerée d'eau froide répétée toutes les deux, trois, ou cinq minutes; le camphre donné par similitude des symptômes qu'il excite, avec ceux du choléra.

Deuxième période. — L'ipécacuanha par fractions de deux à trois millionièmes parties d'un grain toutes les trois heures; les vomissemens et les selles étant maîtrisés, on donne le *veratrum album* à deux décillionièmes de grain toutes les trois heures.

Si les selles deviennent sanguinolentes, on prescrit le *cuprum aceticum* (acétate de cuivre) aux mêmes doses que le vératrum.

Troisième période. — Conversion du choléra en typhus; on donne le *rhus toxicodendrum* ou la *bryonia alba* aux mêmes fractions que dessus.

Stüller, de Berlin, conseille un décillionième de grain d'*arsenicum* dans la période du froid, des crampes et de la cyanose; il donne aussi le *phosphorus* à la même dose dans les crampes d'estomac, nausées et angoisses, et la *nux vomica* même fraction; dans les rechutes et l'état soporeux, la *bella-donne.*

Le docteur Haubold, de Leipsick, se loue du camphre, du *veratrum*, de l'eau froide en boisson. L'*acide hydrocyanique* à un décillionième de grain, et le *phosphorus* à une ou deux doses semblables, sont parfois utiles.

Le docteur Bakody, de Raab en Hongrie, dit avoir traité 154 cholériques par cette méthode et en avoir guéri 148 : il n'en perdit que 6.

Mme Iwoff a traité, dans sa terre de Saratoff, en 1832, les cholériques de cette manière :

Première période. — Avant les vomissemens, le *veratrum album.*

Deuxième période. — Diarrhée, crampes : le *mercure soluble;* si la diarrhée est bilieuse : *camomille;* s'il n'y a que des vomissemens, l'*ipécacuanha.*

Troisième période. — Crampes, froid, cyanose : *arsenicum,* seigle ergoté.

Le docteur Seyler, de Twer en Russie, dit avoir traité par

ces mêmes moyens 109 cholériques, dont 23 moururent et 86 furent guéris.

A Saint-Pétersbourg, Hermann et Zimmermann assurent qu'ils ont guéri presque tous leurs cholériques par cette méthode homœopathique.

Nous avons extrait cette notice de l'instruction publiée par Hahnemann sur le traitement du choléra.

Tels sont les divers moyens thérapeutiques qui ont été mis en usage dans les contrées que ce fléau a parcourues ; il est bon de les faire connaître dans une maladie semblable dont on ignore la nature, l'origine et les causes, qu'on est obligé de traiter empiriquement, jusqu'à ce que l'observation et l'expérience nous amènent à une méthode rationnelle que l'anarchie des symptômes et des altérations organiques et vitales n'a pas permis de trouver jusqu'à ce jour.

Quant à nous, après avoir observé par nous-même les symptômes, la marche et la terminaison du choléra, et ayant long-temps réfléchi sur tous les phénomènes morbides qui le caractérisent, nous le considérons comme une véritable affection *ataxico-adynamique*, dont la cause première est une lésion morbide du système nerveux grand sympathique ou trisplanchnique, ainsi que nous l'avons dit ci-devant ; lésion qui se propage ensuite non-seulement à toutes les ramifications viscérales, mais encore au système nerveux vertébral ou du mouvement, par ses innombrables anastomoses avec lui ; mais il se propage plus rarement au système nerveux encéphalique avec lequel il a moins de communications, excepté avec le nerf pneumogastrique, ce qui fait que le cerveau est rarement compromis dans l'attaque du choléra, car les malades ne perdent ni la vue, ni l'odorat, ni l'ouïe, ni la connaissance ; ils n'ont pas de délire, et s'ils meurent parfois dans le coma, ce phénomène est plutôt l'effet de l'abandon total des forces vitales que d'une congestion cérébrale.

Il est indubitable, nous le répétons, que le choléra est produit par une lésion vitale du système nerveux grand sympathique, d'où suit une lésion organique de tous les viscères qui, par leur ensemble d'action, composent la vie ani-

male. Ainsi, on observe dès le début de la maladie ces lésions
successives, telles que celles de la respiration, de la circulation et de la digestion; on reconnaît la désoxygénation du
sang et sa décomposition, par le sérum qui s'en sépare et qui
sort par les vomissemens et les selles, ainsi que l'analyse
chimique l'a fait reconnaître; dès-lors, il ne reste plus que
le cruor seul qui stagne dans les poumons, le cœur, le foie
et la rate, comme une matière inerte et sans mouvement;
par suite, la chaleur animale est anéantie; on reconnaît l'i-
nertie de l'estomac, qui reçoit les boissons comme un vase
de terre, sans les digérer, ainsi qu'on l'observe dans l'autopsie des cadavres. Les sécrétions naturelles sont de même
anéanties.

Les humoristes ne sauraient retrouver dans le choléra aucune trace, aucun symptôme, d'*humeurs peccantes*, point
de bile, point de selles noires, vertes, fétides, point d'urine,
point d'expectoration catarrhale purulente.

Par suite de cette altération morbide du système nerveux
de la vie animale ou de nutrition, celui du mouvement se
désordonne aussi; de-là, les mouvemens spasmodiques, les
crampes, le tétanos, la rétraction des muscles abdominaux, etc.

Il nous semble qu'on ne saurait attribuer au choléra d'autres
causes que celles que nous venons d'exposer ici. Si donc
cette maladie est une lésion morbide primitive du grand nerf
sympathique, c'est à ce système qu'il faut d'abord appliquer
la médication, et, par suite, traiter les lésions consécutives
ou secondaires, selon l'indication qu'en donnent les symptômes successifs tant directs que consensuels, et, enfin,
pourvoir aux complications et aux épiphénomènes qui peuvent survenir dans le cours de la maladie. La plus fâcheuse
de ces complications, et malheureusement la plus fréquente,
est le typhus accompagné de pétéchies, qui ajoutent au caractère épidémique du choléra la propriété contagio-infectieuse, ce qui rend alors le choléra plus funeste que la peste.

C'est d'après ces considérations physiologico-pathologiques
que nous nous sommes décidé, appuyé du sentiment de

MM. S. Pinel, Barbier d'Amiens et Delpech de Montpellier, à donner au choléra le nom de *Triplanchnie* ou de *Trisplanchnite*.

Ensuite de ces principes, nous établirons la méthode de traitement la plus rationnelle que peut le permettre l'état de la science sur ce point, en suivant la série des phénomènes morbides qui se présentent successivement. Cette méthode consiste :

1º A rappeler la chaleur animale, et la circulation du sang du centre à la périphérie.

2º A exciter le système exhalant cutané, à en ouvrir les émonctoires capillaires, jusqu'à ce qu'il en sourde une sueur chaude et profuse.

3º A rappeler et soutenir les forces vitales, à rétablir les fonctions organiques, calmer l'excitation musculaire et les crampes.

4º A calmer les spasmes nerveux des organes splanchniques et musculaires.

5º A observer attentivement les épiphénomènes et les complications morbides, qui peuvent survenir dans le choléra, et leur appliquer une médication prompte et active.

6º A prescrire aux convalescens un régime diététique, qui les ramène à la santé, et qui les préserve de rechute.

7º A indiquer les mesures générales de salubrité publique, qui peuvent rendre moins active et moins nuisible l'action miasmatique de l'épidémie.

8º Enfin, à donner les mesures de police sanitaire.

Expliquons en détail ces divers moyens :

1º *Rappeler la chaleur animale et la circulation.*

Si le malade a encore des forces, on le placera nu dans un bain chauffé à 28 degrés, qu'on portera progressivement à 30 et 40 degrés et même plus, ou bien on le mettra dans une baignoire en bois, ou dans un tonneau vide, défoncé d'un côté, qu'on recouvrira de planches et d'une épaisse couverture de laine; on y fera brûler une lampe chargée d'huile camphrée, ou d'alcool aussi fortement camphré.

Si le malade est trop faible, on le couchera nu entre deux couvertures de laine, avec six à huit cruches de grès, remplies d'eau chaude, ou avec des sachets de sable ou de cendre très-chauds, ou bien on, mettra sous les couvertures un vase contenant de l'alcool camphré, qu'on 'fera brûler; on relèvera un peu avec un arçon ou autre moyen, la couverture supérieure, pour qu'elle ne prenne pas feu, ou bien, si l'on a une petite marmite à vapeur, on en fera passer sous les couvertures le tuyau, qui portera des vapeurs d'eau où bouilliront des plantes aromatiques.

De suite, après ces bains ou fumigations, on frictionnera vivement tout le corps avec une brosse douce, puis avec l'alcool aiguisé de camphre, de teinture, de cantharides et d'ammoniaque liquide, et l'essence de térébenthine; cette seconde friction se fera avec la main sur l'épine dorsale, les bras, les jambes, le creux de l'estomac, et l'on massera vivement tous les muscles des membres.

Si la circulation sanguine n'est pas encore suspendue, et qu'il y ait un peu de chaleur, ou bien si les premiers moyens employés ont rappelé l'une et l'autre, on fait boire au malade, peu-à-peu, une grande quantité d'eau très-chaude, simple ou sucrée, ou animée avec l'esprit de Mindererus, ou avec 2/100es de carbonate de soude, ou du punch léger, ou de l'infusion de mélisse, de menthe poivrée, de romarin, ou d'autre plante aromatique diffusible.

Mais, dans la période algide ou de froid, dans l'asphyxie du pouls, la circulation du sang étant suspendue, les viscères sont inertes et ne font aucune fonction, il ne se fait même aucune absorption, de sorte que les remèdes internes ou ingérés restent sans action dans l'estomac, comme dans un vase de verre, jusqu'au moment de la réaction, si elle a lieu; alors, si la circulation sanguine reprend son cours, l'estomac reprend aussitôt ses fonctions et même avec énergie. De sorte que si, dans cette période, on a administré de fortes doses d'opium, au moment de la réaction il y a absorption, le toxique agit et le malade meurt véritablement empoisonné, ainsi que l'a bien observé le professeur Duméril.

Il faut donc, dans cette période, n'agir que par des moyens externes.

2° *Ranimer le système exhalant cutané, etc.*

Dès que le malade aura repris un peu de chaleur, on imbibera une bande de flanelle, longue de deux pieds environ et large de quatre pouces, avec un mélange d'une partie d'essence de térébenthine et un huitième ou un quart d'ammoniaque liquide; on l'étendra tout le long de l'épine dorsale, on la recouvrira d'une autre bande de toile, de mêmes longueur et largeur, humectée d'eau, et l'on passera sur le tout un fer très-chaud, et qui occasionnera une réaction très-vive sur cette partie.

On donnera, comme en premier lieu, des boissons abondantes d'eau chaude seule, ou légèrement salée, des lavemens de même nature. On continuera les frictions stimulantes, c'est le moment où l'on peut donner la décoction de *guaco* ou de *jennepy des Alpes*, avec l'acétate ammoniacal.

3° *Rappeler et soutenir les forces vitales, etc.*

Après les frictions, on applique sur les membres des synapismes animés avec l'alkali volatil et le camphre, on les enveloppe d'une couverture de laine. S'il y a cyanose, on applique le moxa sur diverses parties du corps et sur l'épigastre, et mieux encore, on y fait détonner un demi-gros de poudre à tirer, on applique ensuite des cataplasmes chauds, on essaie quelques cuillerées à café de vin d'Espagne, ou de punch chaud.

4° *Calmer les spasmes nerveux.*

Si la chaleur et le pouls sont revenus, on travaille alors à calmer les spasmes nerveux et les crampes, on donne des potions avec l'extrait de belladonne, le laudanum et l'éther sulfurique, d'après la méthode de Magendie; on frictionne les membres avec l'alcool camphré, l'éther sulfurique et le laudanum, ou avec le baume blanc de Fioraventi. On tempère les vomissemens avec l'antiémétique de Rivière, les eaux gazeuses et surtout la bière; on applique sur l'estomac des épithèmes avec la thériaque ou l'opium, on donne des demilavemens de décoction de valeriane et du laudanum; on fait prendre par scrupule à doses plus ou moins rapprochées les poudres de Tunquin ou de Macao, ces dernières ont de plus du camphre et de l'opium; on applique des ventouses sèches sur l'épigastre ou entre les deux épaules.

On dit qu'on a essayé avec succès, à Marseille, des frictions sur l'abdomen, les jambes et les cuisses, avec une once d'onguent mercuriel double par chaque fois et un gros de sulfure de mercure, comme aussi l'huile d'olives ou d'amandes douces en boisson à la dose de six à huit onces.

De suite, après les frictions, envelopper les membres maintenus dans leur extension avec des flanelles ou des serviettes imbibées d'huile chaude fortement camphrée et recouvertes avec du taffetas gommé ou avec du coton ou de la laine en bourre, toujours en maintenant des cruches d'eau chaude.

Si le malade est jeune et sanguin et que la réaction de la circulation du sang menace une congestion au cerveau ou à la poitrine, on appliquera des sangsues aux tempes et derrière les oreilles ou à l'épigastre; s'il y a turgescence aux hémorroïdes, on applique les sangsues à l'anus; s'il y a aménorrhée, on les met à la vulve.

5° *Complications.*

Surveiller les symptômes épiphénoméniques qui peuvent s'associer au choléra. Parfois, des accès de fièvre intermittente surviennent avec des frissons et menacent de dégénérer en pernicieuse algide : on aura recours au sulfate de quinine uni à l'éther et au laudanum, ou bien en lavemens ou en frictions sur la langue et les gencives.

S'il survient une péripneumonie, une encéphalite, une gastrite ou une hépatite, on prescrira hardiment les évacuations sanguines, les vésicatoires, les sinapismes, les cataplasmes et les lavemens émolliens, et des boissons mucilagineuses, telles que le blanc d'œuf délayé dans l'eau avec du sucre et de la fleur d'orange.

Le typhus est la complication la plus funeste qui puisse s'associer au choléra, elle est ordinairement mortelle, et comme il acquiert alors une faculté contagieuse, il faut sur-le-champ isoler ces malades, les placer dans des localités très-aérées, et y entretenir des fumigations avec le vinaigre bouillant mêlé d'écorces de citron, pratiquer celles de Guit-ton-Morveaux ou celles de Carmichaël Smith, et mieux encore faire des détonations de poudre à tirer. On donnera au malade la limonade minérale, simple ou gazeuse, la bière, le posset anglais ou petit-lait animé avec quelques spiritueux, ou sinapisé; enfin, on mettra en usage tous les moyens prescrits en pareil cas.

6º Régime diététique et prophylactique.

Les convalescens doivent user d'un régime bien doux pendant assez long-temps. L'orage étant calmé, les malades éprouvent une grande prostration des forces, ils peuvent rester sujets à la gastrodynie, à une entérite chronique, à des mouvemens cloniques des extrémités inférieures, à la dyspepsie, à l'enflure abdominale, à l'inertie de l'appareil urinaire, etc.; il est donc essentiel de rétablir les forces par un régime analeptique; la thérapeutique fournira encore quelques moyens, tels que les sirops de quina, de gentiane, de coings, d'écorces d'oranges, les eaux gazeuses, ou bien les infusions légères de camomille, de chamœdris, d'absinthe, ou, enfin, les vins amers, tels que celui de quina ou de Vermuth, coupés avec de l'eau.

La nourriture sera légère et de facile digestion; d'abord, on prescrira le lait de vache, de chèvre ou d'ânesse, les laits de poule aux œufs frais, les crêmes d'orge, d'avoine, de riz, les fécules de pommes de terre, de tapiocca, d'ararouth, la purée de pommes de terre, la rapure de pain grillé, la pannarde légère, la farine jaune; ensuite, on donnera des œufs frais, du poisson léger et non huileux, des

cervelles de mouton, des riz et de la moelle épinière de veau,
du poulet, du veau, du mouton; la boisson sera de l'eau
simple ou gazeuse avec un quart de bon vin, mais il faudra
s'abstenir long-temps de vin pur, de café à l'eau, et pour
toujours de liqueurs fortes et de viandes salées.

Un exercice modéré en plein air sera très-salutaire, et
ceux qui pourront monter à cheval s'en trouveront mieux encore. On évitera avec grand soin l'air froid et humide, la
pluie, la grande chaleur, le serein du soir et les brouillards,
les veilles prolongées, les travaux pénibles et toutes les passions propres à affecter le système nerveux. De temps en
temps on prendra un bain tiède, on fera des frictions sèches
par tout le corps avec une brosse douce et quelques spiritueux.

Les bains de gêne ou de grappes de raisin nouvellement
pressées sont un excellent moyen pour rappeler les forces
des jambes.

7° Mesures hygiéniques générales et particulières.

On a vainement agité jusqu'à ce jour la question de la contagion ou de la non-contagion du choléra; il est bien prouvé
qu'il ne possède pas cette propriété délétère, mais on croit
avec plus de raison, peut-être, qu'il est miasmatique et qu'il
peut se transmettre par le séjour prolongé dans des salles
d'individus attaqués de cette maladie et l'exposition trop fréquente à l'atmosphère ambiante des malades; ainsi, nous
avons vu, durant le règne du choléra à Paris, dix-huit médecins y succomber, et onze le contracter et guérir, ainsi
qu'un nombre d'élèves en médecine et de desservans. La
transmission de l'effluve miasmatique exige aussi quelques
conditions particulières ou une prédisposition dépendante
de la constitution de l'individu, de la pauvreté, de la misère, de la malpropreté, de l'intempérance, des habitations
basses, humides et malsaines, des erreurs de régime, de la
vie sédentaire, des passions qui dépriment l'énergie vitale,

telles que le chagrin et surtout la crainte de la maladie et de
la mort.

Mais le choléra devient contagieux et infectieux dès qu'il
se combine avec le typhus, et surtout qnand ce typhus est
accompagné de parotides et de pétéchies, exanthème qui
est une des branches de la peste.

Il est donc de la plus haute importance que les adminis-
trations municipales prescrivent des mesures hygiéniques
pour préserver les villes des attaques du fléau ou, du moins,
pour en rendre les effets moins redoutables : on ordonnera
le balayage et l'arrosage des rues, le blanchîment à la chaux
vive des cours, des allées, des appartemens non tapissés,
le transport des immondices hors des maisons, des rues,
des carrefours et des places publiques; les détonations de
l'artillerie le matin et le soir, sous le vent des villes, seraient
très-utiles et salutaires; on pourrait les remplacer par celles
de gaz hydrogène que l'on ferait dégager dans de grands
vaisseaux de pierre remplis d'eau de savon.

Les particuliers doivent ventiler et tenir les appartemens
très-propres; quitter au plutôt les habitations et les quartiers
malpropres et étroits où l'air circule difficilement; parfumer
les chambres où l'on couche, soit en y tenant constamment
en ébullition sur un réchaud un vase plein de vinaigre avec
des écorces de citrons ou d'autres plantes aromatiques ou du
camphre dissous dans l'alcool; ou bien on fera brûler, deux
fois par jour, deux gros de poudre à canon pour une chambre de 15 à 18 pieds de faces sur 10 à 12 de hauteur. Les
fumigations nitreuses de Carmichaël Smith sont aussi re-
commandables. Celles de chlorure de chaux ont été jugées
inefficaces et même nuisibles.

On maintiendra sur soi et dans ses vêtemens la plus grande
propreté, on portera des chemises de coton ou de toile, des
gilets de même, et l'on tiendra l'abdomen chaud et les extrémités inférieures chaudes aussi et sèches.

Le docteur Strack d'Augsbourg vient de prouver par des
expériences, l'influence de la couleur des vêtemens dans les
maladies contagieuses et épidémiques; il a reconnu que non-

seulement la nature des tissus , mais encore leurs couleurs
diverses absorbent plus ou moins les odeurs et les effluves
miasmatiques dans cette proportion décroissante : la soie , la
laine, le coton, le chanvre et le lin et les couleurs noires,
bleues, rouges, vertes , jaunes et blanches. Ainsi une étoffe
de soie noire ou bleue exposée aux émanations d'une masse
donnée de camphre ou de chair à demi putréfiée, absorbe
$6/10^e$ de grains, une rouge $4/10^e$, une verte $3/10^e$, une
jaune ou blanche $2/10^e$. La soie par sa qualité éminemment
hygrométrique jouit d'une grande propriété absorbante : propriété que , jusqu'à ce jour, on était loin de lui reconnaître.
La laine n'absorbe que la moitié de moins que la soie; le coton, le chanvre et le lin absorbent plus de la moitié moins
que celle-ci. Il serait donc bien que les médecins et les servans des hôpitaux et des malades ne portassent que des vêtemens clairs , de lin , de fil ou de coton, et que les murs des
salles et des chambres des malades fussent badigeonnés en
blanc. Voici un exemple curieux de ces phénomènes : Le
célèbre professeur Hildenbrandt, de Vienne en Autriche,
obligé de partir au moment où la scarlatine régnait épidémiquement dans cette capitale, porta un habit noir dont il avait
été revêtu durant cette maladie. Il la répandit dans tous les
lieux de la Podolie où il fit un court séjour.

On observera un régime doux et modéré, on évitera les
excès de table, les alimens de haut goût, les légumes ven-
teux, les crudités et les salaisons. On fera tous les jours un
exercice modéré à pied ou à cheval quand le temps le permet-
tra. Les plus propices sont une gelée ou un froid sec; les ma-
tinées du printemps et de l'été avec le vent du nord. On pré-
vient que fumer et mastiquer du tabac sont deux choses
très-nuisibles dans le temps où règne le choléra, en ce que
la fumée et le suc corrosif de cette plante d'ailleurs vénéneuse
contribuent encore à altérer les fonctions de l'estomac.

On ne fréquentera point, sans y être obligé, les quartiers
où règne le choléra , les salles nosocomiales où sont rassemblés un grand nombre de cholériques. Les médecins ne doivent pas s'exposer long-temps aux effluves et à l'haleine des

malades, et ne jamais mettre les mains sous les couvertures. Après leur visite, qui ne se fera pas à jeun, ils se laveront les mains et le visage avec de l'eau et du vinaigre; les servans useront des mêmes précautions. Une cuillerée de sirop d'écorce d'orange animée avec quelques grains de sulfate de quinine et quelques gouttes de liqueur anodyne est bonne à prendre le matin à jeun.

8° *Mesures de police sanitaire.*

Nous renvoyons cet article à l'histoire des pestes où nous l'avons traité avec toute l'extension et les soins qu'il mérite; nous ajouterons ici, que MM. les maires des villes doivent inviter les médecins à leur déclarer tous les cholériques qui seront confiés à leurs soins et surtout à les prévenir des cas compliqués de typhus, de parotides et de pétéchies qui rentrent dans les mesures prescrites pour les pestiférés.

Telle est l'histoire médicale du fléau qui afflige en ce moment l'Europe dont elle décime les populations,

---

OREILLONS.

SYNONYMIE : *Parotis, cynanche-parotidea, angina-maxillaris, angina externa, orecchioni, ourles.*

Nous connaissons trois espèces de tuméfaction des parotides: celle qui paraît dans certaines fièvres, dites autrefois malignes et pestilentielles; celle qui accompagne les discrasies scrofuleuse, vénérienne, cancéreuse et scorbutique; et enfin celle qui survient accidentellement et qui disparaît au bout de quelques jours. C'est de cette dernière espèce que nous traiterons, parce qu'elle se montre assez souvent sous une forme épidémique.

Les oreillons sont même endémiques dans certains pays, tels que Belle-Isle en mer, au rapport du docteur Rochard, qui en donna une excellente description dans le tome VII du Journal de Médecine. Ils sont très-communs à Narbonne où on leur a donné les noms de *gales* et de *cornudos*.

On n'a point approfondi jusqu'à ce jour le caractère épidémico-contagieux de cette maladie ; vu que rarement elle est grave, et qu'elle se guérit ordinairement sans les secours de la médecine ; mais, comme elle entre dans la classe des épidémies, nous n'avons pas dû la passer sous silence.

Hamilton, Targioni, Borsieri, Le Pecq, Allioni, Laghi, Pratolongo, Groffier et autres auteurs, n'ont pas dédaigné d'écrire sur cette maladie : nous profiterons de leurs lumières.

Gaspari. L'automne de 1714 fut constamment pluvieux dans l'Istrie ; les vents du midi dominèrent et les vendanges ne produisirent que des vins acerbes. L'hiver s'annonça avec une température froide et humide. À cette époque les oreillons régnèrent épidémiquement par toute la province : la maladie s'aggrava à mesure de la progression du froid : elle était accompagnée de fièvre avec céphalalgie, et souvent subdélire ou espèce de soporosité. On observa chez les garçons, que vers le septième jour les testicules se tuméfiaient, surtout celui du côté où la parotide était la plus engorgée, ou de celui où l'engorgement avait commencé.

On voulut d'abord traiter la maladie avec les saignées, les vésicatoires et les purgatifs ; mais ces moyens paraissant plutôt nuisibles qu'utiles, on se contenta de légers laxatifs ; on prescrivit les bains, les lavemens, les poudres absorbantes, les boissons adoucissantes, et l'on ne pratiqua la saignée que lorsqu'il y avait suppression menstruelle ou hémorroïdale.

Targioni Tozzetti, célèbre médecin de Florence, dans sa *Raccolta di osservazioni mediche*, dit qu'il est peu de villes aussi sujettes que Florence aux épidémies catarrhales de toute espèce, et il cite dans sa Chronique météorologique dix grandes épidémies d'oreillons, depuis 1328 jusqu'en 1752.

En 1750, dans l'hiver, il régna une violente épidémie d'*angine aqueuse squirreuse* et d'oreillons, surtout parmi les enfans ; chez lesquels il survint par métastase des tumeurs aux testicules, mais qui passèrent facilement à la résolution.

Thomas Laghi a consigné, dans le tome v des *Commentaires de Bologne*, l'histoire suivante de l'épidémie d'oreillons
qui régna dans cette ville en 1753.

Depuis plusieurs années le Bolonais était affligé par diverses maladies populaires. A la fin de l'été de 1752 il y eut
des fièvres pétéchiales et des varioles très-meurtrières : ces
dernières furent confluentes en octobre et novembre. Elles disparurent en hiver pour faire place à une autre épidémie assez
remarquable, mais qui fut de courte durée : elle consistait en
une tuméfaction des parotides, qui devenaient un peu réni-
tentes au tact, avec tension et douleur; les glandes du cou
et les maxillaires étaient souvent aussi affectées, de même
que les amygdales. Dans ce dernier cas, la déglutition devenait difficile. Tantôt les parotides étaient de couleur naturelle, tantôt elles se couvraient d'une rougeur légère et souvent érisypélateuse. Les deux côtés étaient rarement attaqués
à-la-fois, mais l'affection morbifique se portait plus fréquemment d'un côté à l'autre; quelquefois l'intumescence
était considérable et prominente à l'extérieur; d'autres fois,
elle s'enfonçait dans les tégumens. La plupart des malades ne
furent point obligés de garder le lit, et ils guérirent, soit
avec des onctions huileuses, soit avec des fomentations;
mais quelques-uns furent attaqués d'une fièvre qui ne se terminait que du neuvième au quatorzième jour : dans ce cas,
il fallait faire plusieurs saignées. Lorsque la maladie était
légère, les boissons délayantes, les tempérans, quelques
laxatifs et des fomentations, avec la diète, suffirent pour
obtenir la guérison.

Ce qu'il y eut de remarquable, c'est que les parotides venant à se tuméfier dans le début de la maladie, le scrotum
chez les hommes devenait à son tour enflé, rouge et douloureux, et ordinairement il n'y avait qu'un seul testicule
qui se tuméfiait aussi : on usait des mêmes moyens curatifs
que dans le premier cas. Jamais ces tumeurs ne passaient à
l'état de suppuration; l'affection ne se porta jamais sur les
testicules des enfans impubères, et l'épidémie n'attaqua
point les vieillards. Les femmes y furent beaucoup moins

sujettes ; quelques-unes, outre les parotides, éprouvèrent
des douleurs dans les lombes et au pubis, comme à l'appro-
che des règles qui, dans cette circonstance, anticipèrent sur
l'époque de leur apparition. Lorsque les parotides diminuaient, il survenait aux parties sexuelles un certain prurit
avec une vive chaleur. Durant le cours de la maladie, il
n'était pas rare de voir survenir un vomissement qui persistait durant plusieurs jours, et que l'on arrêtait au moyen des
cardiaques et des anodins : souvent aussi ce vomissement
empêchait la métastase sur les testicules. Les malades éprouvaient une douleur de tête semblable à celle causée par une
forte insolation ; parfois la poitrine participait à l'irritation
des glandes, et il survenait de la toux avec fièvre, soif,
anxiété et veilles : dès-lors la maladie prenait l'aspect d'une
fièvre catarrhale.

En général, les oreillons se jugeaient par une diarrhée,
par des sueurs ou des urines abondantes. Les individus d'un
tempérament chaud et bilieux furent plus fortement affectés par la maladie.

Cette épidémie s'étendit aussi dans le Ferrarois, le Mantouan, les Marches et même jusqu'à Rome ; mais elle ne fut
point mortelle.

Hippocrate, dans son premier livre des Epidémies, rapporte une constitution semblable qui régna à Taxos, où,
sous les pléiades, il tomba beaucoup de pluie, et le vent du
midi souffla presque constamment ; il survenait aux jeunes
gens des tumeurs aux oreilles avec fièvre, enrouement, toux
et engorgement des testicules.

Le docteur Hamilton a donné une description exacte de
cette maladie, qui régna épidémiquement en Ecosse, en
1758 à Linn, et en 1761 à Edimbourg, où les soldats de la
garnison en furent particulièrement attaqués, et se la communiquèrent entre eux. On l'observa encore dans l'été et
l'automne de l'année suivante.

La maladie s'annonçait par une lassitude générale et une
agitation extraordinaire suivies de frissons, fièvre modérée
et douleur obtuse à l'une des articulations de la mâchoire

inférieure, ou même à toutes les deux. Dès le second jour,
il s'y manifestait un gonflement qui intéressait les parotides
et les parties voisines. Quelquefois la peau ne changeait pas
de couleur, d'autres fois elle devenait rouge, et la tuméfaction s'étendait aux glandes salivaires, à celles du cou et au
tissu cellulaire. Dès-lors, le visage se tuméfiait aussi, et la
déglutition était gênée; la fièvre augmentait, et les parotides
très-enflées devenaient dures. Ordinairement la maladie
s'arrêtait à ce point, et, vers le quatrième jour, il s'établissait derrière les oreilles un écoulement d'humeurs âcres, ou
bien une sueur partielle et même générale survenait et faisait
diminuer la tuméfaction et l'inflammation des glandes et des
parties circonvoisines. La fièvre tombait, et le sixième jour
la maladie était jugée.

Mais quelquefois, vers le quatrième jour, la tumeur s'af-
faissait subitement; alors un des testicules ou tous les deux
ensemble se tuméfiaient à leur tour, et une inflammation
nouvelle se manifestait avec frissons et fièvre. La maladie se
terminait par un suintement abondant au scrotum, accompagné d'une transpiration générale. Mais si cette crise était
incomplète ou interrompue par l'impression du froid, ou par
un traitement irrationnel, la tumeur disparaissait promptement; le malade devenait agité, la fièvre s'exaspérait, le
délire et les convulsions survenaient, et bientôt la mort
terminait la scène.

Dans le traitement on ne saignait que dans le cas d'une
inflammation violente, et lorsque le pouls était dur et plein.
On maintenait le ventre libre par des lavemens ou des cathartiques légers. On recouvrait de flanelle les parties affectées, pour favoriser le suintement et la transpiration que
la nature indiquait être les moyens de guérison. Si ces exsu-
dations ne se déclaraient point, ou si elles étaient interrom-
pues, on appliquait des rubéfians derrière les oreilles, et
même sur les tumeurs. En employant ce moyen dès le début, on empêchait la métastase sur les testicules, et cette
alternative d'affaissement et d'inflammation nouvelle, souvent dangereuse.

Cavallini, dans sa collection de cas de chirurgie, rapporte que cette épidémie régna la même année à Florence, et que souvent la tuméfaction des parotides alterna avec celle des testicules chez les garçons, et des mamelles chez les filles.

Le Pecq. Une épidémie d'oreillons se déclara à Vire en Normandie, dans l'automne de 1763, après un printemps sec et un automne très-pluvieux; les enfans et les femmes en furent principalement attaqués. Cette maladie s'annonçait par une pesanteur de tête avec assoupissement, inappétence et fièvre. Dès le second jour, il survenait un engorgement aux parotides et souvent aux glandes maxillaires. Les muscles du cou paraissaient gonflés des deux côtés. Au troisième jour, la tension augmentait; la douleur se faisait sentir vivement dans l'oreille, la langue devenait sèche, le sommeil se perdait, les malades ouvraient la bouche difficilement. Le quatrième jour, la douleur diminuait, ainsi que l'engorgement des glandes qui se ramollissaient. Sur la fin de la maladie, il survenait des taches noirâtres aux gencives et dans l'intérieur des lèvres. Les enfans prenaient des aphtes.

Les Actes de Copenhague (tom. 2, obs. 13), nous ont transmis l'histoire suivante, par E. L. Mangor, médecin à Wibourg. L'année 1771 eut un été froid et pluvieux; l'automne fut nébuleux et très-humide. Ce fut au mois de novembre que parut dans les environs de Wibourg une épidémie qui gagna la ville en janvier et en février. Voici quel était son caractère : Lassitude et inappétence les deux premiers jours, céphalalgie légère et frissons récurrens. Après une nuit inquiète, il survenait quelque difficulté dans la déglutition. Le troisième jour, vers le soir, et quelquefois le matin du quatrième jour seulement, une douleur se manifestait aux parotides qui se tuméfiaient, et l'enflure s'étendait d'un côté de la mâchoire à l'autre; elle devenait souvent de la grosseur du poing. Pendant toute la nuit qui suivait cette éruption, les malades avalaient plus difficilement; mais ensuite, plus la tumeur croissait, plus cette difficulté diminuait, et, le sixième jour de la maladie, la déglutition était revenue à son état naturel. La tumeur était tantôt pâle,

et tantôt rouge : du reste, la langue était naturelle, les excrétions alvines dures, mais régulières. Le septième jour,
une sueur copieuse survenant, faisait diminuer promptement
l'enflure, et, le, neuvième jour, la maladie était terminée.

Le siége de cette maladie était dans les parotides et les
glandes maxillaires; elle était contagieuse, car des gens de
la campagne qui en étaient attaqués, étant venus à Wibourg
le 13 décembre, la communiquèrent à des écoliers de l'université qui logeaient dans la même hôtellerie. Elle était, au
reste, si bénigne, qu'elle n'obligeait à garder le lit qu'un ou
deux jours. Sur dix-huit cents habitans qui composent la population de Wibourg, trois cents contractèrent la maladie.

Des boissons laxatives, des potions camphrées le sixième
jour, pour aider la diaphorèse, des émolliens sur les tumeurs
furent les seuls remèdes nécessaires pour aider à la guérison.

Joseph Pratolongo observa la même épidémie à Gênes
dans les mois d'avril et mai 1782. Voici ce qu'il écrivait à
cet égard au savant Borsieri, alors professeur de clinique à
l'université de Pavie :

« La seule maladie que l'on puisse regarder comme épi-
» démique à Gênes, en ce moment, est celle que nous appe-
» lons les Oreillons; outre la tuméfaction des parotides, on
» a vu chez quelques malades les testicules se tuméfier aussi,
» avec une fièvre véhémente; chez d'autres, ce gonflement
» des parotides était suivi d'une anasarque, qui survient
» parfois après la scarlatine, avec une grande difficulté de
» respirer et fièvre aiguë. Croyez-vous qu'on puisse mettre
» cette maladie au rang de celles éruptives? »

Cette épidémie régnait à la même époque à Turin et dans
le Milanès.

Les oreillons reparurent de nouveau au printemps de
1783, à Milan et dans les environs. Le docteur Beretta,
médecin de Magenta, gros bourg situé à vingt milles environ
à l'ouest de cette capitale, en donna la description suivante :

Ce fut au commencement du printemps que parut à Magenta une épidémie de parotides que l'on nomma la *Squal-*
tera. Les symptômes qui la précédaient et l'accompagnaient,

étaient des douleurs dans les articulations, et une grande lassitude; néanmoins on n'observa aucun des signes propres aux fièvres exanthématiques, excepté chez un enfant de 12 ans, qui, avant que les parotides se tuméfiassent, éprouva pendant trois jours des vomissemens bilieux fréquens, avec anxiété, inquiétude et fièvre ardente, qui subsista même encore quelque temps après l'apparition des parotides. Cette fièvre précédait, accompagnait et suivait généralement l'enflure, et elle était marquée par des alternatives de frissons et de chaleur. Quelquefois aussi les parotides se tuméfièrent sans apparence de fièvre; mais alors la tuméfaction subsistait plus long-temps, et on la vit durer de quinze à trente jours; au lieu que, lorsqu'il y avait de la fièvre, la maladie ne durait que de trois à huit jours au plus. Les malades éprouvaient tous des maux de gorge et de la difficulté à avaler.

Lorsque la véhémence de la fièvre et la constitution du malade l'exigeaient, on commençait le traitement par une saignée, ensuite on administrait un cathartique, et, pour boisson, l'infusion de fleurs de sureau nitrée, qui provoquait une diaphorèse bienfaisante. On appliquait sur les tumeurs des cataplasmes de lait, de fleurs de sureau et de farine de lin : si l'enflure était opiniâtre, on avait recours au liniment camphré, qui procurait une prompte résolution.

Parmi les maladies catarrhales qui régnèrent dans les départemens de l'Ain et de Saône-et-Loire, pendant les années XI, XII, XIII et XIV, M. Groffier, médecin de Châlon-sur-Saône, fixa son attention sur les oreillons ou parotides, et il en publia un bon mémoire dont voici l'extrait :

Cette maladie s'annonçait par une fluxion plus ou moins subite sur les parotides et les parties environnantes, d'où elle se déplaçait aisément, pour se porter sur d'autres organes, en prenant un caractère imposant et trompeur.

Lorsque cette fluxion se bornait à une des parotides, la gêne et la douleur étaient moins prononcées que lorsqu'elle s'étendait sur ces deux corps glanduleux, parce qu'alors il s'établissait un peu de salivation, et la fièvre survenait.

Il arrivait parfois que l'humeur fluxionnaire se portait sur des organes plus essentiels comme les testicules, l'utérus, la vessie et les glandes prostates. On remarqua aussi en plusieurs occasions que la fluxion se fit sur les poumons, l'estomac, les intestins, les yeux, la glande tyrroïde, etc.

La guérison de cette affection, dans son état simple, était facile; on enveloppait de flanelle chaude la partie affectée, on se tenait chaudement vêtu, et l'on buvait abondamment quelque tisane sudorifique et incisive, et sur la fin de l'engorgement, on se purgeait. Si le mal était plus violent on ajoutait au traitement local, les fumigations émollientes et résolutives, les lavemens et une potion vomitive et incisive, suivie d'un ou de deux purgatifs. Lorsque la maladie était rebelle, on prescrivait les pédiluves sinapisées, et quelquefois un vésicatoire à la nuque ou au bras. Lorsqu'il y avait de l'inflammation, l'application de quelques sangsues fut toujours salutaire. Les bains de siége, les cataplasmes émolliens et les fomentations de même nature, étaient indiqués, quand il y avait métastase sur les parties sexuelles. Quant aux autres affections conséquentes, on les traitait par une méthode convenable.

Une épidémie d'oreillons se manifesta à Lyon parmi les militaires de la garnison, mais elle n'attaqua qu'une seule caserne; elle fut du reste très-bénigne; elle se communiquait entre les camarades de lit.

Elle se déclare assez souvent dans les troupes. On la vit en 1779, dans la compagnie de grenadiers du régiment Dauphin, qui occupait le château placé à l'entrée du port de Brest, et plusieurs malades éprouvèrent la métastase sur les testicules. Nous avons remarqué qu'en 1758 elle avait aussi atteint particulièrement les soldats de la garnison d'Edimbourg.

COROLLAIRES.

Cette maladie présente une singularité bien remarquable, c'est la facilité avec laquelle elle se transporte, des parotides et des glandes sous-maxillaires, sur les testicules, les prostates, l'utérus et ses dépendances, de préférence aux glandes sous-axillaires et inguinales, et à tout le reste du système glandulaire. Il serait difficile de rendre raison de ce phéno mène pathologique. Cette métastase a-t-elle lieu par le tissu cellulaire, comme le prétend M. Groffier? La rapidité de son transport nous en fait douter : ce serait plutôt par le système lymphatique; mais il faudrait lui supposer, avec Darwin, une espèce de mouvement rétrograde. Nous savons qu'il existe des consensus très-marqués entre la bouche et les glandes du cou d'une part, et l'organe sexuel de l'autre. Tous les jours nous en voyons la preuve incontestable dans les affections siphilitiques; mais jusqu'à présent on n'a pu en donner encore une explication exacte et satisfaisante. Les oreillons sont-ils occasionnés par l'action du froid et de l'humidité qui provoquent une irritation sur cette partie, ou bien sont-ils le produit de quelque agent morbifique, ou con tage spécifique particulier? Nous confessons notre ignorance à cet égard : quant au transport de l'*humeur catarrhale* sur l'estomac, les poumons et les intestins, dont parle M. Grof fier, nous n'y croyons nullement, et nous pensons que ce n'est qu'une complication, et que la constitution froide et humide de l'atmosphère en est seule la cause, par l'irritation qu'elle porte sur les membranes muqueuses, comme il arrive si souvent dans l'hiver.

SYMPTOMATOLOGIE.

Lorsque la maladie des oreillons est modérée, elle s'an nonce par de légères douleurs articulaires, une lassitude gé nérale; le deuxième jour, tuméfaction des parotides, quel que difficulté d'avaler et de mouvoir la mâchoire inférieure, la nuit un peu inquiète; troisième jour, sueur locale ou générale, disparition de l'enflure et des autres incommo dités.

Si la maladie est grave, il survient de fortes douleurs articulaires; une lassitude pénible, perte d'appétit, dégoût, frissons récurrens, et alternatives de chaleur. Le lendemain, fièvre ardente, continue, tuméfaction d'une parotide ou de toutes deux, et même des glandes sous-maxillaires; enflure du cou, douleur à la gorge, difficulté d'ouvrir la bouche, de parler, d'avaler, nuit inquiète, chaleur locale; et le troisième jour, augmentation de l'enflure qui devient quelquefois dure et rénitente, céphalalgie, subdélire et soporosité, vomissemens bilieux avec anxiété précordiale, tuméfaction du visage et vives douleurs dans les oreilles. Quelquefois aussi la tuméfaction est moins prominente à l'extérieur, mais plus profonde sous les téguméns. Vers le déclin de la maladie, éruption de taches noires aux gencives et aux lèvres, ou d'aphtes dans la bouche.

Souvent l'enflure disparaît subitement et se porte aux testicules chez les hommes, aux glandes prostates et à la région utérine chez les femmes, à qui il survient parfois des douleurs aux lombes, au sacrum et au pubis, avec anticipation de l'apparition des règles; et lorsque les parotides diminuent, il survient aux parties sexuelles un prurit incommode, accompagné de chaleur, comme l'observa Laghi.

Enfin, les oreillons peuvent se compliquer avec l'irritation des membranes muqueuses du canal digestif ou des voies aériennes, ainsi qu'avec d'autres affections morbides.

PRONOSTIC.

En général, cette maladie est bénigne, et le pronostic ne peut être que rarement défavorable. Une sueur locale ou générale, la diarrhée, des urines bourbeuses et abondantes jugent la maladie. Les vomissemens bilieux préviennent les métastases. Quelquefois un suintement séreux au scrotum est aussi une crise judicatoire, de même que les éruptions aphteuses. Targioni vit la maladie se terminer par un sarcocèle qui passa facilement à la résolution. Pratolongo vit aussi l'anasarque succéder aux oreillons comme à la suite de la scarlatine.

La répercussion des tumeurs peut devenir funeste, surtout chez les enfans; Halmiton l'a observé. Le délire et les convulsions dénotent la gravité de la maladie. Les métastases sur les parties génitales ne présentent aucun danger.

TRAITEMENT.

Cette maladie, dans son état naturel, se guérit d'elle-même ; lorsqu'elle est grave, elle exige les secours de la médecine. Ainsi, la saignée chez les sujets jeunes et pléthorique est utile, lorsque la fièvre est ardente et que l'enflure se propage à tout le cou ; ensuite on administre des boissons propres à exciter une légère diaphorèse ; on couvre de flanelle les parties affectées ; on prescrit un doux laxatif. Les bains de siége émolliens conviennent lorsqu'il y a métastase sur l'appareil génital. Les rubéfians et les vésicatoires sont nécessaires lorsqu'il y a disparition subite des tumeurs.

Quant aux complications, elles exigent une méthode rationnelle et relative à leur nature.

FEU SACRÉ, FEU SAINT-ANTOINE, MAL DES ARDENS, FEU PERSIQUE.

Quelle est la maladie qu'on a désignée sous ces divers noms dans les Xe, XIe, XIIe siècles, et jusqu'au commencement du XVIe ? MM. de Jussieu, Paulet, Saillans, et l'abbé Tessier, ayant été chargés par l'Académie royale de médecine de Paris de faire des recherches sur cet objet, lui présentèrent un travail dont voici le résultat.

La plus ancienne notion qu'on ait sur cette maladie se trouve dans la Chronique de Frodoard, de l'année 945. Sauval, dans les Antiquités de Paris, en parle ainsi :

« Quantité de monde, tant à Paris qu'aux environs, pé-
» rirent d'une maladie appelée *feu sacré* ou *mal des ardens*.
» Ce mal brûlait petit à petit, et consumait sans qu'on pût y
» remédier. Pour s'en préserver ou en guérir, ceux de Paris
» quittaient la ville pour se rendre aux champs, et ceux de
» la campagne se réfugiaient dans Paris. Hugues-le-Grand
» fit éclater sa charité en nourrissant tous les pauvres ma-
» lades, quoique parfois il s'en trouvait plus de six cents.
» Comme tous les remèdes ne servaient de rien, on eut re-

» cours à la Vierge dans l'église de Notre-Dame, qui servit
» long-temps d'hôpital dans cette occasion. » ˡ

Cette maladie eut lieu après l'invasion des Normands, qui
ravagèrent Paris. En mémoire de cet événement, on établit
qu'on allumerait six lampes devant l'autel de la Vierge.

Rodolphe (Hist. lib. 2, c. 2) rapporte qu'en 993 il régna
en France une mortalité parmi les hommes : c'était un feu
caché, qui, dès qu'il avait atteint quelque membre, le détachait du corps après l'avoir brûlé; souvent l'espace d'une
nuit suffisait pour cet effet.

Mézeray, dans son Abrégé chronologique de l'histoire de
France, raconte qu'en 994 une maladie épidémique emporta
en peu de temps quarante mille personnes dans l'Aquitaine,
le Périgord et le Limosin; c'était le feu sacré ou le mal des
ardens. Il prenait tout-à-coup et brûlait les entrailles, ou
quelque autre partie du corps qui tombait en pièces. Bien-
heureux ceux qui en étaient quittes pour un bras ou une
jambe. Ce fléau donna lieu à des fondations d'hôpitaux
pour y recevoir ceux qui étaient atteints de cette maladie.

On lit dans le même Rodolphe qu'une ardeur mortelle fit
périr beaucoup de monde de toutes les classes parmi les
hommes, et que quelques-uns restèrent privés d'une partie
de leurs membres, pour servir d'exemple de la justice di-
vine à ceux qui viendraient après eux.

Sigebert, dans sa Chronique, parle du feu Saint-Antoine
qu'on observa en 1089 dans la basse Lorraine. Beaucoup de
gens furent frappés de ce mal. Les membres, noirs comme
du charbon, se détachaient du corps, et les malades mouraient misérablement ou traînaient une vie malheureuse.
Mézeray, qui rapporte ce fait à l'année suivante, dit que le
feu sacré, que l'on nommait le feu Saint-Antoine, se ralluma
plus furieux que jamais dans la haute et basse Lorraine;
qu'on y voyait partout dans les chemins, les fossés et aux
portes des églises, des gens mourans ou poussant des cris
affreux, et d'autres à qui le mal avait dévoré les pieds ou
les bras, et une partie du visage.

Ce fut depuis cette époque jusqu'au commencement du

XII° siècle qu'on observa en France les plus fortes attaques de cette maladie; c'était le temps des Croisades et des guerres civiles. Le Dauphiné fut un des pays où l'épidémie causa le plus de ravages, ce qui décida le pape Urbain II à fonder l'ordre de Saint-Antoine dans la vue de secourir les malades, et il choisit Vienne pour le chef-lieu de cet ordre, dont les maisons servaient d'hôpitaux.

L'abbé Uspergue, de l'ordre de Saint-Antoine, rapporte que cette même épidémie reparut en 1099 dans la ville de Vienne, aux environs de l'église de Sainte-Gertrude. La maladie était si violente, que, lorsqu'une partie du corps en était atteinte, il survenait une ardeur et un tourment qui ne finissaient qu'avec la vie, et qui occasionnaient la perte du membre qui en était attaqué. Elle régna aussi à Lyon vers ce même temps.

La Chronique du XI° siècle, de Hugues de Fleury, donne des détails plus circonstanciés en ces termes : Dans ce temps, il y eut beaucoup de personnes atteintes d'un mal qui brûlait les membres ou le corps, avec des douleurs intolérables. Son effet était tel, que sous une peau livide il consumait les chairs en les séparant des os, et prenant plus de force avec le temps, il causait une augmentation de douleur et d'ardeur qui faisait pour ainsi dire mourir les malades à chaque instant; mais cette mort qu'ils désiraient n'arrivait que lorsque ce feu, après avoir ravagé les extrémités, attaquait les organes de la vie. Ce qu'il y avait d'étonnant, c'est qu'il agissait sans chaleur et qu'il pénétrait d'un froid glacial ceux qui en étaient atteints, au point que rien ne pouvait les réchauffer, et qu'à ce froid mortel succédait une chaleur si grande dans les mêmes parties, que les malades y éprouvaient tous les accidens d'un cancer.

Robert Dumont, dans son Appendice à la chronique de Sigebert, dit qu'en 1109 plusieurs personnes furent attaquées du feu sacré; que les membres devenaient noirs comme du charbon, que cette maladie régnait en France depuis cent ans.

On trouve, dans le Recueil de Vincent Gallus sur les événemens du XII° siècle, un récit de cette maladie. Du temps de Lothaire II, empereur d'Allemagne, y est-il dit, il y eut un grand nombre de personnes atteintes du feu sacré. Les extrémités étaient consumées et tombaient en pourriture, de façon que plusieurs en moururent, et d'autres en réchappèrent, mais après avoir perdu quelques membres qui étaient brûlés par l'effet de la maladie; d'autres éprouvèrent de violentes contractions de nerfs.

On croyait alors que les malades conduits à l'abbaye de St-Antoine, où reposaient les cendres de ce saint, étaient guéris dans l'espace de sept à neuf jours, ce qui attirait à Vienne un grand nombre de malades.

En 1702, on voyait encore dans cette abbaye des membres desséchés et noirs que l'on conservait depuis ce temps.

L'écrivain de la vie de Hugues, évêque de Lincoln, assure qu'il vit au mont St-Antoine, en Dauphiné, plusieurs personnes guéries du feu sacré, et qui paraissaient jouir de la meilleure santé, quoiqu'elles fussent privées de quelque partie de leurs membres, dont les cicatrices étaient parfaitement consolidées.

On observa aussi la même maladie dans le Soissonnais, en 1128 et 1130. Mézeray rapporte qu'à cette même époque, sous le règne de Louis VII, cette épidémie ravagea la Lorraine. Les malades mouraient après des douleurs longues et atroces. Le mal attaquait les mains, les pieds ou le visage. Il était caractérisé par des horripilations suivies de chaleur, délire, prostration des forces, douleurs véhémentes à la tête et aux reins; les glandes axillaires et inguinales se durcissaient, et il s'y formait des dépôts; la grangrène attaquait souvent les extrémités.

Le Martyrologe porte qu'en 1140, sous Louis VII, il parut à Paris une maladie que les médecins appelaient *le feu sacré*, prenant les personnes aux parties honteuses, et qu'il y eut plusieurs malades guéris par un miracle de sainte Geneviève, à laquelle on bâtit l'église appelée Ste-Geneviève-des-Ardens, qui n'existe plus aujourd'hui.

On établit en Espagne les hôpitaux de St-Lazare pour les malades attaqués du feu sacré ou persique, espèce de herpès corrosif qui régnait dans le duché de Lorraine comme une peste. On voyait les pauvres infirmes dans les rues, sur les places publiques et aux portes des églises, poussant des cris affreux, que leur arrachait le feu interne qui les dévorait. Les chairs devenaient gangrenées et noires comme un charbon. Les douleurs étaient atroces, et souvent accompagnées de convulsions. Les membres gangrenés exhalaient une odeur affreuse, et les malades imploraient la mort pour terminer leurs peines. Ils négligeaient les secours de la médecine, et se contentaient de solliciter des saints une guérison miraculeuse, croyant que ce mal était une punition du ciel. Cette même maladie régnait aussi à cette même époque en Espagne, puisqu'on y érigea aussi des hôpitaux pour elle.

Zucoita.   Le feu sacré, persique ou de St-Antoine, vint en 1230 se réunir à la peste qui ravageait l'île de Majorque, ce qui détermina le roi D. Jayme à y établir un hôpital de St-Antoine, destiné aux malheureux attaqués de cette maladie.

En cette année on vit des malades attaqués du feu St-Antoine, traités dans l'abbaye du petit St-Antoine à Paris.

Petrus Parisus, auteur du quinzième siècle, note une épidémie de ce genre régnant à Trepano et à Palerme en Sicile. L'effet en était tel, que les jambes étaient retirées et se trouvaient dans un état de contraction spasmodique. Les parties ainsi affectées devenaient si dures et si sèches, qu'elles semblaient avoir été desséchées au feu et exposées au soleil; elles restaient engourdies et privées de sentiment.

COROLLAIRES.

Il paraît qu'on a confondu plusieurs maladies d'espèces différentes, et que le feu St-Antoine ou mal des ardens était ou la gangrène sèche produite par l'ergot ou blé cornu, ou quelque érysipèle gangreneux. Du reste, les anciens auteurs ne font aucune mention du traitement de cette maladie, dont ils attribuaient la guérison à des miracles.

FIN DU SECOND VOLUME.

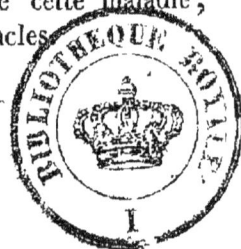

www.ingramcontent.com/pod-product-compliance
Lightning Source LLC
Chambersburg PA
CBHW060416200326
41518CB00009B/1379